DR. JOSÉ ANTONIO AMÉRIGO

CHEF
DOCTOR

Enfermedades crónicas y alimentación

Que el alimento sea tu medicina
y tu medicina el alimento.

Hipócrates de Cos

Salud y bienestar • Editorial Arcopress
Directora editorial: Isabel Blasco
Diseño y maquetación: Teresa Sánchez-Ocaña
Corrección: Maika Cano

Imprime: Gráficas La Paz
ISBN: 978-84-17828-14-1
Depósito Legal: CO-1177-2019
Hecho e impreso en España - *Made and printed in Spain*

Este libro está dedicado a todos los médicos / médicas, enfermeras y enfermeros, y a todo el personal sanitario y administrativo, de la sanidad pública y privada de España en reconocimiento del excelente trabajo que realizan día a día a pesar, muchas veces, de las carencias económicas. Muchas gracias de corazón.

Y también, a mi mujer Clara por su dedicación y cariño durante los treinta y dos años que llevamos juntos, y por el apoyo constante de mis seis hijos: Silvia, Pilar, Álvaro, Jaime, Covadonga y Patricia.

*Explicación de la obra

Para entender mejor la obra hemos dividido la enfermedad crónica en once apartados y dos secciones: Aparatos (se refiere a los aparatos Cardiovascular, Digestivo, Genito-Urinario, Locomotor y Respiratorio) y Sistemas (Endocrino, Inmunológico y Sangre, Nervioso, Órganos de los Sentidos, Piel y Faneras y Reproductor). Solo en el apartado del Sistema Nervioso no hablaremos de enfermedad alguna, porque está reservado a los tratamientos para el dolor crónico.

ÍNDICE

PRÓLOGO

Cuando en 1977 conocí a José Antonio Amérigo González, este me pareció un médico preparado, que buscaba, a través de su actividad sindical, un bien colectivo muy acotado: las reivindicaciones sociales y económicas de su «clase». Yo trataba, por entonces, de componer la estructura orgánica y funcional de una España que intentaba, a su vez, descubrir si, efectivamente, la deseada democracia era, realmente, el camino de prosperidad y plenitud que creía merecer.

Ambos tratábamos de buscar interlocutores para dibujar nuestros caminos factibles, solidarios y de progreso. Y, entre ellos, estaba la relación de los incipientes sindicatos con las «autoridades». Era un punto de partida, entre otros muchos, que la nueva sociedad española se había marcado: una vida en común en democracia, un nuevo ministerio para gestionar la Sanidad y la Seguridad Social; y unos nuevos cauces de reivindicación social, los sindicatos. En esas coordenadas, novísimas entonces, nos encontramos José Antonio y el autor de estas líneas.

La Transición española desde un régimen totalitario a un sistema democrático-liberal de convivencia fue fruto de un intuido acuerdo social, cuya instrumentalización se hizo, con la aquiescencia de gentes de todas las procedencias profesionales. Algunos políticos, principalmente las gentes de UCD, solo se pusieron a la cabeza de la manifestación. Pero en esta sí estaba José Antonio Amérigo, agrupándose con tantas vocaciones de todo tipo. Un médico-periodista, se erigía ya, como un reformador, un creativo, un innovador. Y es así cómo, en la trayectoria del autor de este libro, se muestra, coherentemente, un recorrido en el que, a pesar de las distintas metas de cada proyecto, hay un asentamiento conductual en la permanente creatividad de una mente inquieta y proyectiva. Vaya por delante esta pequeña reflexión inicial.

Siempre que el autor de este Prólogo se encontró en coyunturas parecidas a esta misma, la de redactar el introito de un libro, le surgen las mismas interrogantes: ¿de qué se trata?, ¿de presentar a un autor?, ¿de describir el meritorio de una obra?, ¿de provocar, con todo tipo de incitaciones, la lectura provechosa de una lección?

En el caso del libro *Chef Doctor*, de José Antonio Amérigo, hay mucho terreno trillado, que evita tener que biografiar al detalle al personaje autor, porque es un «viejo rockero» de la Sanidad, y su currículum, bien conocido, ofrece múltiples ejemplos de una dedicación vocacional a su función a través de la comunicación. De hecho, esta, a mi modo de ver, impulsa un saber extrovertido que necesita que, al otro lado de esta, no sea imprescindible un ser definido, un paciente, a quien le llegue, no tanto un diagnóstico personalizado, sino una ciencia que él puede administrar por sí mismo, y la ayuda, eso sí, del técnico correspondiente. Al final del doctor Amérigo hay un paciente, claro está, al que no se ve ni trata, pero al que quiere hacerle llegar su saber a través de un periodista que instrumenta un bien general para muchos. Y él sabe hacer de científico, periodista y bienhechor al mismo tiempo. Y, claro está, que eso solo pueden hacerlo factible algunos elegidos.

Permítanme una digresión sobre José Antonio, en aquella época de finales de los 70, de persona que luego le fue muy cercana, y que en las conversaciones íntimas entre el ministro y los dirigentes del sindicato de clase, alguien exclamó: «!A este no le mete nadie en un cuarto solo para diagnosticar!». ¡Cómo acertó aquel observador!

Tampoco es esta que presentamos una obra singular, con un objetivo nuevo. Amérigo encauzó su vocación, casi siempre, sobre la Dietética y la Nutrición. Sus cursos, sus conferencias, sus programas, tanto en prensa como en radio y televisión, se han referido, preferentemente, a aquellas disciplinas, dentro del más general de Atención a la Salud. Ha sido profesor, editor, asesor médico de empresas y programas de atención y cuidado de la salud, creador de canales y, en conclusión, autor de libros como *La salud del siglo XXI*, o editor de *Nutropedia. Enciclopedia y Guía de Alimentación, Nutrición y Dietética*.

Hay otra última faceta, importantísima, en la vida de José Antonio Amérigo. Al espíritu innovador se añade su impulso de emprendedor, tanto de empresas como de asociaciones, que enfatiza en su etapa de vivencias andaluzas. Son múltiples las iniciativas que impulsa y destacable su empuje personal a la realidad de la Asociación Cronic.

Creo que, en estas líneas precedentes, se justifica el honor y la satisfacción que motivaron mi agradecida presentación de esta otra, y que le manifiesto públicamente.

Todo lo anterior propicia, además, mi curiosidad como paciente multimedicado, y como ciudadano de a pie, sobre esta obra, que amplía la realidad de coherencia, solidaridad y actualidad con que el autor adorna sus aportaciones.

Efectivamente, el tratamiento de la cronicidad de las enfermedades es, quizás, el reto más importante de la sanidad actual, en todos sus ámbitos, tanto universal como referido a cada nación. Como los más estudiosos, o veteranos, recordarán que, con la creación del Ministerio de Sanidad y Seguridad Social, en 1977 y, sobre todo, con la promulgación del D. Ley de 28 de noviembre de 1978, se dio un gran avance en el concepto de integración de la asistencia sanitaria de la Seguridad Social, tutelada por el Ministerio de Trabajo y Seguridad Social y la Medicina preventiva, tutelada por el Ministerio de la Gobernación. Pero la permanente remoción de titulares de aquellos Departamentos, la falta de «doctrina» de los centristas y el éxito rupturista de los socialistas a partir de 1986, pusieron entre paréntesis algo elemental en los iniciales comienzos reformistas.

No es el momento ahora de hacer repaso del fracaso institucional y orgánico para acoger políticas nuevas de las que, a veces, los propios profesionales recelaban. Les cuento algunas anécdotas breves y curiosas. Por ejemplo, teniendo en cuenta que el Departamento era de nueva creación y no tenía más estructura financiera que la de los Organismos que integraba, y ante la obviedad de que la Seguridad Social era «rica», y la Sanidad absolutamente «pobre», hubo que crear por R.D. de 12 de mayo de 1978, un Servicio Social de Medicina Preventiva en el Instituto Nacional de Previsión, para financiar presencias públicas, como la campaña «Gracias por no fumar», primera de su género en España. Pero, quizás, el fracaso institucional más sonado lo representa las funciones desempeñadas por el INSERSO, Instituto Nacional de Servicios Sociales, creado para «la gestión de servicios complementarios de las prestaciones de la Seguridad Social», y convertido hoy, principalmente, en una Agencia de Viajes para mayores, dicho sea exagerando la cuestión, aunque no eludiendo que su definición actual poco tiene que ver con la motivación con que fue concebido. Y lo mismo puede decirse de los Órganos destinados para la «centros de servicios de prevención», como el organismo autónomo para la Administración Institucional de la Sanidad Nacional (ASSNA), así como otros intentos orgánicos e institucionales de atención integrada de la asistencia sanitaria. Decirles todo esto, en síntesis, es significar como cierta una concepción moderna de los aspectos preventivos del tratamiento médico, claramente frustrado por falta de «doctrina», economicismos absurdos, carencias de valentía en afrontar a tiempo retos sociales, viejos, y ya reconocidos, pero que subsisten ante la inoperancia de los «mandos», y la falta de empuje de la «sociedad civil».

Un intento fallido, de concepción de fines e instrumentos, y por representar otro intento «ideológico» de aglutinar en el Estado toda gestión sanitaria es el Instituto Nacional de la Dependencia, ejemplo de burocratismo estatal, insuficiencia financiera, y gestión oficializada, cuya descripción, en términos de opinión personal, tampoco cabe en el presente Prólogo.

Pero, afortunadamente, el sustrato progresista, en el sentido literal de la palabra, del pueblo español, le hace salir, a veces tarde, de la pereza institucional y la acomodación de las gentes «a lo que hay». Es el caso del tratamiento de las cronicidades. Hoy, el «paciente crónico» está tan de moda como la asistencia individualizada, personalizada o singularizada. La expresión «cuidar«, en vez de «curar», tiene fortuna. Y las siglas de Asociaciones, Fundaciones, Plataformas, lemas (25x25), siglas (CH2025), etc., proliferan cualitativa y profusamente, para sonrisa y satisfacción de muchas vocaciones en expectativas. Hay profesiones que se reivindican como enfermería o cuidados sociales, centros de todo tipo, iniciativas sin parar. Hay quien dice que el auténtico problema sanitario de la próxima década es el abordaje de la cronicidad. Y, adelanto, en ello está la obra que hoy prologamos.

La «Estrategia para el abordaje de la cronicidad para el Sistema Nacional de Salud», aprobado el 27 de junio de 2012, es un buen punto de partida para recorrer todo el camino de incertidumbres respecto al tratamiento sanitario de los «crónicos». Uno cree, modestamente, que todos estos reconocimientos de la necesidad de una Medicina moderna se encuentra con graves problemas estructurales, que van siendo desvelados, poco a poco, a la par que se hacen evidentes e irresolubles: la propia concepción estatista del S.N.S., contradicha por el feudalismo de nuestras Administraciones Autonómicas, que establecen o no Planes de Actuación, que los configuran de manera diferentes, y que los gestionan según un criterio regional; una concepción hospitalaria reactiva ante lo preventivo; una atención primaria cada vez más de concepción, fines y estructura hospitalaria; y una propia concepción de los profesionales insuficientemente concienzuda. Menos mal que aquella Estrategia, y las formidables aportaciones de expertos, y entes colectivos, nos hacen conscientes de la entidad y gravedad del problema.

Uno mismo, atendido por uno de los más cualificados Servicios de Medicina Interna de España, el de un Hospital que yo mismo inauguré, el Ramón y Cajal de Madrid, quedo asombrado por las cifras que se proporcionan: el 40% de la población española padece al menos una patología crónica, y el 70% de los mayores de 65 años tenemos, como media, al menos cuatro enfermedades crónicas por persona; las enfermedades crónicas motivan el 80% de las consultas en Atención Primaria; la atención financiera a crónicos es el capítulo de mayor gasto en el S.N.S., etc. ¡Sencillamente preocupante!. Para todos, la cronicidades no es solo un problema sanitario, es un problema de la sociedad española.

Y ahí penetra, profundamente, el presente libro de José Antonio Amérigo González, médico, pero también periodista, y vocacionalmente comunicador de salud. No tiene, quien esto escribe, suficiencia científica para juzgar su acierto o no en la descripción de las 112 patologías que describe, ni tampoco en el tratamiento alimentar que recomienda para combatirlas. Pero sí diré que, egoístamente, he ido a las que me afectan, y el autor «clava» su descripción, en un lenguaje asequible y sencillo, y resume los consejos y recomendaciones médicas de gran número de especialistas y sabios cuya atención he recibido desde que, hace alrededor de 40 años, me diagnosticaron una diabetes tipo II de origen hereditario. Y tan buena ha sido la cobertura preventiva y asistencial que ya he rebasado las cifras de esperanza de vida masculina, y ¡aún la femenina! Así que no soy yo el llamado a quejarse, pero sí el indicado para decir, con objetividad, que la alimentación es clave para la perdurabilidad digna de cualquier crónica.

Por todo ello, creo que lo ideal para terminar este Prólogo, no es tanto mostrar mi agradecimiento personal por el honor de ser su autor, como proclamar el agradecimiento de «las gente», como ahora se denomina al pueblo, por tener a mano un libro tan útil, sencillo y necesario, como el que ustedes tienen en las manos.

Lo único que nos mejoraría más a todos es complementar, cada uno con su propio altavoz o púlpito, la labor de popularización obligada de esta biblia de supervivencia.

Enrique Sánchez de León Pérez
Exministro de Sanidad y Seguridad Social
Julio 2019

INTRODUCCIÓN

En mi infancia, adolescencia y juventud tuve, además de la operación de «las amígdalas» –que se puso muy de moda en mi época– una fractura del brazo izquierdo y una operación de apendicitis –que por poco se perfora– y la aparición de un pequeño episodio de *petit mal* o de convulsiones que me duró doce horas. Aparte de eso, lo más destacado fueron mis ataques de alergia, con los que se me hinchaban los labios, la boca y las manos, lo que ocurría coincidiendo con haber comido una caja de bombones Uña, y otros días que comí anchoas varias veces. Me tuvieron, entre otras cosas, con un régimen a base de bellotas y cacao de bellotas antes de un sinfín de pruebas alérgicas. Y mis ataques de asma, que coincidían fundamentalmente con la primavera. En general, se podría decir que yo de pequeño tuve unos principios que avisaban de mi perfil inmunológico.

Mi adolescencia dio paso a conocer lo que fue el principio de la cortisona (celestone), que luego me lo cambiaron a un antihistamínico llamado polaramine. Pero sorprendentemente, a los veintidós años, dejé de tomar medicamento alguno. Hasta que un buen día del año 1995, cuando yo tenía 49 años, con un tiempo de invierno, pero muy agradable en Asturias, me sucedió un episodio que más adelante se me repetiría y tras el cual empezaba a ver como en dos niveles. Mi vista con un ojo tapado era buena, pero cuando me tapaba el otro, la imagen estaba descendida (como una clase de diplopía horizontal). Ese episodio me duraba como treinta segundos en los cuales yo no acababa de entender qué me estaba pasando. Veía bien, pero a distintos niveles en el lado izquierdo y en el lado derecho. Al día siguiente sin demora, fui a consultar a un oftalmólogo que me hizo la exploración pertinente. No encontró nada, solamente me recomendó que perdiera peso y que la tensión arterial, que era baja, se debía a que vivía al borde del mar. Realmente no le dio importancia.

Dos meses más tarde me volvió a repetir el mismo cuadro, con el cual la visión era a dos niveles: uno era normal y el otro igual pero más bajo. Como este episodio se repitió varias veces en los meses siguientes, fui a consultar con un neurólogo. Realmente, como lo que yo llamaba ataques no me daban en ese momento, la exploración neurológica fue negativa. Ya en el mes de mayo y junio de ese año empecé a sentir como dolores reumáticos y cansancio en las piernas. Lo achaqué a que debía tener algún principio de reuma, pero como a pesar de tomar aspirina para calmar el dolor, este no desaparecía, me dijeron que eso no parecía reumático, que parecía más bien vascular. Y después de hacerme diversas pruebas, el especialista me dijo que lo que tenía era una trombosis venosa profunda en la pierna derecha, después de realizarme la correspondiente flebografía. El mismo médico me tuvo que ayudar porque por poco me caigo al suelo de la impresión. Era verdad que yo había fumado desde los 22 años hasta los 46 años, aunque solo fumaba pipa o puro, nunca cigarrillos. Pero desgraciadamente fumaba ya, lo había dejado dos o tres años antes de estos episodios, y por tanto, antes de que me diagnosticaran la trombosis venosa profunda. También es verdad que en esa época yo pasaba mucho tiempo conduciendo y viajando, sobre todo viajes largos en avión, y realizando poco ejercicio. Pero de eso a que me diera una trombosis, para mí, fueron palabras mayores.

A los cuatro meses, en un viaje de trabajo a Estados Unidos, me hicieron una analítica para descartar que fuera el Factor 5 (una enfermedad que se estaba poniendo de moda en ese país y que consistía en una mutación de uno de los factores de la coagulación de la sangre «factor 5 Leiden»), pero la analítica fue negativa, no tenía Factor 5. O sea, que debía seguir buscando. Fue en enero del año siguiente cuando los médicos del hospital de Avilés en Asturias me diagnosticaron el síndrome antifosfolipídico. Un síndrome por el que el sistema inmunitario crea por error anticuerpos que hacen que la sangre sea más propensa a coagularse. El médico me dijo: «tengo dos noticias que darte, una mala y otra buena, ¿cuál quieres primero?». Yo le respondí que me diera primero la mala. La mala noticia es que tenía el síndrome antifosfolipídico. «¿Y qué hago doctor? «Pues vas a tener que tomar toda la vida un medicamento que se llama Sintrom». El tratamiento se inicia antes con un anticoagulante inyectable llamado heparina. Pero ese tratamiento solo se puede hacer por un periodo corto de tiempo. Y después se instaura un tratamiento oral a base de los antagonistas de la vitamina K. Esta vitamina es esencial para que el hígado produzca algunos de los factores de coagulación (factor II, VII, IX y X). Este tipo de tratamiento trata de evitar la formación de trombos o coágulos en la sangre, pero también se corre el riesgo de que aumenten las hemorragias. Los fármacos más usados son el acenocumarol, conocido como Sintrom, y la Warfarina, conocida como Aldocumar. Hay además anticoagulantes orales directos

(ACODs), inhibidores directos de diferentes factores de coagulación dependiendo de cada fármaco.

Durante todos estos años he estado tomando Sintrom sin ningún problema con los controles mensuales, que de vez en cuando se disparaban por arriba o por abajo, dependiendo de la alimentación, fundamentalmente, y del estrés. Sin embargo, en el 2015, cuando tenía 69 años, me diagnosticaron un cáncer de próstata. En principio el cirujano creyó que era benigno, o sea negativo, pero el resultado de la anatomía patológica dio positivo. Es decir, tenía cáncer. Es verdad que hasta el momento y ya han pasado tres años, el nivel de PSA (antígeno prostático específico) que yo tengo es muy bajo, menos de 2 (permitido hasta 4,5).

En septiembre de 2017, dos semanas antes de viajar a Estados Unidos, sufrí mi primer ictus o infarto cerebral. Tres días antes, escribiendo en el ordenador, cosa que hacía diariamente seis o siete horas, empecé a notar que la letra G me había desaparecido conforme iba escribiendo. La letra G, que es para mí muy querida porque forma parte de mi apellido. El sábado vi un partido que ganó España contra Italia donde ganó España por cuatro goles a cero. Yo me encontraba bien, salvo que había perdido la letra G. El domingo me empecé a encontrar mal y el lunes por la mañana, a las 10,00 h, me fui con mi mujer al hospital. Estando en urgencias me desmayé y me llevaron a la Unidad de Críticos, y después a Observación, donde dos horas más tarde recuperé el conocimiento, muy desorientado, tan desorientado que el neurólogo me hizo las clásicas preguntas para describir un bolígrafo. No supe contestar, me lo enseñaban y no supe contestar. Hablaba poco y mal. A las 24 horas me encontraba mejor y empecé las pruebas correspondientes a un ictus. Empecé a hablar casi normalmente pero no a leer ni escribir. Después de diez días me dieron el alta y al mes siguiente el ictus me volvió a aparecer; esta vez no me ingresaron, pasé unas ocho horas en urgencias, pero el resultado fue que seguía sin leer ni escribir, y mi habla había empeorado al punto de que no se me entendía. Después me fui recuperando y encontrándome mejor, pero por tercera vez el ictus volvió a aparecer al mes siguiente (noviembre). Es muy inusual que un ictus pueda aparecer tantas veces y, además, otra vez perdí el conocimiento en mi casa antes de entrar en la ambulancia. Nadie se explica que, tomando Sintrom durante tantos años, hayan aparecido los tres ictus. Casi seguro, los médicos y yo mismo pensamos que sea debido al síndrome antifosfolipídico.

Desde hace dieciséis meses, que es la fecha en la que escribo este libro, estoy prácticamente recuperado, aunque sigo escribiendo mal. Eso sí, la letra G de mi apellido, como las demás letras del abecedario, siguen estando en el teclado del ordenador y las entiendo perfectamente. Me llamo José Antonio Amérigo, soy médico de familia, formado en las universidades de Salamanca y la Complutense de Madrid, doctorado en Medicina y Cirugía por la Universidad Autónoma de Madrid, especializado en Dietética y Nutrición y estudié periodismo en la Escuela oficial de Periodismo de Madrid.

La esperanza de vida en España está entre los 85 años y medio para la mujer, y los 81 y medio para el hombre. Estamos por tanto entre los cinco primeros países del mundo con mayor esperanza de vida. Y los pronósticos científicos auguran que para dentro de veinte años, la esperanza de vida en España será la más alta del mundo.

Esas son muy buenas noticias, pero desgraciadamente vienen acompañadas del aumento de las enfermedades crónicas. Si ahora en España el 36% de la población es mayor de sesenta años, para el 2050, estaremos en el 45% de población por encima de esa edad. Quiere decir, que las enfermedades crónicas van aumentando en forma exponencial. Vivimos más, pero con más pacientes crónicos. ¿llegará España a ser un país de personas mayores de sesenta años?

La medicina, en gran medida, ha conseguido que tanto la esperanza de vida como el número de personas por encima de los sesenta años, crezca. Pero tenemos una población cargada de enfermedades crónicas.

El conocimiento de las enfermedades crónicas es un factor esencial en la salud de los ciudadanos. Es muy importante que se conciencie sobre la necesidad de cuidados de salud a la población por encima de los sesenta años. Y eso incluye la alimentación. En general, las pautas alimentarias en España no son las óptimas. Es verdad que en nuestro país se come muy bien, quizás demasiado bien, en cantidad y calidad, pero para seguir manteniendo esa esperanza de vida necesitamos reforzar las medidas dietéticas en la tercera y cuarta edad.

Y aquí intervienen dos conceptos novedosos que hay que tener en cuenta: el primero es la evidencia científica tanto en la medicina como en la cocina, y el segundo, la adherencia tanto a los medicamentos como a los alimentos.

Significa, primero basarnos en la evidencia científica cuando hablamos de la enfermedad-medicina y cuando hablamos de la alimentación-cocina. Y de la adherencia tanto a los medicamentos como a los alimentos. Porque sin unos ni otros, tanto la salud como el gasto que significa su mantenimiento, se verán enormemente comprometidos. Por eso hacemos buena la frase de Hipócrates de Cos, padre de la Medicina, «que el alimento sea tu medicina, y tu medicina tu alimento».

CAPÍTULO 1

APARATO CARDIOVASCULAR

◼ ANGINA DE PECHO

Es un tipo de dolor en el pecho provocado por la falta de flujo sanguíneo al corazón. Es un síntoma de enfermedad de las arterias coronarias. También se la puede llamar «angina pectoris» y se describe como una presión, pesadez o dolor en el pecho. Las personas describen como una sensación de un peso que oprime el pecho. Requiere evaluación médica o un dolor recurrente que suele desaparecer con tratamiento.

Es relativamente frecuente por lo que puede confundirse con otros dolores en el pecho como indigestión. Comprenden los siguientes síntomas: dolor continuo y a veces punzante; dolor en los brazos, el cuello, la mandíbula, los hombros y que llega hasta el pecho; nauseas; fatiga; falta de aire; sudoración; y mareos.

La angina estable es la forma más frecuente. Suele ocurrir al esforzarte y desaparece cuando descansas. El dolor que aparece cuando caminas cuesta arriba o cuando hace frio suele ser angina de pecho.

— **Angina de pecho estable.** Sucede cuando el corazón debe trabajar más, como cuando haces ejercicio o subes escaleras. Puede predecirse y el dolor es similar a otros dolores de pecho que puedas haber padecido. Su duración es corta, cinco minutos o menos. O tomas medicación o descansas para que desaparezca. La gravedad, la duración y el tipo pueden variar.

— **Angina de pecho inestable.** Se presenta incluso en reposo. Es inesperada. Generalmente, es más grave y dura más que la angina de pecho estable, quizás treinta minutos o más. Puede no desaparecer ni con medicación ni descansando. Podría indicar un ataque cardíaco o infarto de miocardio.

— **Angina de pecho variante.** Se presenta cuando estás en reposo. Puede ser grave. Puede aliviarse con medicación.

En el caso de las mujeres, los síntomas pueden ser diferentes. Por ejemplo, el dolor en el pecho es un síntoma frecuente, aunque no sea el único ni tampoco el más frecuente. Otros síntomas son: náuseas, falta de aire, dolor abdominal, malestar en el cuello, la mandíbula o la espalda y dolor punzante o hiriente en lugar de presión en el pecho.

Como causas fundamentales: la reducción del flujo sanguíneo al músculo cardiaco provoca angina de pecho. El musculo cardiaco necesita oxígeno que contiene la sangre para sobrevivir. Cuando el músculo cardíaco no recibe suficiente oxígeno, se produce una afección llamada «isquemia».

La causa más frecuente de la reducción del flujo sanguíneo al músculo cardíaco es la enfermedad de las arterias coronarias. Las arterias del corazón pueden estrecharse debido a la acumulación de depósitos de grasa llamados «placas o ateromas». Esto se conoce como «aterosclerosis».

Esta reducción del flujo sanguíneo supone un problema de irrigación: el corazón no recibe suficiente sangre rica en oxígeno. Durante los momentos en que la demanda de oxígeno es baja, el músculo cardíaco puede funcionar, de todos modos, con el flujo sanguíneo reducido sin desencadenar los síntomas de la angina de pecho. Pero cuando la demanda de oxígeno aumenta, se puede producir la angina de pecho.

Como factores de riesgo:

— **Fumar:** daña las paredes interiores de las arterias y permite que se acumulen depósitos de colesterol que bloquean el flujo sanguíneo.

— **La diabetes.** es la incapacidad del cuerpo de producir suficiente insulina o de responder a ella de manera adecuada. La insulina, una hormona secretada por el páncreas, permite que el cuerpo utilice la glucosa, un tipo de azúcar que proviene de los alimentos. La diabetes aumenta el riesgo de enfermedad de las arterias coronarias, lo que provoca angina de pecho y ataques cardiacos al acelerar la aterosclerosis y aumentar los niveles de colesterol.

— **Presión arterial alta:** está determinada por la cantidad de sangre que bombea el corazón y el grado de resistencia al flujo sanguíneo en las arterias. Con el tiempo, la presión arterial alta daña las arterias al acelerar su endurecimiento.

— **Niveles altos de colesterol o triglicéridos en sangre:** el colesterol es una parte importante de los depósitos que pueden estrechar las arterias del cuerpo, incluso aquellas que suministran sangre al corazón. Un nivel alto del tipo incorrecto de colesterol, conocido como «colesterol de lipoproteína de baja densidad (LDL)» (el colesterol «malo»), aumenta el riesgo de contraer angina de pecho y ataques cardíacos.

— **Un nivel alto de triglicéridos,** un tipo de grasa que se encuentra en la sangre y que proviene de la dieta, tampoco es conveniente.

— **Antecedentes familiares:** si un familiar tiene enfermedad de las arterias coronarias o ha tenido un ataque cardíaco, corres mayor riesgo de padecer angina de pecho.

— **Edad avanzada:** los hombres mayores de 45 años y las mujeres mayores de 55 corren un riesgo mayor que los adultos más jóvenes.

— **Falta de ejercicio:** un estilo de vida inactivo contribuye a tener un nivel alto de colesterol, presión arterial alta, diabetes de tipo 2 y obesidad.

— **Obesidad:** aumenta el riesgo de presentar angina de pecho y enfermedades cardiacas porque está asociada con niveles altos de colesterol en sangre, presión arterial alta y diabetes. Además, el corazón debe trabajar más para proporcionar sangre al exceso de tejido.

— **Estrés:** puede aumentar el riesgo de desarrollar angina de pecho y ataques cardíacos. Demasiado estrés, al igual que la ira, también puede elevar la presión arterial. Los aumentos repentinos de hormonas que se generan durante episodios de estrés pueden estrechar las arterias y empeorar la angina de pecho.

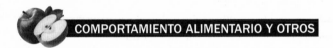

COMPORTAMIENTO ALIMENTARIO Y OTROS

— Deje de fumar.

— Controle y supervise otras afecciones, como la presión arterial alta, el colesterol alto y la diabetes.

— Mantenga un peso saludable.

— No tome sal ni azucares refinados.

— Tome verduras y frutas, pescados a la plancha o hervidos, carnes de pollo y pavo, frutos secos, arroces, pasta, cereales integrales no azucarados, huevos en cualquier forma dos veces a la semana, lácteos y derivados.

— Tome aceite de oliva virgen extra.

— Realice ejercicio físico, 150 minutos por semana si su médico lo autoriza.

— Beba agua mineral sin gas.

— Reduzca el nivel de estrés.

— Vacúnese contra la influenza para evitar las complicaciones cardíacas que puede producir el virus.

■ ARTERIOESCLEROSIS/ATEROSCLEROSIS

Tanto en la arteriosclerosis como en la aterosclerosis se acumulan depósitos en el interior de las paredes arteriales, lo cual engruesa y endurece las arterias. Mientras que en la arterioesclerosis los depósitos se componen principalmente de calcio, en la aterosclerosis se componen básicamente de sustancias grasas. Las dos enfermedades afectan prácticamente de la misma manera a la circulación, ya que elevan la presión arterial y eventualmente pueden producir angina de pecho (dolor en el pecho al hacer algún esfuerzo), infarto de miocardio, accidente cardiovascular y/o muerte cardiaca súbita.

Aunque la arteriosclerosis eleva la presión arterial, la presión arterial alta a su vez, puede *producir* arterioesclerosis. Los depósitos de calcio y de material graso se suelen formar en áreas de las arterias ya debilitadas por la tensión o por la presión arterial alta. Al estrecharse las arterias, se eleva aún más la presión arterial.

A medida que las arterias pierden flexibilidad y se vuelven menos permeables, las células pueden presentar isquemia (falta de oxígeno) a causa de insuficiencia circulatoria. Cuando una de las arterias coronarias se obstruye por acumulación de depósitos, o por coágulos sanguíneos que se forman o se adhieren al depósito, el músculo cardiaco queda privado de oxígeno y la persona sufre un ataque cardiaco, llamado también infarto de miocardio u oclusión coronaria.

Las personas de edad avanzada tienen alto riesgo de sufrir del corazón. Cuando la arterioesclerosis obstruye el suministro arterial de sangre hacia el cerebro, se presenta accidente cerebrovascular o accidente cardiovascular.

La mayoría de esas personas afectadas por la arterioesclerosis, tienen por lo menos un factor de riesgo importante: fumar, antecedentes familiares de este tipo de enfermedades, hipertensión, diabetes o niveles anormales de colesterol.

La edad avanzada es uno de los factores que incrementan la probabilidad de contraer estas enfermedades, al igual que la aterosclerosis de las arterias coronarias o cerebrales.

La ateroesclerosis periférica, también llamada *arterioesclerosis obliterans*, es una enfermedad vascular periférica que afecta a las extremidades inferiores. En las etapas iniciales de la enfermedad, las principales arterias que transportan sangre a las piernas y a los pies se estrechan a causa de los depósitos de grasa.

La arterioesclerosis de una pierna o de un pie no solo limita la movilidad de la persona, sino que puede llevar a la pérdida de la extremidad. Las personas que tienen arterias afectadas en una pierna o en un pie tienen una probabilidad mayor de presentar el mismo problema en otras partes del cuerpo, pero especialmente en el corazón y en el cerebro. Entre los síntomas iniciales de aterosclerosis periférica están: dolores musculares, fatiga y dolores parecidos a calambres en los tobillos y en las piernas. Dependiendo de las arterias que estén bloqueadas, también se puede presentar dolor en la cadera y en los muslos.

Un dolor en las piernas (a menudo se siente en las pantorrillas, pero también puede ocurrir en un pie, en la cadera, en los muslos o en las nalgas) al caminar, que mejora rápidamente con el descanso, se llama *claudicación intermitente*. Este suele ser el primer síntoma de la aterosclerosis periférica. Otros síntomas son entumecimiento, debilidad y sensación de peso en las piernas. Estos síntomas se deben a que la cantidad de sangre oxigenada que logra pasar por las arterias obstruidas por la placa es insuficiente para satisfacer las necesidades de los músculos de las piernas durante el ejercicio. Cuanto más cerca esté el problema de la aorta abdominal –la arteria principal que se ramifica en las piernas– tanto más tejido resulta afectado y tanto más peligrosa la condición del paciente.

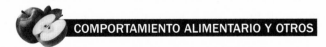

COMPORTAMIENTO ALIMENTARIO Y OTROS

— Consuma alimentos ricos en fibra, pero pobres en grasa y colesterol. Sus alimentos principales deben ser frutas y verduras.

— Para mejorar la circulación, consuma abundantes alimentos ricos en vitamina E. Entre las mejores opciones están las verduras de color verde oscuro, legumbres, nueces, semillas, soja y granos enteros.

— Como fuente de grasa dietética utilice únicamente aceite de oliva virgen extra. Este aceite ayuda a bajar el colesterol (50 ml diarios).

— Beba solamente agua mineral.

— No consuma golosinas, alimentos fritos, alimentos ricos en colesterol, alimentos procesados, carne roja ni grasas saturadas. Evite la yema de huevo, el helado, la sal y todos los productos que contengan harina blanca y/o azúcar. No consuma estimulantes como café, colas y tabaco, elimine de su dieta los alimentos muy condimentados y no consuma bebidas alcohólicas.

— Mantenga un peso saludable para su estatura. La obesidad produce cambios desfavorables en los niveles de las lipoproteínas séricas.

— Reduzca el estrés.

— Haga ejercicio con moderación, pero con regularidad. Caminar todos los días es una buena alternativa.

— Hágase chequear periódicamente la presión arterial y, si es necesario, tome medidas para bajarla. Es importante controlar la presión arterial alta.

— No fume y evite los ambientes donde hay humo. El humo del tabaco contiene grandes cantidades de radicales libres, muchos de los cuales oxidan las lipoproteínas de baja densidad (LDL) o «colesterol malo», lo cual aumenta la probabilidad de que se depositen en las paredes de los vasos sanguíneos. Uno de los factores principales en el desarrollo de la aterosclerosis son los radicales libres. El efecto del humo del cigarrillo puede deberse a la oxidación directa de los lípidos y las proteínas. El humo del cigarrillo también puede producir efectos indirectos, como acabar con diversas defensas antioxidantes, lo cual conduce a que otros procesos celulares (por ejemplo, inflamación) modifiquen las LDL. Además de esto, fumar aumenta los niveles de las LDL, disminuye los niveles de las lipoproteínas de alta densidad (HDL) o «colesterol bueno» y aumenta la tendencia de la sangre a coagularse.

■ ENFERMEDAD DE RAYNAUD

Es un trastorno circulatorio que produce hipersensibilidad al frío en las manos y, a veces, también en los pies. Cuando las manos están expuestas a temperaturas bajas, las pequeñas arterias que irrigan los dedos de las manos y de los pies se contraen súbitamente y entran en espasmo. En consecuencia, los dedos de las manos y de los pies quedan desprovistos de la cantidad de sangre oxigenada que necesitan y adquieren una coloración blanca o azulosa.

Los síntomas, que se desarrollan rápidamente, también pueden ser desencadenados por estrés emocional. Con el tiempo, esta condición puede producir encogimiento del área afectada y se pueden presentar úlceras que deterioran los tejidos y que ocasionan infecciones crónicas debajo de las uñas de los dedos de las manos y de los pies. En casos severos, la contracción prolongada y persistente de las arterias puede conducir a gangrena.

El fenómeno de Raynaud es más frecuente en las mujeres que en los hombres. Puede presentarse solo o puede formar parte del cuadro clínico de otra enfermedad. Entre las enfermedades que pueden llevar al fenómeno de Raynaud están la arteriosclerosis y la enfermedad de Buerger, una inflamación crónica de los vasos sanguíneos de las extremidades que se presenta con más frecuencia entre las personas que fuman.

Se ha observado que algunos medicamentos que afectan a los vasos sanguíneos –como los que bloquean la absorción del calcio, las fórmulas a base de ergotamina y los bloqueadores adrenérgicos alta y beta– producen efectos secundarios similares a los síntomas del fenómeno de Raynaud. Investigaciones recientes han asociado el fenómeno Raynaud con otras enfermedades en las cuales se presenta constricción anormal de los vasos sanguíneos, entre ellas migraña y angina de Prinzmetal (angina causada por espasmos de las arterias coronarias). Cuando los síntomas se presentan solos, es decir, cuando no se relacionan con otra enfermedad, se dice que la persona sufre de enfermedad de Raynaud.

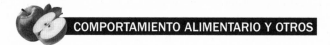

COMPORTAMIENTO ALIMENTARIO Y OTROS

— Haga una dieta que conste de alimentos frescos en un 50%.
— Tome frutas y verduras, pescados, pollo y pavo, arroz, legumbres y pasta, y beba agua mineral.
— Consuma aceite de oliva virgen extra.
— Evite los alimentos grasos y fritos.
— Evite la cafeína. Este estimulante constriñe los vasos sanguíneos.
— Mantenga calientes las manos y los pies. El clima caliente es conveniente para usted. Utilice zapatos cómodos y no camine descalzo fuera de su casa. Use siempre guantes cuando el clima esté frío.
— En lo posible, evite el estrés.
— Evite los medicamentos que constriñen los vasos sanguíneos, como las píldoras anticonceptivas y los medicamentos para la migraña.
— No fume. La nicotina constriñe los vasos sanguíneos.

■ ENFERMEDADES CARDIOVASCULARES

El sistema cardiovascular consta del corazón y los vasos sanguíneos. El corazón bombea la sangre, que circula por todo el organismo a través de los vasos sanguíneos. Las enfermedades cardiovasculares son el principal problema de salud del mundo occidental.

Las arterias que abastecen la sangre al corazón se denominan arterias coronarias. Cuando los vasos sanguíneos del corazón se estrechan, la cantidad de sangre que le suministran a este órgano puede resultar insuficiente para aportarle el oxígeno que necesita. Esa falta de oxígeno es la que produce el dolor en el pecho conocido como *angina de pecho*. La angina de pecho se caracteriza por un dolor opresivo en el pecho, que suele presentarse después de hacer algún esfuerzo físico. Ese dolor normalmente desaparece con un poco de reposo.

Cuando las arterias coronarias que llevan oxígeno y nutrientes al músculo cardiaco se obstruyen, el flujo de sangre se interrumpe por completo y se presenta un *ataque cardiaco*, o *infarto de miocardio*, que le causa daño al músculo cardiaco. Las causas más frecuentes de obstrucción arterial son arteriosclerosis (endurecimiento de las arterias) y la presencia de un trombo o coágulo en un vaso sanguíneo.

La arteriosclerosis es la causa de la mayor parte de las muertes por ataque cardiaco. Los espasmos de las arterias coronarias también pueden conducir a un ataque cardiaco. El ataque cardiaco se experimenta como si otra persona le estuviera presionando a uno el pecho con muchísima fuerza. El dolor puede durar varios minutos y se suele extender al hombro, el brazo, el cuello o la mandíbula. Otras señales de ataque cardiaco son sudoración, náuseas, vomito, sensación de ahogo, vahídos, desmayo, ansiedad, dificultad para deglutir, zumbidos en los oídos y pérdida del habla. La intensidad del dolor y sus características varían de una persona a otra; mientras que algunas experimentan un dolor intenso, otras solo sienten un leve malestar. Muchas personas confunden los síntomas del ataque cardiaco con indigestión. Y hay personas que no experimentan síntomas, una situación conocida como ataque cardiaco «silencioso».

La *hipertensión* (presión arterial alta) es una enfermedad cardiovascular sumamente común y suele ser precursora de problemas cardiacos. Normalmente se origina en la pérdida de elasticidad de las arterias o en la reducción de su diámetro interno (o en ambos factores), lo cual puede deberse a arteriosclerosis, a mal metabolismo del socio, a estrés, a deficiencias nutricionales y a desequilibrios enzimáticos. Además de la herencia, otros factores que pueden conducir a la hipertensión son enfermedad renal, hipertiroidismo, trastornos de las glándulas adrenales o de la glándula pituitaria y uso de anticonceptivos orales. Como no ocasiona dolor, especialmente en las primeras etapas, mucha gente ni siquiera se percata de que tiene hipertensión; de ahí el calificativo de «asesino silencioso». Cuando, al fin y al cabo, la hipertensión produce complicaciones que se traducen en síntomas (como aceleración del pulso, sensación de ahogo, vahídos, dolores de cabeza y sudor), la enfermedad es más difícil de tratar. La hipertensión que no es tratada es la causa principal del derrame cerebral, además de que aumenta de manera significativa el riesgo de ataque cardiaco, insuficiencia cardiaca e insuficiencia renal.

Otras enfermedades cardiovasculares son *la insuficiencia cardiaca, la arritmia* y *la enfermedad valvular*. Mientras que el ataque cardiaco se produce por la interrupción del flujo sanguíneo *hacia* el corazón, la *insuficiencia cardiaca* es resultado del flujo insuficiente de sangre *desde* el corazón. Es decir, en la insuficiencia cardiaca el corazón no bombea una cantidad suficiente de sangre para satisfacer las necesidades del organismo. Entre los síntomas de la insuficiencia cardiaca están la fatiga, mal color, sensación de ahogo y edema (hinchazón por acumulación de fluido en los tejidos del organismo), especialmente en el área de los tobillos. Las *arritmias* son alteraciones del ritmo cardiaco normal. Hay diferentes clases de arritmia. Algunas son bastantes peligrosas, incluso son una amenaza para la vida, mientras que otras apenas son perceptibles y no representan un peligro especial. La *enfermedad valvular* afecta al funcionamiento de una o más válvulas del corazón. Puede ser causada por un defecto congénito o puede ser consecuencia de enfermedades como fiebre reumática o endocarditis (infección del músculo cardiaco).

Desafortunadamente, a pesar de los avances tecnológicos en materia de diagnóstico y tratamiento de los problemas del corazón, muchas veces, cuando se presenta la primera señal de que existe una enfermedad cardiovascular, la vida de la persona ya corre peligro. Las dolencias del sistema cardiovascular suelen estar sumamente avanzadas cuando se vuelven sintomáticas. Se calcula que el 25% de las personas que sufren un ataque cardiaco no presentan síntomas de problema cardiaco antes del ataque.

Las enfermedades cardiovasculares no son una consecuencia inevitable de envejecimiento. Si es posible, tome muchas medidas preventivas para evitar este tipo de enfermedades. Entre los factores que contribuyen a las enfermedades del corazón y que se pueden controlar están fumar, alta presión arterial, alto nivel de colesterol sanguíneo, estrés, obesidad, vida sedentaria y diabetes. Modifique su estilo de vida.

COMPORTAMIENTO ALIMENTARIO Y OTROS

— La mitad de todas las muertes por ataque cardiaco se producen entre tres y cuatro horas después del ataque. Por tanto, una persona que sufre un ataque cardiaco requiere atención médica de urgencia.

— Asegúrese de que su dieta sea bien balanceada y de que contenga mucha fibra. Consuma abundantes alimentos frescos. Para obtener proteína, consuma pescado a la plancha y pavo o pollo sin piel, pues su contenido de grasa es bajo.

— Incluya en su dieta ajo y cebolla. Estos productos reducen eficazmente el nivel de colesterol sanguíneo.

— Agréguele a su dieta nueces, aceite de oliva virgen extra, salmón rosado, trucha, atún, arenque del Atlántico y caballa. Estos alimentos contienen ácidos grasos esenciales.

— No consuma estimulantes como café y té negro, pues contienen cafeína. Evite también el tabaco, el alcohol, el chocolate, el azúcar, la mantequilla, la carne roja, las grasas (particularmente la grasa de origen animal y los aceites hidrogenados), los alimentos fritos, procesados y refinados, las bebidas gaseosas, los alimentos muy condimentados y los productos con harina blanca, como pan blanco.

— Beba únicamente agua.

— Elimine de su dieta *todas* las fuentes de sodio. Lea todas las etiquetas de los productos y evite los que tengan «sodio» o el símbolo «Na», pues significa que contienen sodio. Entre los alimentos y los aditivos que se deben evitar cuando la dieta excluye la sal están los siguientes: Glutamato de Monosodio o MSG (utilizado para realzar el sabor de los alimentos), verduras enlatadas, alimentos preparados comercialmente, bebidas gaseosas dietéticas, alimentos con inhibidores de MAO, alimentos con preservativos, ablandadores de carne, sacarina y productos que contienen sacarina, y algunos medicamentos y dentífricos.

— Limite su consumo de alimentos ricos en vitamina K si está tomando algún anticoagulante como warfarina (Coumadin), heparina o, incluso, aspirina. Los alimentos que contienen vitamina K aumentan la tendencia de la sangre a coagularse, por lo que solo se deben consumir en pequeñas cantidades. Entre los alimentos ricos en vitamina K están el brócoli, coliflor, yema de huevo, hígado, espinaca y todos los vegetales de color verde oscuro. Para intensificar el efecto de los coagulantes, consuma más vitamina E, soja y semillas de girasol o pipas.

— Aprenda todo lo que pueda sobre los medicamentos que le ha recetado su médico. Sepa qué debe hacer en caso de emergencia. Mantenga a mano los números telefónicos de algunos servicios de emergencia y de ambulancias. Si usted sufre de alguna enfermedad del corazón, una persona cercana a usted debe saber qué hay que hacer si se le presenta paro cardiaco. Asegúrese de que su pareja u otra persona que viva con usted sepa hacer masaje cardiaco y respiración boca a boca.

— Manténgase en un peso bajo. La obesidad es un factor de riesgo para el ataque cardiaco y la presión arterial alta. Haga ejercicio con regularidad y con moderación.

■ HIPERTENSIÓN ARTERIAL

Cuando el corazón bombea la sangre a través de las arterias, ejerce presión contra las paredes de los vasos sanguíneos. En las personas que sufren de hipertensión, esta presión es anormalmente alta.

Son varios los factores de los cuales depende que la presión arterial sea alta, baja o normal: el volumen de la sangre, la resistencia de los vasos sanguíneos al flujo sanguíneo y la distribución de la sangre hacia los distintos órganos.

A su vez todos estos factores pueden verse afectados tanto por la actividad del sistema nervioso como por la actividad de algunas hormonas.

Cuando la presión arterial es alta, el corazón tiene que trabajar más duro para bombear la cantidad de sangre que todos los tejidos del organismo necesitan. Con el tiempo, este problema suele conducir a insuficiencia renal, insuficiencia cardiaca y accidentes cerebrovasculares. Además, la presión arterial alta frecuentemente se asocia con enfermedad cardiaca coronaria, arteriosclerosis, trastornos renales, obesidad, diabetes, hipertiroidismo y tumores adrenales.

Se calcula que la sexta parte de ciudadanos en el mundo occidental padecen hipertensión arterial y un 3% más llegaran a tenerla. Además, la hipertensión afecta ya a más de la mitad de todos los ciudadanos del mundo occidental mayores de sesenta y cinco años. El porcentaje de las personas afroamericanas afectadas por la hipertensión arterial equivale, aproximadamente, a la tercera parte de las personas de raza blanca que presentan este trastorno.

Los hombres tienden a presentar hipertensión con más frecuencia que las mujeres, pero el riesgo de las mujeres aumenta tras la menopausia y alcanza el mismo nivel que el de los hombres. El riesgo que tienen las mujeres de presentar hipertensión también aumenta con el embarazo y con los anticonceptivos orales.

Debido a que la presión arterial alta no suele producir síntomas mientras no se presentan complicaciones, se conoce como el «asesino silencioso». Entre los síntomas de que la hipertensión está en una etapa avanzada se cuentan: dolores de cabeza, sudoración, aceleración del pulso, falta de aire, vahídos y alteraciones visuales.

La presión arterial se divide en dos categorías: primaria y secundaria.

La hipertensión primaria es la presión arterial alta que no es consecuencia de ninguna enfermedad. Aun cuando su causa exacta se desconoce, se han identificado varios factores de riesgo; entre ellos el tabaquismo, estrés, obesidad, uso excesivo de estimulantes (como café o té), abuso de drogas, alta ingesta de sodio y uso de anticonceptivos orales. Como la excesiva retención de agua puede ejercer presión contra los vasos sanguíneos, las personas que consumen alimentos ricos en sodio tienen un riesgo mayor de presentar hipertensión. La hipertensión también es frecuente en las personas que tienen sobrepeso. El estrés también puede hacer que la presión arterial se eleve, porque hace que las paredes de las arterias se constriñan. Las personas con antecedentes familiares de hipertensión también tienen más probabilidades de presentar este trastorno.

Cuando la presión arterial es persistentemente alta a causa de algún problema de salud, como por ejemplo alteración hormonal o estrechamiento hereditario de la aorta, se habla de hipertensión secundaria. También es posible sufrir de hipertensión secundaria por constricción crónica o por pérdida de elasticidad de los vasos sanguíneos a causa de la acumulación de placas de grasa en el interior de las paredes del vaso. Esta condición se conoce como aterosclerosis. La arteriosclerosis y la aterosclerosis son precursores frecuentes de la hipertensión. El estrechamiento y/o el endurecimiento de las arterias dificulta la circulación de la sangre a través de los vasos sanguíneo. En consecuencia, la presión arterial se eleva. La hipertensión secundaria también puede deberse a un mal funcionamiento de los riñones, lo que produce retención excesiva de sodio y de fluidos en el organismo. Este aumento del volumen sanguíneo dentro de los vasos eleva la presión arterial. Los riñones también pueden elevar la presión arterial segregando sustancias que constriñen los vasos sanguíneos.

Para poder diagnosticar hipertensión arterial, el médico utiliza un aparato llamado tensiómetro (también conocido como esfigmomanómetro). La presión arterial está representada por un par de números.

El primer número es la presión sistólica, que es la presión que la sangre ejerce cuando el corazón late e impulsa la sangre hacia el interior de los vasos sanguíneos. Esta lectura muestra la presión arterial en su punto más alto.

La segunda lectura es la presión diastólica, que se registra cuando el corazón está en reposo entre un latido y otro y, por tanto, cuando la presión arterial está en su punto más bajo. Las dos cifras representan la altura (en milímetros o mm), que alcanza una columna de mercurio (Hg) sometida a la presión de la sangre.

La lectura de la presión arterial combinada se expresa luego como una proporción entre la presión arterial sistólica y la presión arterial diastólica.

Así pues, en una persona cuya presión arterial sea normal, la presión sistólica es de 120 mm Hg y la presión diastólica de 80 mm Hg; combinadas estas dos presiones se expresan como 120 sobre 80, es decir, 120/80.

Tanto la lectura sistólica como la lectura diastólica son importantes y ninguna de las dos debe ser alta. La presión arterial normal de las personas adultas puede ir desde 110/70 hasta 140/90, mientras que lecturas de 140/90 hasta 160/90 o hasta 160/95 indican que el individuo está al borde de la hipertensión. Se considera que una presión arterial superior a 180/115 es excesivamente alta.

Para el médico es imposible hacer un diagnóstico correcto de hipertensión arterial con una sola lectura. Para que el resultado sea confiable, el examen se debe repetir varias veces en el transcurso del día. Es mejor hacerse el examen en el hogar, pues esto facilita el monitoreo periódico. Tomarse regularmente la presión arterial en el hogar sirve para determinar si la presión arterial solamente se eleva durante las consultas médicas (efecto de la bata blanca). También es bueno colaborar con el médico controlándose uno mismo la hipertensión arterial; y reducir la frecuencia de las citas médica para monitorizar la presión arterial.

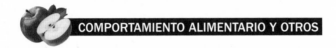

— Haga estrictamente una dieta que no contenga sal. Esto es fundamental para bajar la presión arterial. Sin embargo, disminuir el consumo de sal no es suficiente, la sal se debe eliminar por completo de la dieta. Lea detenidamente las etiquetas de los productos y evite aquellos cuya etiqueta diga «sal», «sodio» o el símbolo «Na». Algunos alimentos y aditivos que se deben evitar en una dieta libre de sal son el glutamato monosódico, vegetales enlatados (excepto si en la etiqueta dice «sin sodio o sin sal»), alimentos preparados comercialmente, dentífricos que contengan sacarina, medicamentos sin prescripción médica que contengan ibuprofeno, bebidas gaseosas dietéticas, alimentos que contengan inhibidores de la MAO, preservativos y sustitutivos del azúcar, ablandadores de carnes y salsa de soja.

— Haga una dieta alta en fibra y tome fibra en suplemento.

— Consuma aceite de oliva virgen extra, 50 ml al día.

— Consuma muchas frutas y vegetales, como manzana, espárrago, plátano, brócoli, repollo, melón cantalupo, berenjena, ajo, pomelo, vegetales de color verde oscuro, guisantes, pasas y boniato.

— Incluya en su dieta zumos frescos. Los de remolacha, zanahoria, apio, frutas cítricas, perejil, espinaca y sandía son muy saludables.

— Consuma granos, como arroz integral.

— Tome únicamente agua mineral.

— Evite todas las grasas de origen animal. Los siguientes alimentos están prohibidos: bacón, carne de res, consomés, hígado de pollo, cerdo, salchichas y carnes ahumadas o procesadas. Se puede consumir pescado de piel blanca y pavo o pollo sin piel y asados a la parrilla. Obtenga su proteína en fuentes vegetales, en los granos y en las legumbres.

— Evite alimentos como queso curado, carne curada, anchoas, aguacate, chocolate, fabas o judías, arenque conservado en vinagre, el vino de Jerez y yogur.

— Evite por completo el alcohol, la cafeína y el tabaco.

— Si está tomando algún inhibidor MAO para la depresión (drogas que los médicos prescriben para bajar la presión arterial y para tratar la depresión, las infecciones y el cáncer), evite el químico tiramina y su precursor, tirosina. Combinar los inhibidores MAO con tiramina hace que la presión arterial se dispare y pueda precipitar un accidente cerebrovascular.

— Entre los alimentos que contienen tiramina están: las almendras, aguacate, plátano, hígado de res y de pollo, cerveza, chocolate, café, habas o judías, arenque, piña, semillas de sésamo, pasas, salchichas, salsa de soja, vino, extractos de levadura y yogur. En general, se deben evitar todos los alimentos ricos en proteínas que hayan sido conservados en vinagre o que hayan sido sometidos a un proceso de maduración o de fermentación entre otros. También se deben evitar todos los medicamentos para el resfriado y las alergias que se compran sin prescripción médica.

— Manténgase en un peso bajo. Si tiene sobrepeso, tome medidas para perder los kilos que le sobran.

— Haga con regularidad ejercicio moderado. No se exceda, especialmente si está en clima cálido o húmedo.

— Duerma el número de horas que necesite.

— Hágase chequear la presión arterial cada cuatro o seis meses, por lo menos. Como los síntomas de la hipertensión a menudo no son perceptibles, es importante hacerse examinar periódicamente la presión arterial por un profesional, en particular cuando se pertenece a la categoría de alto riesgo.

— Si usted está embarazada, haga que su médico le tome la presión arterial frecuentemente. Cuando no se trata, la hipertensión arterial durante el embarazo es muy peligrosa, pues puede avanzar repentinamente y convertirse en un peligro tanto para la madre como para el hijo.

— No tome antihistamínicos, excepto con supervisión médica.

— No tome suplementos que contengan los aminoácidos fenilalanina o tirosina. También debe evitar el edulcorante artificial aspartame, pues contiene fenilalanina.

— Haga todo lo posible por evitar el estrés.

■ ICTUS

El ictus es un trastorno de la circulación cerebral que altera parte del cerebro.

Puede empezar de manera súbita o gradualmente. Si la circulación cerebral se recupera pronto y el ictus dura menos de dos horas, hablamos de accidente isquémico transitorio y, en este caso, la capacidad funcional se recupera por completo.

Tipos de ictus o accidente cerebrovascular:

• **Infarto cerebral.** Se produce por la obstrucción del flujo sanguíneo de una arteria (trombosis, embolia), lo que origina una disminución del riego sanguíneo en esa parte del cerebro. Aproximadamente, el 75% de todos los ictus son infartos cerebrales. Sus consecuencias en el cerebro suelen ser catastróficas y los síntomas producidos muy incapacitantes.

• **Hemorragia o derrame cerebral.** Provocado por la rotura de una arteria.

La isquemia puede tardar varias horas en desarrollarse; este tiempo, denominado *ventana terapéutica*, es un momento clave para evitar o minimizar el daño cerebral.

En general los síntomas más habituales del ictus son: pérdida de fuerza en la mitad del cuerpo (cara, brazo y pierna del mismo lado), dificultad para hablar, pérdida de sensibilidad u hormigueos en la mitad del cuerpo, pérdida súbita de visión en un ojo, dolor de cabeza muy intenso distinto del habitual, etc.

Aproximadamente un 30% de los pacientes pueden tener síntomas previos de aviso, de escasa duración, llamados «ataques isquémicos transitorios». Es importante su identificación, ya que pueden evitar un infarto cerebral posterior. La prevención disminuye el riesgo.

La prevención debe hacerse a cualquier edad, pero sobre todo a partir de los 45 años, a fin de identificar los factores de riesgo: diabetes, hipercolesterolemia, tabaquismo, enfermedades cardiacas, etc. Su control reduce drásticamente el riesgo de ictus.

Una vida sana elimina el riesgo de padecer un accidente cerebrovascular.

Los factores de riesgo son: hipertensión arterial, enfermedades cardiacas, *Diabetes mellitus*, aumento del colesterol, consumo de alcohol, tabacos o drogas (anfetaminas, cocaína, etc.), sedentarismo u obesidad.

Cuando un paciente sufre un accidente cerebrovascular pueden quedar una serie de secuelas que es importante tratar, para conseguir la mejor adaptación posible en el desempeño de sus actividades cotidianas.

Existe una gran diferencia entre los pacientes con daño cerebral que siguen un tratamiento de neurorrehabilitación en una unidad especializada y a aquellos pacientes que no lo hacen.

Además, es importante que tanto el paciente como su familia conozcan y aprendan una serie de cuidados y consejos que pueden facilitar la adaptación del paciente en su domicilio.

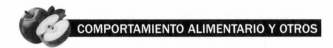

— Se procurará que sea una alimentación sana, con bajo contenido en grasas y colesterol y un adecuado aporte de verduras y fruta.

— Cuando esta enfermedad se asocie a otras enfermedades, como diabetes, la dieta se modificará según las recomendaciones que le indiquen.

— Las personas hipertensas deben, además, evitar la sal.

— Los pacientes con poca movilidad, que están muchas horas sentados, sufren con frecuencia estreñimiento. Es aconsejable una dieta rica en frutas y verduras.

— Es muy importante que la dieta tenga en cuenta los gustos del paciente, de lo contrario se abandonará fácilmente.

— La deglución de líquidos puede estar alterada, por ello es mejor espesarlos.

— Para facilitar la alimentación, pueden resultar de gran ayuda platos con rebordes y cubiertos provistos con mangos especiales.

— Para comer debe inclinarse hacia adelante con la extremidad afectada bien apoyada.

— Cuando la dificultad para deglutir es importante, es necesario el uso de sondas nasogástricas.

— Tome frutas y verduras. Carne de pollo y pavo, pescados, arroz, legumbres, pasta, huevos y cereales.

— Beba agua mineral.

— No tome café ni bebidas con gas. Tome infusiones.

— No tome alcohol.

— Mantenga su nivel de INR teniendo en cuenta sus alimentos, fundamentalmente las verduras. Cuidado con la vitamina K.

— Consuma aceite de oliva virgen extra.

— Haga ejercicio.

■ INFARTO DE MIOCARDIO

Cuando el suministro de sangre hacia el corazón se detiene o se reduce drásticamente, el corazón queda privado de oxígeno. Si el flujo sanguíneo no se restablece en el lapso de pocos minutos, partes del músculo cardiaco empiezan a morir y se produce daño permanente del corazón. Este proceso se denomina *infarto de miocardio*, pero se conoce popularmente como ataque cardiaco. Como esto sucede cuando las arterias coronarias no pueden suministrarle al corazón suficiente oxígeno, los médicos suelen llamar «coronariopatía» al ataque cardiaco.

El ataque cardiaco empieza, de manera característica, por un dolor sostenido, profundo y severo en el pecho, que puede irradiar al brazo izquierdo, al cuello, a la mandíbula o al área entre los omóplatos. El dolor puede durar hasta doce horas. Muchas personas que han tenido ataque cardiaco lo describen como una presión muy fuerte y subesternal que se percibe como si le estuvieran apretando a uno el pecho. Otros síntomas que se pueden presentar son sensación de ahogo, sudoración, náuseas y vómito. Además, el ataque cardiaco puede producir arritmia, es decir, ritmo cardíaco irregular.

Hay tres circunstancias básicas que pueden derivar en un ataque cardiaco. La primera, e indudablemente la más frecuente, es la obstrucción parcial o total de una de las arterias que abastecen de oxígeno al corazón, usualmente a causa de un coágulo sanguíneo. A menudo, tras años de estar enfermas, las arterias coronarias se han estrechado. Esto lleva a la acumulación de placa –formada por depósitos grasos ricos en colesterol, proteína, calcio y exceso de células del músculo liso– en las paredes de las arterias. Las paredes arteriales se engruesan e impiden que la sangre fluya hacia el músculo cardiaco. Al volverse ásperas las paredes de las arterias a causa de los depósitos de placa, no solo las arterias se estrechan, sino que se facilita la formación de coágulos en su superficie interna. Cuando un coágulo se desarrolla o se desprende de su lugar de origen y viaja a través de los vasos sanguíneos, puede bloquear completamente una arteria coronaria, lo que da por resultado un ataque cardiaco.

La segunda circunstancia que puede precipitar un ataque cardiaco es la existencia de una arritmia que le impida al corazón bombear suficiente sangre para garantizar su propio abastecimiento. La tercera circunstancia es que un punto débil de un vaso sanguíneo, llamado aneurisma, se reviente y provoque hemorragia interna, lo cual afecta al flujo sanguíneo normal.

Todo lo que le imponga al corazón y/o a los vasos sanguíneos tensión adicional –por ejemplo, una crisis emocional, una comida pesada, hacer demasiado ejercicio físico o levantar un objeto pesado– puede desencadenar un ataque cardiaco, aunque esos factores no son la verdadera causa del problema. Entre las personas más vulnerables a sufrir un ataque cardiaco están las que tienen antecedentes familiares de enfermedad cardiaca, las que fuman y/o abusan de las drogas, las que tienen diabetes, alta presión arterial, niveles alto de colesterol y/o triglicéridos, las que llevan una vida sedentaria y las que suelen vivir estresadas.

La tercera parte de todos los ataques cardiacos se presentan sin avisar. En el resto de los ataques cardiacos cuentan los antecedentes, meses o años de síntomas, especialmente la angina de pecho: un dolor en el pecho que suele aumentar con el estrés o el ejercicio físico, y que disminuye con el descanso. Al igual que el ataque cardiaco, la angina de pecho es producida por falta de oxígeno en el músculo cardiaco, aunque el grado de privación de oxígeno no es tan alto como para dañar el tejido cardiaco. Durante los días o semanas previos al ataque cardiaco, mucha gente se queja de angina de pecho intermitente, sensación de ahogo y/o fatiga inusual. Una sensación de acidez estomacal que dura varios días y no mejora con antiácidos puede ser señal de un ataque cardiaco inminente.

 COMPORTAMIENTO ALIMENTARIO Y OTROS

— Asegúrese de incluir en su dieta una cantidad alta de fibra.

— Incluya en su dieta almendras y frutos secos.

— Agréguele a su dieta algas y vegetales marinos, pues son ricos en minerales necesarios. Tome zumos de verdura frescos.

— Minimice su ingesta de vitamina D y no trate de obtener esta vitamina en la leche entera o en productos lácteos con alto contenido en grasa. Esos alimentos promueven la obstrucción de las arterias. Puede consumir con moderación leche desnatada y yogur bajo en grasa.

— No consuma carne roja, alimentos muy condimentados, sal, azúcares ni harina blanca. Los azúcares refinados desencadenan reacciones desfavorables en todas las células porque producen grandes variaciones en el nivel del azúcar sanguíneo. Las alzas de nivel van seguidas de caídas hipoglucémicas, lo que genera una peligrosa inestabilidad en el nivel del azúcar intracelular, que es vital.

— Elimine de su dieta los alimentos fritos, el café, el té negro, las colas y los demás estimulantes.

— No fume y manténgase alejado de los ambientes donde hay humo de tabaco.

— Absténgase del alcohol, pues produce efectos tóxicos en el corazón.
— Beba únicamente agua mineral sin gas.
— Consuma aceite de oliva virgen extra, 50 ml diarios.
— Haga ejercicio, por ejemplo, camine una hora al día.

■ INSUFICIENCIA CARDIACA

La insuficiencia cardíaca, o «insuficiencia cardíaca congestiva», se produce cuando el músculo del corazón no bombea sangre tan bien como debería hacerlo. Determinadas afecciones, como las arterias estrechadas en el corazón (enfermedad de las arterias coronarias) o la presión arterial alta, dejan progresivamente el corazón demasiado débil o rígido como para llenarse y bombear de forma eficaz.

No es posible revertir todas las afecciones que provocan la insuficiencia cardíaca, pero los tratamientos pueden mejorar los signos y síntomas de la insuficiencia cardíaca y ayudar a vivir más tiempo. Los cambios en el estilo de vida (como hacer ejercicio, reducir el sodio en la dieta, controlar el estrés y adelgazar) pueden mejorar la calidad de vida.

Una manera de evitar la insuficiencia cardíaca es prevenir y controlar las afecciones que la originan, como la enfermedad de las arterias coronarias, la presión arterial alta, la diabetes o la obesidad.

La insuficiencia cardíaca puede ser constante (crónica) o puede comenzar de manera repentina (aguda).

Algunos de los signos y síntomas de la insuficiencia cardíaca pueden ser los siguientes: falta de aire (disnea) cuando hace esfuerzos o se acuesta; fatiga y debilidad; hinchazón (edema) en las piernas, los tobillos y los pies; latidos del corazón rápidos o irregulares; menor capacidad para hacer ejercicio; tos o sibilancia constantes con flema blanca o rosa manchada de sangre; mayor necesidad de orinar por la noche; hinchazón del abdomen (ascitis); aumento de peso muy rápido por retención de líquidos; falta de apetito y náuseas; dificultad para concentrarse o menor estado de alerta; falta de aire repentina y grave; tos con moco rosa espumoso; y dolor en el pecho si la insuficiencia cardíaca es producto de un ataque cardíaco.

Consulta con el médico si crees que podrías tener signos o síntomas de insuficiencia cardíaca. Busca tratamiento de emergencia si experimentas cualquiera de los siguientes síntomas: dolor en el pecho, desmayo o debilidad intensa, latidos del corazón rápidos o irregulares, falta de aire repentina y grave y tos con moco rosa espumoso.

Si bien estos signos y síntomas pueden deberse a la insuficiencia cardíaca, hay muchas otras causas posibles, como otras afecciones cardíacas y pulmonares que pueden poner en riesgo la vida. No intente autodiagnosticarse. Llame al 911 o al número local de emergencias para obtener ayuda de inmediato. Los médicos de la sala de emergencias intentarán estabilizar su afección y determinar si los síntomas se deben a una insuficiencia cardíaca o a algo más.

Si tiene un diagnóstico de insuficiencia cardíaca, y si cualquiera de los síntomas empeora de manera repentina o presenta un nuevo signo o síntoma, esto puede significar que la insuficiencia cardíaca existente está empeorando o no responde al tratamiento.

La insuficiencia cardíaca suele manifestarse después de que otras afecciones hayan dañado o debilitado el corazón. Sin embargo, no es necesario que el corazón esté debilitado para provocar una insuficiencia cardíaca. Esto también puede ocurrir si el corazón se vuelve demasiado rígido.

En el caso de la insuficiencia cardíaca, las cavidades de bombeo principales del corazón (los ventrículos) se pueden volver rígidas y no llenarse de manera adecuada entre los latidos. En algunos casos de insuficiencia cardíaca, el músculo cardíaco puede dañarse y debilitarse, y los ventrículos se estiran (dilatan) a tal punto que el corazón no puede bombear sangre a todo el cuerpo de manera eficaz.

Con el tiempo, el corazón ya no puede mantener las exigencias normales que tiene de bombear sangre al resto del cuerpo.

Una fracción de eyección es una medida importante de lo bien el corazón bombea sangre, y se utiliza para ayudar a clasificar la insuficiencia cardíaca y para guiar el tratamiento. En un corazón saludable, la fracción de eyección es del 50% o mayor, lo que significa que más de la mitad de la sangre que llena el ventrículo se bombea hacia afuera con cada latido.

Sin embargo, la insuficiencia cardíaca puede producirse incluso con una fracción de eyección normal. Esto ocurre si el músculo cardíaco se vuelve rígido por afecciones como la presión arterial alta.

La insuficiencia cardíaca puede afectar el lado izquierdo (ventrículo izquierdo), el lado derecho (ventrículo derecho) o ambos lados del corazón. En general, la insuficiencia cardíaca comienza en el lado izquierdo, específicamente, en el ventrículo izquierdo (la cavidad de bombeo principal del corazón).

Cualquiera de las siguientes afecciones puede dañar o debilitar el corazón y provocar insuficiencia cardíaca. Algunos pueden estar presentes sin que lo sepas: enfermedad de las arterias coronarias y ataque cardíaco, presión arterial alta (hipertensión), válvulas cardíacas defectuosas, daño al músculo cardíaco (miocardiopatía), miocarditis, defectos cardíacos de nacimiento (defectos cardíacos congénitos), ritmos cardíacos anormales (arritmias cardíacas) y otras enfermedades

Las causas de la insuficiencia cardíaca aguda comprenden virus que atacan al músculo cardíaco, infecciones graves, reacciones alérgicas, coágulos sanguíneos en los pulmones, el uso de ciertos medicamentos o cualquier enfermedad que afecte todo el cuerpo.

Entre los factores de riesgo: presión arterial alta, enfermedad de las arterias coronarias, ataque cardíaco, diabetes, algunos medicamentos para la diabetes, determinados medicamentos, apnea del sueño, defectos cardíacos congénitos, valvulopatía, virus, consumo de alcohol, consumo de tabaco, obesidad y latidos del corazón irregulares.

Como complicaciones podemos señalar: daño o insuficiencia renal, problemas en las válvulas cardíacas, problemas del ritmo cardíaco y daño hepático.

Los síntomas y la función cardíaca de algunas personas mejorarán con el tratamiento adecuado. Sin embargo, la insuficiencia cardíaca puede poner en riesgo la vida. Las personas con insuficiencia cardíaca pueden tener síntomas graves, y algunas podrán requerir un trasplante de corazón o ayuda con un dispositivo de asistencia ventricular.

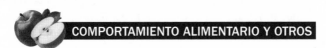

COMPORTAMIENTO ALIMENTARIO Y OTROS

— No fumar.

— Controlar ciertas afecciones, como la presión arterial alta y la diabetes.

— Mantenerse físicamente activo.

— Consumir alimentos saludables: frutas y verduras, pescados, carne de pollo y pavo a la plancha, legumbres, pasta arroz, cereales integrales, leche, yogures y queso.

— Mantener un peso saludable.

— Reducir y controlar el estrés.

— Consuma aceite de oliva virgen extra.

— No tome alcohol ni sal ni azúcar refinada.

— Beba agua mineral.

— Quitar café y té, solo de hierbas.
— Hacer ejercicio.
— Reducir y controlar el estrés.

■ TROMBOSIS VENOSA PROFUNDA

Se produce cuando se forma un coágulo de sangre (trombo) en una o más venas profundas del cuerpo, generalmente en las piernas. La flebotrombosis profunda puede causar dolor o hinchazón en las piernas, pero puede estar presente sin síntoma alguno.

Esta afección puede presentarse si tienes ciertas enfermedades que afectan a la forma en que coagula la sangre. También puede aparecer si no te mueves durante mucho tiempo, por ejemplo, después de una cirugía o un accidente, o cuando estás confinado a una cama.

La flebotrombosis profunda es un trastorno grave porque los coágulos sanguíneos que se producen en las venas pueden soltarse, desplazarse a través del torrente sanguíneo, alojarse en los pulmones y, de este modo, obstaculizar el flujo de sangre (embolia pulmonar).

La hinchazón en la pierna afectada (rara vez se hinchan ambas piernas); el dolor en la pierna (generalmente, el dolor empieza en la pantorrilla y se siente como un calambre o una inflamación); el enrojecimiento o manchas en la piel de la pierna y la sensación de calor en la pierna afectada son signos y síntomas que advierten de una embolia pulmonar. Al igual que: dificultad repentina para respirar, dolor o molestia en el pecho que empeora cuando respiras profundo o cuando toses, sentirse aturdido o mareado, o desmayarse, pulso acelerado y tos con sangre.

Los coágulos de sangre de la trombosis venosa profunda se pueden producir como consecuencia de cualquier cosa que impida que la sangre circule o se coagule normalmente, como una lesión en una vena, una cirugía, ciertos medicamentos y la limitación del movimiento.

Como factores de riesgo de pueden mencionar: trastorno de coagulación de la sangre, reposo prolongado, como una estancia hospitalaria larga o   parálisis, una lesión o cirugía, embarazos, píldoras anticonceptivas o terapia de reemplazo hormonal, sobrepeso u obesidad, tabaco, cáncer, insuficiencia cardiaca, enfermedad intestinal inflamatoria, antecedentes familiares de TVP, edad o permanecer sentado durante periodos prolongados, como conducir o volar en avión.

Como complicaciones hay dos. La primera, la embolia pulmonar: una embolia pulmonar se produce cuando un coágulo sanguíneo (trombo) que circula hacia el pulmón desde otra parte del cuerpo (en general, la pierna) obstruye un vaso sanguíneo en el pulmón.

La embolia pulmonar puede poner en riesgo la vida. Es importante prestar atención a los signos y síntomas de la embolia pulmonar y buscar atención médica si se producen. Los signos y síntomas de embolia pulmonar comprenden: dificultad repentina para respirar, dolor o molestia en el pecho que empeora cuando respiras profundo o cuando toses, sentirse aturdido o mareado, o desmayarse, pulso acelerado o tos con sangre.

El segundo es el síndrome posflebítico: una complicación frecuente que puede producirse después de una trombosis venosa profunda se conoce como «síndrome posflebítico» o «síndrome postrombótico». El daño en las venas provocado por el coágulo sanguíneo reduce el flujo sanguíneo en las zonas afectadas, lo que puede producir: hinchazón persistente de las piernas (edema), dolor de pierna, cambios de color de la piel y llagas en la piel.

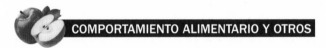

COMPORTAMIENTO ALIMENTARIO Y OTROS

— Evite permanecer inmóvil. Si se sometió a una cirugía o ha estado en reposo en cama por otros motivos, intente ponerse en movimiento lo antes posible. Si permanece sentado durante un tiempo, no cruce las piernas, ya que esto puede obstaculizar el flujo sanguíneo. Si recorre grandes distancias en automóvil, pare aproximadamente cada una hora y camine. Si está en un avión, póngase de pie o camine ocasionalmente. Si no puede hacerlo, ejercite la parte inferior de las piernas. Intente subir y bajar los talones mientras mantiene los dedos de los pies en el suelo; luego, levante los dedos de los pies con los talones en el suelo.

— Cambie su estilo de vida. Baje de peso y deje de fumar.

— Haga ejercicio. El ejercicio regular disminuye el riesgo de que se formen coágulos sanguíneos, lo cual es especialmente importante para las personas que permanecen mucho tiempo sentadas o que viajan con frecuencia.

— Tome frutas y verduras frescas a diario. Pescados, carnes de pollo, pavo y conejo, pasta, legumbres, huevos, arroz y cereales integrales.

— Tome agua mineral e infusiones.

— No tome café ni bebidas carbónicas.
— No tome sal ni azúcar refinada.
— Consuma aceite de oliva virgen extra (50 ml diarios).
— Tome alcohol con moderación o no tome alcohol.

■ WOLF PARKINSON WITE

Malformación del aparato eléctrico del corazón que produce palpitaciones (taquicardias; el corazón va muy rápido).
— Pronóstico: gran número de pacientes quedan controlados con la medicación. La ablación mediante cateterismo de las fibras anormales, posible en el 90% de los casos, es curativa.
— Complicaciones: las taquicardias pueden inducir una parada cardiaca. Al sufrir un síncope por las palpitaciones puede sufrir accidentes graves.
Se realiza un electrocardiograma en reposo (cuando el corazón no está acelerado), en el que se detecta una forma característica de trazo (las denominadas «ondas delta»).
El tratamiento será inicialmente mediante medicamentos.
Si se producen las taquicardias con mucha frecuencia, o el tratamiento médico no las evita, se queman las fibras anómalas a través de un cateterismo cardiaco.
Evitar los factores desencadenantes.
Su médico le prescribirá medicamentos para evitar las palpitaciones. No deje de tomarlos de golpe.
Evite las actividades que puedan desencadenarle un ataque, como los deportes extenuantes. Evite las actividades en las que la pérdida transitoria de la conciencia (síncope) pueda ser peligrosa.
Tras estímulos muy variados como emociones o estimulantes (incluida la cafeína), el corazón se dispara, latiendo muy deprisa (entre 120 y 250 veces por minuto), lo que puede provocar desmayos, e incluso parada cardiaca. Muchas veces es asintomático (solo se aprecia en el ECG, sin producir taquicardias).
La corriente que hace que el corazón se contraiga normalmente va desde la aurícula derecha a los ventrículos a través de un solo haz de fibras.
En los pacientes con el síndrome de WPW existen otros caminos, con lo que se producen cortocircuitos que multiplican la frecuencia de contracción del corazón

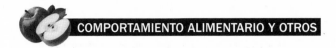

— Evite los estimulantes como las bebidas con cafeína y el té.

— Tome una alimentación basada en verduras hortalizas y frutas.

— Utilice aceite de oliva virgen extra diariamente: 50 ml.

— Lleve una vida normal y haga ejercicio moderado, caminar diariamente 30 minutos.

— Beba agua (2,5 litros diarios).

— Evite las tensiones y el estrés.

— No fume ni tome alcohol.

— Tome carnes blancas y pescados, harina blanca (pasta) arroz y legumbres y huevos.

— No tome sal ni grasas saturadas.

— No abuse de las bebidas azucaradas.

CAPÍTULO 2

APARATO DIGESTIVO

■ ACIDEZ ESTOMACAL

La acidez estomacal es una sensación de quemazón en el estómago y/o en el pecho. Por lo general, se presenta cuando el ácido hidroclorhídrico, que es utilizado por el estómago para digerir los alimentos, se devuelve al esófago e irrita los tejidos sensibles. Normalmente el músculo del esfínter esofágico se comprime y evita que el ácido estomacal ascienda. Sin embargo, cuando el esfínter no funciona correctamente, el ácido puede pasar e introducirse en el esófago. Este fenómeno se denomina *reflujo gastroesofágico*.

Las personas que tienen hernia hiatal a menudo sufren de acidez estomacal. Este problema de salud también puede deberse al consumo excesivo de alimentos condimentados, fritos o grasosos, así como también el consumo elevado de alcohol, café, frutas cítricas, chocolate o alimentos a base de tomate. Otros factores que pueden contribuir a la acidez estomacal son las úlceras, los problemas de la vesícula biliar, el estrés, las alergias y la deficiencia de enzimas.

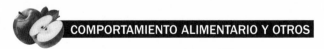

COMPORTAMIENTO ALIMENTARIO Y OTROS

— Tomar un vaso grande de agua mineral a la primera señal de acidez estomacal suele ser provechoso.

— Modifique sus hábitos alimentarios, consuma más fruta y vegetales frescos, pescados a la plancha, carne de pollo y pavo, arroz y pasta, no aderece los alimentos con salsas ni vinagres, mastique bien los alimentos, coma despacio y disfrute de la comida.

— Para facilitar la digestión coma piña fresca.

— No coma nada durante las dos horas anteriores a acostarse.

— No tome bebidas carbonatadas ni consuma grasas, alimentos fritos o procesados. Tampoco debe consumir azúcar ni alimentos picantes o muy condimentados. Parece que estos alimentos son la causa principal de la acidez estomacal.

— No tome complejos multienzimáticos que contengan ácido hidro-clorhídrico.
— En lo posible evite el estrés.
— Tome aceite de oliva virgen extra.

ACIDOSIS

La acidosis es una alteración en la cual la química del organismo se desequilibra y se vuelve demasiado ácida. Algunos de los síntomas de la acidosis son suspiros frecuentes, insomnio, retención de líquidos, fatiga ocular, artritis reumatoidea, migrañas y presión arterial anormalmente baja; materia fecal dura, seca y de muy mal olor, acompañada de una sensación de ardor en el ano; estreñimiento y diarrea intermitentes, dificultad para tragar, ardor en la boca y/o debajo de la lengua, dentadura sensible al vinagre y a las frutas acidas, y protuberancias en la lengua o en el paladar.

La acidez y la alcalinidad se cuantifican de acuerdo con la escala del pH (potencial de hidrógeno). Cuando el pH del agua es 7.0 se considera neutro, es decir, ni ácida ni alcalina. Cualquier cosa con un pH inferior a 7.0 es ácida, mientras que cualquiera con un pH superior a 7.0 es alcalina. El pH ideal para el cuerpo humano está entre 6.0 y 6.8 (el cuerpo humano es ligeramente ácido por naturaleza). Los valores inferiores a 6.3 se consideran ácidos, mientras que los valores superiores a 6.8 se consideran alcalinos.

La acidosis se produce cuando el organismo pierde su reserva alcalina. Entre las causas de la acidosis están los trastornos del hígado, de los riñones y de las glándulas suprarrenales; dieta inadecuada, malnutrición, obesidad, cetosis, ira, estrés y temor, anorexia, toxemia, fiebre y consumo excesivo de niacina, vitamina C o aspirina. Los diabéticos suelen sufrir de acidosis. Las úlceras estomacales también se relacionan con este mal.

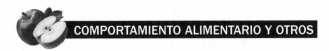

COMPORTAMIENTO ALIMENTARIO Y OTROS

— Haga una dieta que consista en un 50% de alimentos frescos, como manzana, aguacate, pomelo, plátano, uva, limón, pera, piña y todas las verduras. Las verduras y las frutas frescas, especialmente las cítricas, disminuyen la acidosis. Empiece con una cantidad pequeña de frutas cítricas y aumente poco a poco la cantidad.

— Evite la proteína de origen animal (en especial, las carnes de res y de cerdo), los alimentos procesados y la «comida rápida», y disminuya el consumo de alimentos cocidos. Una vez ingeridos, los alimentos cocidos y procesados se vuelven ácidos en el organismo.

— Evite las judías, los cereales, los huevos, los productos a base de harina, los alimentos grasos, los macarrones y el azúcar. Las ciruelas no se oxidan y, por tanto, permanecen ácidas en el organismo. Evite estos alimentos mientras la situación no haya mejorado.

— Disminuya el consumo de vitamina C durante algunas semanas, pues el exceso de esta vitamina propicia la acidosis. Para no aumentar la acidez.

— Haga ejercicios de respiración profunda.

— Beba agua mineral.

— Tome aceite de oliva virgen extra.

— Camine al menos 30 minutos diarios.

■ ALCALOSIS

Es lo contrario de la acidosis, es decir, cuando hay alcalosis el cuerpo es demasiado alcalino. Este trastorno es menos común que la acidosis y produce sobreexcitabilidad del sistema nervioso. Los nervios periféricos son los que primero se afectan. Este trastorno puede manifestarse con síntomas como nerviosismo extremo, hiperventilación e, incluso, convulsiones. Otros síntomas son dolores musculares crujidos en las articulaciones, bursitis, somnolencia, ojos saltones, hipertensión, hipotermia, edema, alergias, calambres nocturnos, asma, indigestión crónica, tos nocturna, vómito, sangre espesa y coagulación sanguínea demasiado rápida, problemas menstruales, deposiciones duras y secas, prostatitis y engrosamiento de la piel con sensación de ardor y prurito. La alcalosis puede producir acumulación de calcio en el organismo, situación que puede derivar, por ejemplo, en espolones óseos.

El PH o potencial de hidrógeno se cuantifica por la acidez y la alcalinidad. Cuando el pH del agua es 7.0, se considera neutra, en otras palabras, ni ácida ni alcalina. Cualquier sustancia cuyo pH sea superior a 7.0 es alcalina, mientras que cualquiera cuyo pH sea inferior a 7.0 es ácida. El pH ideal para el cuerpo humano es entre 6.0 y 6.8 (el cuerpo humano es ligeramente ácido por naturaleza). Valores superiores a 6.8 se consideran alcalinos y valores inferiores a 6.3 ácidos.

La alcalosis suele presentarse como resultado del consumo excesivo de medicamentos alcalinos, como bicarbonato de sodio, que se utiliza para tratar la gastritis o las úlceras pépticas. También puede deberse a un exceso de vómito, colesterol alto, desequilibrios endocrinos, dieta inadecuada, diarrea y osteoartritis.

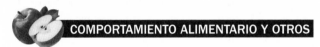 **COMPORTAMIENTO ALIMENTARIO Y OTROS**

— En la dieta debe incluir judías, pan, arroz integral, galletas saladas, lentejas, macarrones, nueces y cereales de grano entero, frutas y verduras frescas, así como pescado, pollo, huevos y queso fresco.
— Evite el sodio (sal).
— Durante dos semanas no ingiera dosis altas de vitaminas y minerales.
— Beba agua mineral.
— Tome aceite de oliva virgen extra.
— Haga ejercicio 30 minutos al día.

ALCOHOLISMO

El alcoholismo es una enfermedad crónica que se caracteriza por la dependencia del etanol (alcohol etílico). Esta dependencia puede ser fisiológica, psicológica o una combinación de las dos. Del 75% de la población occidental que, según se calcula, consume alcohol, una de cada diez personas llegará a presentar problemas de alcoholismo. Aunque en la actualidad el alcoholismo afecta a aproximadamente cuatro veces más hombres que mujeres, su incidencia entre las mujeres va en ascenso, al igual que su utilización por parte de niños, adolescentes y estudiantes universitarios.

El alcohol afecta a cada individuo de una manera diferente. Algunos se intoxican con el primer vaso, mientras que otros se toman cuatro o cinco antes de que se manifiesten los efectos del alcohol. En las personas alcohólicas cada vaso desencadena un deseo intenso de tomar otro. El alcoholismo es una enfermedad progresiva que suele comenzar cuando la persona bebe en situaciones sociales, donde esta conducta es perfectamente aceptada. Esto lleva a beber por cualquier motivo: para calmarse, para animarse, para celebrar, para «ahogar las penas», y así sucesivamente. Pronto el alcoholismo deja de necesitar excusa para beber y, con el tiempo, su dependencia del alcohol lo controla por completo. El alcohólico, por lo general, se siente avergonzado y enfadado por su conducta compulsiva y alberga profundos sentimientos de inferioridad. Sin embargo, esos sentimientos suelen llevar a abusar aún más del alcohol, pues su consumo le ayuda a adormecer el dolor emocional. Además, con frecuencia, empieza a descargar su frustración en las personas más cercanas a él.

En el alcoholismo no hay dos casos iguales. Mientras que algunas personas beben cantidades entre moderadas y altas durante varios años antes de volverse clínicamente dependientes del alcohol, otras se vuelven adictas la primera a vez que lo prueban. Existe controversia sobre si el alcoholismo es producto de la genética o del medio ambiente. A pesar de que muchos datos respaldan ambos factores, la verdad quizás se ubica entre los dos. El alcoholismo es, probablemente, el resultado de la interacción de la genética y el medio ambiente.

En lo que respecta al organismo, el alcohol es un veneno. Entre los efectos del consumo crónico de alcohol están el daño cerebral, hepático, pancreático, duodenal y nervioso. El alcoholismo es nocivo para el metabolismo de todas las células del organismo y debilita el sistema inmunológico. Aunque las consecuencias de consumir alcohol en exceso pueden tardar años en manifestarse, si el alcohólico no deja de beber su vida puede acortarse hasta en diez o quince años.

El alcohol se descompone en el hígado. El consumo repetido de esta sustancia inhibe la producción de enzimas digestivas por parte del hígado, lo cual altera la capacidad del organismo para absorber proteínas, grasas y vitaminas solubles en grasa (vitaminas A, D, E y K), al igual que vitaminas del complejo B (especialmente tiamina y ácido fólico) y otras vitaminas solubles en agua. El organismo deja de utilizar muchos nutrientes esenciales porque son eliminados rápidamente en la orina. El efecto tóxico del alcohol en el hígado es sumamente grave. Primero, en el hígado se acumulan cantidades excesivas de grasa porque a causa del alcohol el organismo pierde la capacidad de digerirlas adecuadamente. Segundo, el individuo alcohólico puede contraer hepatitis, una enfermedad en la cual las células del hígado se inflaman y pueden morir. La última etapa del daño hepático causado por el alcohol –usualmente fatal– es la cirrosis del hígado, enfermedad que se caracteriza por inflamación, endurecimiento y cicatrización del hígado. Esto impide que la sangre se movilice normalmente a través del hígado, lo cual inhibe la capacidad de este órgano de filtrar las toxinas y sustancias extrañas.

El hígado es uno de los órganos más fuertes del cuerpo y es el único que se puede regenerar a sí mismo después de sufrir ciertos daños. Hasta el 25% del hígado se puede extraer y en un corto lapso vuelve a crecer hasta adquirir el tamaño y la forma originales. A pesar de que el hígado está sometido a permanente abuso, si lo sabemos cuidar funcionará más que adecuadamente durante décadas. El alcohol es una de las toxinas que el hígado no maneja bien. Este órgano no se regenera tras ser gravemente perjudicado por el alcohol.

El alcoholismo también afecta a la salud de otras maneras. Los alcohólicos a menudo sufren daño del sistema nervioso periférico. Este daño se manifiesta inicialmente en insensibilidad en las manos o los pies, con la dificultad para caminar que es obvia en estos casos. El abuso del alcohol también produce inflamación del páncreas. Este problema dificulta aún más la capacidad del organismo de digerir las grasas y otros nutrientes, y puede conducir a la diabetes. Las personas alcohólicas enfrentan un riesgo mayor de contraer cáncer de boca y garganta por la exposición directa a la toxicidad del alcohol. También pueden sufrir de presión arterial alta, baja producción de testosterona, dilatación visible de los vasos sanguíneos inmediatamente bajo la superficie de la piel y aumento patológico del tamaño del corazón que puede llegar a convertirse en insuficiencia cardiaca congestiva. Las consecuencias sociales del alcoholismo también pueden ser muy destructivas. El abuso del alcohol le cobra a la sociedad un precio muy alto: accidentes automovilísticos y de otra índole, ineficiencia laboral y familias enteras afectadas emocionalmente.

Beber durante el embarazo es particularmente dañino pues el alcohol puede producir defectos de nacimiento y aumentar la probabilidad de un aborto espontáneo. El alcohol pasa al sistema circulatorio del feto a través de la placenta materna. Esta sustancia tóxica disminuye la actividad funcional del sistema nervioso central del feto. Más aún, el hígado del feto podría tratar de metabolizar el alcohol, pero, como todavía no está bien desarrollado, esa sustancia permanece en su sistema circulatorio. Las mujeres que beben durante el embarazo generalmente dan a luz bebes con bajo peso. El crecimiento de estos bebés suele ser lento, su cerebro puede ser más pequeño de lo normal y, además, puede presentarse retardo mental. No es raro que estos bebes nazcan con deformidades en las extremidades, las articulaciones, los dedos y los rasgos faciales. También se pueden presentar defectos cardiacos y renales. Algunos niños que fueron expuestos al alcohol durante su vida intrauterina se vuelven hiperactivos en la adolescencia y presentan dificultades de aprendizaje. Cada vaso que se toma una mujer encinta no solo aumenta el riesgo de que su hijo nazca con síndrome de alcoholismo fetal, sino de que se le presente un aborto espontáneo. Especialmente durante los tres o cuatro primeros meses de embarazo, incluso pequeñas cantidades de alcohol son perjudiciales.

Los alcohólicos que dejan de beber suelen experimentar síntomas de abstinencia, en particular durante la primera semana de abstención. Estas personas pueden presentar insomnio, alucinaciones visuales y auditivas, convulsiones, ansiedad aguda, aceleración del pulso, transpiración abundante y fiebre. No obstante, con el tiempo y —si es necesario— una apropiada supervisión, estos síntomas pasan y el alcohólico queda libre para empezar un trabajo que le tomará toda la vida: recuperarse.

Los suplementos dietéticos que son importantes para todo el mundo son de vital importancia para las personas alcohólicas. Estas personas necesitan suplementos de *todos* los minerales y vitaminas conocidos

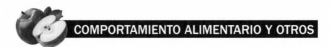

COMPORTAMIENTO ALIMENTARIO Y OTROS

— Evite todas las bebidas alcohólicas. La abstinencia total es una necesidad imperiosa para que recupere el control de su vida y de su salud. Incluso después de haber permanecido sobrio durante varios años, usted no puede empezar a beber de nuevo y aspirar a controlar la bebida. Solamente un sorbo de cualquier bebida alcohólica puede desencadenar la conducta de beber: su elección debe ser *no* beber.

— Busque ayuda de un experto en este problema. Desde hace muchos años, Alcohólicos Anónimos ha desarrollado una excelente labor ayudando a los alcohólicos a dejar de beber y a permanecer abstemios.

— En lo posible, consulte con su médico de orientación nutricional para que determine cuáles son sus requerimientos específicos en esta materia.

— Para eliminar las toxinas rápidamente de su organismo, haga un ayuno de limpieza de diez días a base de jugos frescos.

— En lo posible, haga una dieta rica en nutrientes a base de alimentos naturales, frescos y cultivados orgánicamente. Sus alimentos principales deben ser frutas y vegetales frescos, granos enteros y legumbres.

— Evite las grasas saturadas y los alimentos fritos porque sobrecargan el hígado. Para obtener ácidos grasos esenciales, utilice aceite de oliva virgen extra.

— No consuma azúcar refinado ni ningún producto que contenga esta clase de azúcar. Con frecuencia, los alcohólicos presentan problemas para metabolizar el azúcar.

— Especialmente durante las primeras semanas de recuperación, descanse bastante para que su organismo se limpie y se recupere.

— Evite personas, cosas y lugares que hayan estado asociados con su conducta de beber. Entable amistad con personas que no beban. Para que su autoestima mejore y su energía encuentre una salida sana, empiece a practicar algún deporte o haga ejercicio.

— En lo posible, evite el estrés. Cultive la paciencia. La necesitará mientras recorre el largo y lento camino hacia su recuperación.

— No tome ningún medicamento, excepto los que le ordene su médico.

— Beba agua mineral e infusiones.

■ BERIBERI

El beriberi es una enfermedad causada por una deficiencia de las vitaminas B, en particular la vitamina B1 (tiamina). Esta enfermedad se presenta especialmente en el Lejano Oriente, donde la dieta consiste básicamente en arroz descascarillado que no proporciona suficiente tiamina. Los casos de beriberi que se presentan en el mundo Occidental se suelen relacionar con alcoholismo, hipotiroidismo, infecciones, embarazo y/o estrés.

Entre los síntomas de beriberi en los niños están las alteraciones del crecimiento, pérdida de masa muscular, confusión mental, convulsiones, problemas gastrointestinales, náuseas, vómitos, estreñimiento y diarrea. Entre los síntomas que presentan los adultos están la diarrea, edema, fatiga, pérdida de peso, insuficiencia cardiaca y daño en los nervios, que puede conducir a parálisis.

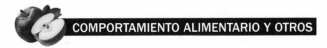
COMPORTAMIENTO ALIMENTARIO Y OTROS

— Incluya en su dieta diaria arroz, legumbres, frutas y vegetales frescos, semillas, pasta, nueces, granos enteros y yogur. Estos alimentos son ricos en vitaminas B, en particular tiamina.

— No tome líquidos con las comidas pues diluyen los jugos digestivos y arrastran muchas de las vitaminas B.

— Puede tomar pescados y carne de pollo y pavo.

— Beba agua mineral e infusiones.

— Haga ejercicio.

■ BRUXISMO

Llamado comúnmente rechinamiento de los dientes, el bruxismo se presenta habitualmente durante el sueño y sin que la persona se dé cuenta (aunque los miembros de su familia por lo general si lo notan). A la larga, rechinar los dientes puede hacer que estos se aflojen y que las encías retrocedan. Además, como los dientes se pueden desalinear, podría ser necesario ajustar la mordida. Con el tiempo se pueden perder piezas dentales.

El bruxismo se puede presentar cuando los dientes son sensibles al calor y al frío. Las fluctuaciones del azúcar sanguíneo también pueden intervenir en este trastorno. El estrés y la ansiedad son causas frecuentes del bruxismo.

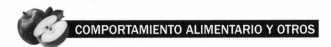
COMPORTAMIENTO ALIMENTARIO Y OTROS

— Se recomienda una dieta hipoglucémica alta en fibra y en proteína, con abundantes verduras frescas y frutas ricas en fibras, legumbres, nueces, frutos secos, carne blanca de pollo o pavo sin piel, pescado a la parrilla. Consuma con moderación vegetales que contienen almidón y frutas muy dulces.

— Haga a lo largo del día entre seis y ocho comidas pequeñas, en vez de dos o tres comidas grandes. A menudo, la causa del bruxismo es hipoglucemia relacionada con funcionamiento adrenal disminuido.

— Evite los alimentos fritos y procesados, la carne roja, el azúcar refinado, las grasas saturadas y todos los productos lácteos, excepto yogur y cuajada. Evite, además, todos los alimentos que contengan químicos y saborizantes, colorantes o preservativos artificiales.

— No coma nada dulce seis horas antes de acostarse. Si siente hambre, consuma algún alimento ligero que contenga fibra y proteína.

— En lo posible, evite el estrés. Aprenda técnicas de manejo y reducción del estrés.

— Tome suplemento de calcio y ácido pantoténico. El calcio suele ser eficaz para el tratamiento de los movimientos musculares involuntarios.

■ CÁNCER DE COLON

El intestino grueso (colon) es la parte final del tubo digestivo. La mayoría de los casos del cáncer de colon comienza como un conjunto de células pequeño y no canceroso (benigno) denominado «pólipo adenomatoso». Con el tiempo, algunos de estos pólipos pueden convertirse en cáncer de colon.

Los pólipos pueden ser pequeños y causar pocos síntomas o no causarlos. Por este motivo, los médicos recomiendan realizar análisis para la detección en forma regular con el fin de ayudar a prevenir el cáncer de colon mediante la identificación y extirpación de pólipos antes de que se conviertan en cáncer.

Los signos y síntomas son: un cambio en tus hábitos intestinales, como diarrea o estreñimiento, o un cambio en la consistencia de las heces que dura más de cuatro semanas; sangrado rectal o sangre en las heces; malestar abdominal persistente, como calambres, gases o dolor; sensación de que no vaciaste por completo los intestinos; debilidad o fatiga; y adelgazamiento sin causa aparente

Muchas personas con cáncer de colon no tienen ningún síntoma en las primeras etapas de la enfermedad. Cuando aparecen los síntomas, es muy probable que varíen según el tamaño y ubicación del cáncer en el intestino grueso.

Si observa la aparición de sangre en las heces o un cambio continuo de hábitos intestinales, no dude en contactar con un médico. Se recomienda comenzar los análisis para la detección del cáncer de colon a los cincuenta años. Puede realizarse a una edad más temprana o con mayor frecuencia si tiene otros factores de riesgo, como antecedentes familiares de la enfermedad.

En la mayoría de los casos, no se sabe con certeza qué es lo que provoca cáncer de colon. Ocurre cuando las células sanas del colon presentan errores en su constitución genética, es decir, en el ADN.

Las células sanas crecen y se dividen de manera ordenada para mantener el funcionamiento normal del cuerpo. Sin embargo, cuando el ADN de una célula se daña y se vuelve canceroso, las células continúan dividiéndose, incluso si no se necesitan células nuevas. A medida que las células se acumulan, forman un tumor.

Con el tiempo, las células cancerosas pueden crecer e invadir y destruir el tejido normal de alrededor. Además, las células cancerosas pueden desplazarse a otras partes del cuerpo para formar depósitos (metástasis).

Las mutaciones genéticas hereditarias que aumentan el riesgo de padecer cáncer de colon pueden heredarse de la familia, pero estos genes heredados solo se relacionan con un pequeño porcentaje de los casos de cáncer de colon. Las mutaciones genéticas hereditarias no logran que el cáncer sea inevitable, pero pueden aumentar el riesgo que tiene una persona de padecer cáncer en forma considerable.

Las formas más frecuentes de los síndromes de cáncer de colon hereditarios son: cáncer colorrectal hereditario no poliposo y poliposis adenomatosa hereditaria.

Los factores de riesgo son: edad avanzada, raza afroamericana, antecedentes personales de cáncer colorrectal o pólipos, enfermedades inflamatorias intestinales, síndromes hereditarios de aumento de riesgo de sufrir cáncer de colon, antecedentes familiares de cáncer de colon, una dieta baja en fibra y alto contenido en grasas, vida sedentaria, diabetes, obesidad, fumar, alcohol y radioterapia contra el cáncer.

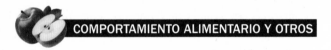

COMPORTAMIENTO ALIMENTARIO Y OTROS

— Consumir cualquier variedad de frutas, verduras y cereales integrales. Se recomiendan dos piezas de fruta por la mañana y dos piezas por la noche y verdura dos veces al día por sus vitaminas, minerales, fibra y antioxidantes.

— No fumar.

— Beber alcohol con mucha moderación.

— No tome sal.

— No utilice azucares refinados.

— Consuma aceite de oliva virgen extra (50 ml diarios).

— Beba agua mineral.

— Tome infusiones, pero no tome café ni bebidas carbonatadas.

— Realizar ejercicio todos los días de la semana, por lo menos 30 minutos (caminar rápido).

— Mantenga un peso saludable.

■ CÁNCER DE ESTÓMAGO

Comienza en las células que recubren el estómago y producen mucosidad. Este tipo de cáncer se denomina «adenocarcinoma».

Durante las últimas décadas, los índices de cáncer en la parte principal del estómago (cuerpo del estómago) se redujeron en todo el mundo. Durante el mismo período, se volvió más frecuente padecer cáncer en la parte superior del estómago (cardias), donde este se une con el extremo inferior del tubo de deglución (esófago). Esta zona del estómago se denomina «unión gastroesofágica».

Los signos y síntomas del cáncer de la unión gastroesofágica y el cáncer de estómago pueden ser los siguientes: fatiga, sensación de hinchazón después de comer, sensación de saciedad después de ingerir pequeñas cantidades de comida, ardor de estómago intenso y persistente, fuerte indigestión que siempre está presente, náuseas constantes sin causa aparente, dolor estomacal, vómitos constantes y adelgazamiento involuntario.

En general, el cáncer comienza cuando ocurre un error (mutación) en el ADN de una célula. La mutación hace que la célula crezca, se divida rápidamente y continúe viviendo más tiempo que una célula normal. La acumulación de células cancerosas forma un tumor que puede invadir las estructuras circundantes. Las células cancerosas pueden desprenderse del tumor y diseminarse a otras partes del cuerpo.

El cáncer de la unión gastroesofágica está relacionado con la enfermedad por reflujo gastroesofágico y, en menor medida, con la obesidad y el tabaquismo. La enfermedad por reflujo gastroesofágico es un trastorno que se produce a causa del reflujo frecuente de ácido estomacal al esófago.

Existe una fuerte correlación entre una dieta con un alto contenido de alimentos ahumados y salados, y el cáncer de estómago ubicado en la parte principal del estómago. Como el uso del refrigerador para conservar los alimentos ha aumentado en todo el mundo, la incidencia del cáncer de estómago ha disminuido.

Los principales factores de riesgo son: una alimentación alta en alimentos ahumados y salados, una alimentación baja en frutas y verduras, antecedentes familiares de cáncer de estómago, infección por *Helicobacter pylori*, inflamación de estómago a largo plazo, anemia perniciosa, tabaquismo y pólipos estomacales.

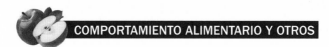

COMPORTAMIENTO ALIMENTARIO Y OTROS

— Coma mucha fruta y verdura (dos piezas de fruta dos veces al día).

— Reduzca la ingesta de alimentos salados y ahumados para proteger el estómago.

— Tome pasta, arroz, cereales, pescado y carne de pollo, pavo o conejo.

— No tome sal ni azucares refinados.

— No tome café ni bebidas carbonatadas.

— Beba agua mineral e infusiones.

— Consuma aceite de oliva virgen extra (50 ml diarios).

— No tome alcohol.

— No fume.

— Haga ejercicio todos los días (30 minutos).

■ CÁNCER DE HÍGADO

El hígado es un órgano que se encuentra en la parte superior derecha del abdomen, debajo del diafragma y encima del estómago.

Pueden formarse diversos tipos de cáncer en el hígado. El tipo más frecuente de cáncer de hígado es el carcinoma hepatocelular, que comienza en el tipo principal de células hepáticas (hepatocitos). Otros tipos de cáncer de hígado, tales como el colangiocarcinoma intrahepático y el hepatoblastoma, son mucho menos frecuentes.

No todos los tipos de cáncer que afectan el hígado se consideran cáncer de hígado. El cáncer que comienza en otra parte del cuerpo –por ejemplo, el colon, los pulmones o las mamas– y luego se propaga al hígado, se llama cáncer metastásico en lugar de cáncer de hígado. Este tipo de cáncer recibe el nombre del órgano en el cual se originó, por ejemplo, se llama cáncer de colon metastásico al cáncer que se originó en el colon y se propagó al hígado. El cáncer que se propaga al hígado es más frecuente que el cáncer que se origina en las células hepáticas. El más usual es el carcinoma hepatocelular.

La mayoría de las personas no presentan signos ni síntomas en las etapas iniciales del cáncer primario de hígado. Cuando estos se manifiestan, pueden ser los siguientes: perder peso sin intentarlo, pérdida de apetito, dolor en la parte superior del abdomen, náuseas y vómitos, debilidad y cansancio generalizados, hinchazón abdominal, color amarillento de la piel y el color blanco de los ojos (ictericia) y heces blancas con apariencia calcárea.

Las causas no están claras, sin embargo, en algunos casos, la causa sí se conoce. Por ejemplo, la infección crónica con determinados virus de hepatitis puede causar cáncer de hígado.

El cáncer de hígado se produce cuando las células del hígado presentan cambios (mutaciones) en el ADN, el material que da instrucciones a todos los procesos químicos del cuerpo. Las mutaciones del ADN pueden causar cambios en estas instrucciones. Como resultado, las células pueden comenzar a descontrolarse y, finalmente, formar un tumor (una masa de células cancerosas).

Los factores que aumentan el riesgo de padecer cáncer primario de hígado incluyen los siguientes: infección crónica con el virus de la hepatitis B o C, que además aumenta el riesgo de padecer cáncer de hígado; cirrosis (a raíz de esta afección progresiva e irreversible, se forma tejido cicatricial en el hígado y se incrementan las probabilidades de desarrollar cáncer de hígado); determinadas enfermedades hepáticas hereditarias (la hemocromatosis y la enfermedad de Wilson pueden aumentar el riesgo de padecer cáncer de hígado); diabetes (las personas que tienen este trastorno de glucemia corren un mayor riesgo de padecer cáncer de hígado que aquellas que no son diabéticas); esteatosis hepática no alcohólica (hígado graso no alcohólico) (la acumulación de grasa en el hígado aumenta el riesgo de padecer cáncer de hígado); exposición a aflatoxinas (las aflatoxinas son venenos producidos por el moho que crece en los cultivos, los cuales se almacenan de manera inadecuada; los cultivos como el maíz y los cacahuates pueden contaminarse con aflatoxinas, que posiblemente estén presentes en comidas preparadas con estos productos. En Estados Unidos, las normas de seguridad limitan la contaminación por aflatoxinas; dicha contaminación es más frecuente en determinadas partes de África y Asia); consumo excesivo de alcohol (consumir más de una cantidad moderada de alcohol a diario durante muchos años puede derivar en daño hepático irreversible y aumentar el riesgo de cáncer de hígado).

COMPORTAMIENTO ALIMENTARIO Y OTROS

— La cirrosis es la cicatrización del hígado y aumenta el riesgo de desarrollar cáncer en este órgano.
— Mantenga el peso saludable.
— Puede reducir el riesgo de contraer hepatitis B si se vacuna contra esta enfermedad. La vacuna brinda a adultos y niños una protección de más del 90%. Cualquiera puede vacunarse, incluso los bebés, los adultos mayores y las personas que tienen el sistema inmunitario comprometido.
— No existe una vacuna contra la hepatitis C, pero puede reducirse el riesgo de infección. Conozca el estado de salud de las parejas sexuales. No tengas relaciones sexuales sin protección, a menos que esté seguro de que su pareja no está infectada con el virus de la hepatitis B, C o cualquier otra infección de transmisión sexual. Si desconoce el estado de salud de tu pareja use preservativo cada vez que tenga relaciones sexuales. No use drogas intravenosas; de lo contrario, usa agujas limpias. Si no se inyecta drogas ilegales, puede reducir el riesgo de padecer hepatitis C. Si esta no es una opción, procure que las agujas que use estén estériles y no las comparta. La parafernalia contaminada para consumir drogas es una causa común de infección por hepatitis C. Aproveche los programas de intercambio de agujas en su comunidad y considere buscar ayuda con su consumo de drogas. Si se hace un tatuaje o una perforación, busque lugares limpios y seguros. Las agujas que no estén bien esterilizadas pueden propagar el virus de la hepatitis C. Antes de hacerse un tatuaje o una perforación, investigue las tiendas del área y pregúntele al personal sobre las prácticas de seguridad. Si los

empleados de una tienda no le responden o no toman sus consultas con seriedad, interprete la actitud como un signo de que ese lugar no es el adecuado.

— Personas que tienen hepatitis B y que cumplen con uno o más de los siguientes criterios: son asiáticas o africanas; tienen cirrosis hepática; o tienen antecedentes familiares de cáncer de hígado; personas que tienen hepatitis C y cirrosis hepática; cirrosis hepática con otras causas, como enfermedades autoinmunitarias, consumo excesivo de alcohol, esteatosis hepática no alcohólica y hemocromatosis hereditaria; y cirrosis biliar primaria.

— Coma verduras y frutas frescas, tome pescados, arroces, pasta, cereales integrales, carne de pollo, pavo y conejo.

— Tome agua mineral e infusiones. No tome café ni bebidas carbonatadas.

— No tome sal ni azúcar refinada.

— Haga ejercicio diario 30 minutos.

— Consuma aceite de oliva virgen extra.

■ CÁNCER DE PÁNCREAS

Comienza en los tejidos del páncreas (un órgano que se encuentra en el abdomen, dispuesto horizontalmente detrás de la parte baja del estómago). El páncreas secreta enzimas que ayudan a la digestión y hormonas que ayudan a controlar el azúcar en sangre.

Se suele propagar rápidamente a órganos cercanos. Rara vez se detecta en estadios tempranos. Pero para las personas con quistes pancreáticos o antecedentes familiares de cáncer de páncreas, hay algunas medidas que pueden ayudar a detectar un problema de forma temprana. Un signo de cáncer de páncreas es la diabetes, especialmente cuando ocurre con adelgazamiento, ictericia o dolor en la parte superior del abdomen que se extiende a la espalda.

Los signos y síntomas con frecuencia no se presentan hasta que la enfermedad esté avanzada. Estos pueden incluir: dolor en la parte superior del abdomen, que se extiende a la espalda; pérdida del apetito o pérdida de peso no intencional; depresión; aparición de diabetes; coágulos sanguíneos; fatiga; y tener la piel y la parte blanca de los ojos de color amarillento (ictericia).

El páncreas mide cerca de quince centímetros de largo y se parece a una pera acostada de lado. Libera (secreta) hormonas, incluyendo la insulina, para ayudar al cuerpo a procesar el azúcar en los alimentos que se consumen. Y produce jugos digestivos para ayudar al cuerpo a digerir la comida.

El cáncer de páncreas ocurre cuando las células del páncreas desarrollan mutaciones en su ADN. Estas mutaciones hacen que las células crezcan sin control y continúen viviendo después que las células normales mueren. Estas células, que se acumulan, pueden formar un tumor. Si no se trata, el cáncer de páncreas se extiende a los órganos y vasos sanguíneos cercanos.

La mayoría del cáncer de páncreas comienza en las células que revisten los conductos pancreáticos. Este tipo de cáncer se conoce como adenocarcinoma pancreático o cáncer pancreático exocrino. Rara vez el cáncer puede formarse en las células que producen hormonas o en las células neuroendocrinas del páncreas. Estos tipos de cáncer se conocen como tumores de células de los islotes, cáncer pancreático endócrino y tumores pancreáticos neuroendocrinos.

Algunos factores pueden aumentar los riesgos de sufrir cáncer de páncreas: inflamación crónica del páncreas (pancreatitis); diabetes; antecedentes familiares de síndromes genéticos que pueden aumentar el riesgo de padecer cáncer, como la mutación del gen BRCA2, el síndrome de Lynch y el síndrome de melanoma familiar con lunares atípicos múltiples; antecedentes familiares de cáncer de páncreas; tabaquismo; obesidad; y la edad avanzada, dado que a la mayoría de las personas se les diagnostica después de los 65 años de edad.

Las complicaciones suelen ser: la pérdida de peso (con náuseas y vómitos) o porque el tumor hace presión en el estómago con dificultad para comer; ictericia, porque el páncreas bloquea el conducto biliar del hígado con síntomas como piel y ojos amarillentos, orina oscura y materias fecales de color claro; y el dolor que puede volverse muy intenso y la obstrucción intestinal al crecer la primera parte del intestino delgado (duodeno) y hacer presión bloqueando el flujo de la digestión del estómago a los intestinos.

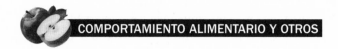

— Deje de fumar.

— No tome alcohol.

— Mantenga un peso saludable. Si tiene que perder peso es preferible perderlo despacio.

— Dieta rica en frutas (dos piezas por la mañana y otras dos por la noche) y lo mismo con las verduras (mañana y noche).

— Coma pescados y carne blanca, preferiblemente pollo, pavo o conejo.

— Tome fibra, pasta y arroces integrales.

— Beba agua mineral.

— Tome infusiones, pero no tome café ni bebidas carbónicas.

— No tome sal ni azúcar refinada.

— Consuma aceite de oliva virgen extra.

■ CARIES DENTAL

No es un proceso natural, como mucha gente cree, sino una enfermedad bacteriana. Las bacterias de la boca se combinan con mucosidad y restos de alimentos y forman una masa viscosa llamada placa, que se adhiere a la superficie de los dientes. Las bacterias de la placa se nutren de azucares sin digerir y producen un ácido que desgasta el calcio y el fosfato de la dentadura. Si los depósitos viscosos no se eliminan, poco a poco erosionan los dientes. Primero se erosiona el esmalte (la capa exterior) y después, la dentina (materia dura y blanca de la que están formados los dientes). Cuando las caries no se controlan suele avanzar hacia la pulpa, que contiene el nervio central del diente. Cuando esto sucede, se presenta dolor de muelas. Esta situación lleva fácilmente a infecciones y a la formación de abscesos.

La caries dental depende de tres factores: la presencia de bacterias, la disponibilidad de azúcares para la nutrición de las bacterias y la vulnerabilidad del esmalte dental. La mala nutrición y la higiene oral inadecuada son, quizás, los factores responsables de la mayoría de las caries dentales. Las personas más propensas a presentar caries son las que consumen grandes cantidades de carbohidratos refinados –especialmente alimentos pegajosos que se adhieren a la superficie de los dientes– y las que consumen golosinas frecuentemente y no se lavan los dientes después. Otras personas muy propensas a la caries dental son las que, por razones que todavía no son claras, tienen demasiado ácida la saliva y/o niveles más altos de lo normal de bacterias en la boca.

La caries dental casi nunca produce síntomas mientras no está muy avanzada. Pero cuando se encuentra en una etapa avanzada, los dientes se vuelven sensibles al calor, al frío y al azúcar. En etapas posteriores se puede presentar dolor de muela.

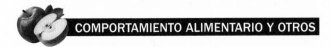 **COMPORTAMIENTO ALIMENTARIO Y OTROS**

— Consuma frutas y vegetales frescos en abundancia, pues contienen minerales que impiden que la saliva se vuelva demasiado ácida.

— Evite las bebidas carbonatadas porque son ricas en fosfatos, que promueven la pérdida de calcio del esmalte dental.

— Adquiera buenos hábitos de higiene oral. Cepíllese los dientes después de comer y utilice hilo dental diariamente. Esta es la única manera de eliminar la placa causante de las caries. En el comercio se consiguen enjuagues bucales que facilitan la eliminación de la placa con el cepillado y el uso del hilo dental.

— No utilice suplementos masticables de vitamina C porque pueden erosionar el esmalte dental. En cambio, los que venden en tableta o en polvo no tienen ese problema.

— Para calmar el dolor de muela o de absceso mientras visita a su odontólogo, enjuáguese el área afectada con agua caliente salada (agregue media cucharadita de sal a un cuarto de litro de agua caliente).

■ CIRROSIS HEPÁTICA

Es una enfermedad inflamatoria y degenerativa que produce endurecimiento y cicatrización de las células hepáticas. Como la cicatrización del tejido deteriora el funcionamiento del hígado, la sangre deja de circular normalmente a través de ese órgano.

La causa más frecuente de la cirrosis hepática es el consumo excesivo de alcohol. Una causa menos frecuente es la hepatitis viral. La mala nutrición y la inflamación crónica también pueden conducir al mal funcionamiento del hígado.

Algunos de los síntomas de la cirrosis del hígado en sus primeras etapas son estreñimiento o diarrea, fiebre, problemas estomacales, fatiga, debilidad, falta de apetito, pérdida de peso, aumento del tamaño del hígado, vómito, enrojecimiento de las palmas de las manos e ictericia. Cuando la enfermedad ya está muy avanzada se puede presentar anemia, contusiones por sangrado subcutáneo y edema.

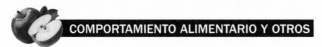

COMPORTAMIENTO ALIMENTARIO Y OTROS

— No consuma alimentos que contengan proteína de origen animal, solo vegetales.

— El 75% de su dieta debe consistir en alimentos frescos. Si la cirrosis es grave, consuma solamente vegetales y frutas frescas y sus jugos durante dos semanas.

— Incluya los siguientes alimentos en su dieta: almendras, avena, granos y semillas y productos derivados de la leche de cabra. Las nueces deben ser crudas y solo se deben comprar las que no estén abiertas.

— Coma muchos alimentos ricos en vitamina K. Las personas que tienen cirrosis del hígado suelen presentar deficiencia de esta vitamina. Buenas fuentes de vitamina K son los brotes de alfalfa y las verduras de hoja verde.

— Incluya en su dieta legumbres (judías, guisantes) y semillas. Estos alimentos contienen el aminoácido arginina, que ayuda a desintoxicar el amoniaco, un subproducto de la digestión de las proteínas.

— Tome zumos de vegetales frescos (como zumo de remolacha y de zanahoria).

— Tome agua mineral.

— Como fuente de grasa utilice solamente aceites vegetales como el aceite de oliva virgen extra que es natural. Consúmalos únicamente sin cocinar, como por ejemplo, en aderezo para ensalada.

— Limite su consumo de pescado –arenque, salmón y sardina– a dos porciones semanales como máximo, y no consuma mariscos crudos ni ligeramente cocidos. Cuando el hígado está funcionando mal no puede manejar la cantidad de vitamina A que esos alimentos contienen. Evite el aceite de hígado de bacalao.

— Mantenga limpio del hígado. Las toxinas se acumulan en ese órgano y deben eliminarse a través del colon y los riñones.

— No utilice laxantes fuertes.

— No tome ningún medicamento (con prescripción médica o sin ella) que no le haya ordenado su médico.

— Evite el alcohol en todas sus formas. Elimine también de su dieta los productos de origen animal, los dulces, la leche, los pasteles, la pimienta, la sal, las especias, los estimulantes de todas las clases (incluidas la cafeína y las colas), el arroz blanco y los productos que contienen azúcar y/o harina blanca. Prácticamente todos los alimentos que se consiguen ya preparados en el comercio contienen uno o más de esos productos.

— Lea detenidamente las etiquetas de todos los productos y evite la mayoría de las grasas. No consuma ninguno de los siguientes productos: mantequilla, margarina, grasas endurecidas, alimentos fritos o grasos, quesos derretidos o duros, nueces o aceites que hayan sido sometidos a altas temperaturas (durante el procesamiento o la cocción), patatas fritas y todos los alimentos refinados y procesados. Estos productos sobrecargan el hígado y le hacen daño.

■ COLITIS ULCEROSA

Es una enfermedad crónica en la cual las membranas mucosas del recubrimiento del colon se inflaman y se ulceran, lo que produce diarrea sanguinolenta, dolor, gases, sensación de llenado y, en algunas ocasiones, endurecimiento de la materia fecal. En este caso los músculos del colon deben trabajar más arduamente para movilizar la materia fecal endurecida a través del colon. Esto puede hacer que el recubrimiento mucoso de la pared del colon se abulte y desarrolle pequeños sacos llamados divertículos.

Aunque esto se puede presentar en cualquier parte del colon, el sitio más frecuente es la sección inferior izquierda del intestino grueso, llamada colon sigmoide (en forma de S). La enteritis y la ileitis son dos clases de inflamación del intestino delgado que con frecuencia se relacionan con la colitis.

La colitis ulcerosa puede ser desde relativamente leve hasta grave. A menudo se presentan complicaciones como diarrea y sangrado. Un problema mucho menos común es el megacolon tóxico, en el cual la pared del intestino se debilita, se dilata y corre el riesgo de perforarse.

La causa o causas de la colitis son desconocidas, pero entre los factores que posiblemente contribuyen a ella están: malos hábitos alimentarios, estrés y alergias a algunos alimentos. La colitis también puede ser producida por agentes infecciosos, como bacterias. Este tipo de colitis se relaciona a menudo con la utilización de antibióticos, que alteran la flora intestinal y favorecen la proliferación de microorganismos que normalmente permanecen bajo control. Los síntomas pueden ir desde diarrea hasta trastornos graves relacionados con la colitis ulcerosa.

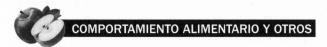

COMPORTAMIENTO ALIMENTARIO Y OTROS

— No utilice prendas que le aprieten la cintura.
— Para el dolor agudo, tome un buen vaso de agua mineral. Esto ayuda a extraer de las fisuras y hendiduras del colon las partículas que han quedado atrapadas, lo cual alivia el dolor.
— Durante los ataques de colitis y mientras el dolor no haya cedido, consuma solamente alimentos blandos. Tome verduras cocidas al vapor. Agregue todos los días una cucharada de fibra de avena o de arroz integral al cereal y al zumo para aportarle a la materia fecal el volumen necesario para limpiar el colon.
— Durante dos semanas consuma alimentos infantiles (potitos). La comida para bebé es fácil de digerir. Mientras esté a dieta de alimentos para bebé consuma fibra adicional.
— Haga ejercicio y tome enzimas proteolíticas para mejorar la digestión.
— Hágase enemas, liberan el colon de alimentos sin digerir y reducen el dolor.

■ DIVERTICULITIS

Es una enfermedad en la cual se inflaman las membranas mucosas que recubren el colon, lo que conduce a la formación de pequeños sacos, llamados divertículos, en el intestino grueso. Cuando los divertículos se forman, no desapareen. Los divertículos no producen síntomas, sin embargo, cuando queda atrapado en ellos material de desecho, los divertículos se infectan o se inflaman, lo que produce fiebre, escalofrío y dolor.

Los divertículos se suelen formar cuando la persona sufre de estreñimiento. La dieta baja en fibra contribuye a la diverticulitis. Cuando no hay fibra para ablandar la materia fecal y agregarle volumen, su movilización por el intestino se vuelve difícil. En este caso se debe ejercer una presión muy fuerte para movilizar por el intestino pequeñas porciones de materia fecal dura y seca. Esta gran presión puede llevar a la formación de sacos o divertículos en puntos débiles de la pared del colon.

La diverticulitis puede ser aguda o crónica. Entre sus síntomas están los cólicos, sensación de llenado, dolor en el lado izquierdo del abdomen que cede al expulsar los gases o al evacuar el intestino, estreñimiento o diarrea, náuseas y una necesidad continua de evacuar. También es posible que la deposición contenga sangre. La diverticulitis suele desarrollarse entre los cincuenta y los noventa años

Aunque no se conoce la causa, se sabe que fumar y exponerse frecuentemente a situaciones de estrés agrava los síntomas. De hecho, la diverticulosis es un ejemplo clásico de enfermedad asociada con el estrés. Los malos hábitos alimentarios complican aún más el problema. Entre los factores que aumentan la probabilidad de sufrir de diverticulosis están: una dieta inadecuada, antecedentes familiares de la enfermedad, trastornos de la vesícula biliar, obesidad y enfermedad de las arterias coronarias.

Existen varios exámenes para diagnosticar la diverticulitis El enema de bario es un procedimiento mediante el cual, después de llenar el colon de bario líquido, se toman radiografías para determinar si hay divertículos en la pared del colon, si el colon se ha estrechado o si existen otras anomalías. La sigmoidoscopia le permite al médico inspeccionar el sigma –la parte inferior del colon– insertando en el recto un tubo iluminado, delgado y flexible. Si es necesario, se extraen muestras de tejido para ser analizadas. Para examinar otras áreas del colon puede ser necesario hacer una colonoscopia, un procedimiento parecido a la sigmoidoscopia, pero que permite revisar todo el colon.

COMPORTAMIENTO ALIMENTARIO Y OTROS

— La clave para controlar la diverticulitis es consumir una cantidad adecuada de fibra y mucha agua de buena calidad. Usted necesita por lo menos treinta gramos de fibra al día. Es posible que le convenga suplementar su dieta con algún producto que aumente el volumen de la materia fecal y/o que la ablande. Tome todos los días por lo menos ocho vasos de agua. Puede tomar tés de hierbas, caldos y zumos frescos para reemplazar parte del agua. El líquido ayuda a mantener los divertículos libres de desechos tóxicos y, por tanto, previene la inflamación.

— Haga una dieta baja en carbohidratos y alta en proteínas. Los productos vegetales y el pescado son buenas opciones. No consuma granos, semillas ni nueces. Estos alimentos son difíciles de digerir y tienden a quedar atrapados en las hendiduras de la pared del colon, lo que se traduce en gases y sensación de llenado. Elimine también de su dieta productos lácteos, la carne roja, los productos que contienen azúcar, los alimentos fritos, las especias y los alimentos procesados.

— Consuma abundantes vegetales de color verde, pues son buena fuente de vitamina K. Obtener esta vitamina en la dieta reviste particular importancia para quienes tienen problemas intestinales.

— Por sus propiedades curativas y desintoxicantes, consuma ajo.

— Durante los ataques agudos de diverticulitis, quizás su médico le recomiende hacer temporalmente una dieta baja en fibra. Pero cuando la inflamación ceda, vuelva a incorporar gradualmente en su dieta alimentos ricos en fibra.

— Durante los ataques severos, utilice suplementos vitamínicos en forma líquida para facilitar la asimilación y use la batidora para hacer puré con los vegetales y las frutas. Consuma únicamente verduras cocidas al vapor. Los alimentos para bebé ayudan mientras se cura completamente. A medida que haya mejorado, incorpore poco a poco en su dieta frutas y vegetales frescos. Tome zumo de zanahoria.

— Para aliviar el dolor, masajéese el lado izquierdo del abdomen.

— Fíjese todos los días si la deposición contiene sangre.

— Trate de evacuar el intestino todos los días a la misma hora. Apenas se levante, y antes de desayunar, tome fibra y acidophilus para ayudarle al intestino a moverse en ese momento.

■ ENFERMEDAD CELÍACA

También llamada esprúe celiaco, es un trastorno poco común causado por intolerancia al gluten, un componente de los cereales, avena, cebada, trigo, centeno, etc. Una de cada cinco mil personas en el mundo occidental, padece esta enfermedad.

El gluten contiene una proteína llamada alfa-gliadina. En las personas que tienen enfermedad celíaca, esta proteína produce una reacción en la mucosidad que recubre el intestino. La vellosidad que recubre el intestino delgado sufre daño y destrucción, lo cual afecta a la capacidad del organismo de absorber nutrientes vitales. La malabsorción se convierte en un problema grave y la pérdida de vitaminas, minerales y calorías conduce a la malnutrición, a pesar de una dieta adecuada. La diarrea complica aún más el problema. Como la enfermedad celíaca altera la digestión, pueden desarrollarse alergias a algunos alimentos.

La enfermedad celíaca afecta tanto a los adultos como a los niños y puede presentarse a cualquier edad. Aparece cuando al niño se le dan cereales por primera vez, alrededor de los tres o cuatro meses de edad. Los primeros síntomas son: diarrea, pérdida de peso, deficiencias nutricionales, como anemia, náuseas, inflamación abdominal, deposiciones abundantes, fétidas y a menudo pálidas y/o ligeramente amarillosas que flotan, depresión, fatiga, irritabilidad, calambres musculares y pérdida muscular, y dolor en las articulaciones y/o en los huesos.

Los niños pueden presentar problemas de crecimiento vómito e intenso escozor en la piel, al igual que una erupción cutánea roja y pruriginosa llamada dermatitis herpetiforme. Los bebés que tienen enfermedad celíaca suelen perder peso o aumentar de peso más lentamente de lo normal, inapetencia, gases y deposiciones fétidas. Además, se ven anémicos y mal nutridos, y se les pueden desarrollar úlceras en la boca.

Esta es una enfermedad muy poco frecuente y muchos médicos no conocen la diversidad de síntomas que se relacionan con la intolerancia al gluten, por lo que pueden diagnosticar mal la enfermedad celíaca. Se suele diagnosticar equivocadamente como síndrome de intestino irritable o como colon espástico.

Algunos casos deben esperar largo tiempo antes de obtener un diagnóstico correcto, y no es raro que esas mismas personas faciliten su diagnóstico gracias a que han oído o leído cosas que les han permitido identificar su propia enfermedad.

Sin embargo, cuando no se trata, la enfermedad celíaca se vuelve grave y pone en peligro la vida del paciente. Algunas de las dolencias que pueden complicar a largo plazo la enfermedad celíaca son enfermedad de los huesos, alteración de los sistemas nerviosos central y periférico, hemorragia interna, enfermedad del páncreas, infertilidad, aborto espontáneo y trastornos ginecológicos.

La enfermedad celíaca también aumenta el riesgo de desarrollar linfoma intestinal y otros crecimientos malignos en el intestino. Algunos trastornos autoinmunes se han asociado con esta enfermedad, entre ellos, dermatitis herpetiforme, enfermedad renal (nefrosis), sarcoidosis (formación de lesiones en los pulmones, los huesos, la piel y otros órganos), diabetes dependiente de la insulina, lupus eritematoso sistémico, enfermedad de la tiroides y, pocas veces, hepatitis activa crónica, escleroderma, miastenia grave, enfermedad de Addison y artritis reumatoide.

COMPORTAMIENTO ALIMENTARIO Y OTROS

— Consuma verduras frescas, legumbres (como lentejas, judías y garbanzo), arroz integral, nueces, semillas de girasol, pasas, higos, fresas, frambuesas y moras. Inclúyalos en su dieta, porque son ricos en hierro y vitaminas B. Las personas que tienen enfermedad celíaca necesitan fibra y alimentos ricos en hierro y en vitaminas B.

— No consuma productos dulces, alimentos procesados, productos lácteos, pastillas para preparar consomés, chocolate ni aderezos embotellados para ensaladas.

— Como la enfermedad celíaca afecta a la absorción de las vitaminas B y de las vitaminas solubles en grasa (A, D, E y K), es preciso tomar estos nutrientes. Es importante saber que el gluten se encuentra en muchos suplementos nutricionales. Lea las etiquetas cuidadosamente y compre solo suplementos hipoalergénicos.

— Cuando un niño presente síntomas de enfermedad celíaca, retírele de la dieta todos los alimentos que contengan gluten y observe si mejora. También suspéndale la leche, pues con la enfermedad celíaca suele desarrollarse intolerancia a la lactosa. La enfermedad puede presentarse en los primeros meses de vida, dependiendo de la dieta del niño.

— Evite absolutamente todos los alimentos que contengan gluten. No consuma productos que contengan cereales. Sí, puede comer, en cambio, arroz y maíz. Reemplace la harina por arroz, patatas y mazorcas de maíz. Lea con detenimiento todas las etiquetas. Esté atento a las fuentes «ocultas» de gluten, como proteína vegetal hidrolizada, proteína vegetal texturizada y todos los derivados de cereales (incluyendo malta), algunas salsas a base de soja, vinagre de granos, aditivos, excipientes y «saborizantes naturales». No consuma perritos calientes ni salsas, cerveza, mostazas, kétchup, vinagre blanco, curry en polvo ni condimentos.

— En los supermercados y tiendas de alimentación se consiguen productos sin gluten.

■ ENFERMEDAD DE CROHN

Se caracteriza por la ulceración crónica y persistente de una o varias secciones del tracto digestivo. Esa ulceración afecta a todas las capas de la pared intestinal y a todo el sistema digestivo, desde la boca hasta el ano, así como también a los nódulos linfáticos. Las secciones inflamadas se curan, pero dejan tejido cicatricial que estrecha los conductos. Esta enfermedad no es contagiosa. Su causa es incierta, pero se sabe que haber sufrido de alergias alimentarias aumenta el riesgo de contraerla y que, a la inversa, eliminar esas alergias suele aliviar los síntomas. Estudios indican que el daño producido por los radicales libres podría relacionarse con esta enfermedad, al igual que la falta de vitaminas C y E.

Entre los síntomas de la enfermedad de Crohn están: diarrea crónica, dolor en las regiones superiores e inferiores del abdomen, fiebre, dolores de cabeza, problemas de absorción de los nutrientes (y, por tanto, malnutrición), esteatorrea (exceso de grasa en la deposición, que la hace flotar y la vuelve pálida y voluminosa), y pérdida de energía, de apetito y de peso. El sangrado crónico puede ocasionar anemia por deficiencia de hierro, cuando la pared intestinal ulcerada rezuma. Se puede presentar peritonitis, y durante la fase activa de la enfermedad son frecuentes las úlceras en la boca y en el ano.

Por el dolor, la diarrea, las náuseas, el vómito y los dolores de cabeza a menudo severos la persona que tiene la enfermedad de Crohn puede sentirse temerosa de comer. En algunas ocasiones esta enfermedad se diagnostica equivocadamente como apendicitis porque el dolor que produce se centra en el mismo sitio.

Además de la inflamación y la ulceración, la gente que sufre de la enfermedad de Crohn también puede presentar estrechamiento del intestino, lo cual lo obstruye parcialmente. También puede desarrollar fístula, es decir, conductos anormales y estrechos que se abren y conducen de un asa del intestino a otra o, incluso, a otros órganos.

La enfermedad de Crohn suele comenzar entre los catorce y los treinta años, aunque cada vez se sabe de más casos de niños con la enfermedad. Los ataques, por lo regular, se presentan cada pocos meses o cada pocos años. En casos excepcionales la enfermedad aparece una o dos veces y nunca más se vuelve a presentar. Cuando la enfermedad dura muchos años se puede deteriorar la función intestinal. Y cuando no se trata se puede volver tan grave que constituye una amenaza para la vida del paciente, aparte de que el riesgo de cáncer aumenta hasta veinte veces.

La enfermedad de Crohn se parece a la colitis ulcerosa en muchos aspectos. Ambas producen inapetencia, dolor abdominal, malestar generalizado, pérdida de peso, diarrea y sangrado rectal. La diferencia fundamental entre estas dos enfermedades es el grado de compromiso de la pared del tracto intestinal. Mientras que en la colitis ulcerosa se limita a la mucosa y a la submucosa –las dos primeras capas del recubrimiento del intestino adyacente al lumen (el conducto central)–, la enfermedad de Crohn también compromete las dos capas siguientes: la capa muscular y la capa de tejido conectivo que se halla debajo.

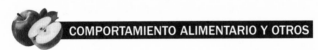

COMPORTAMIENTO ALIMENTARIO Y OTROS

— Dieta básicamente de verduras no ácidas, frescas o cocinadas, como brócoli, coles de Bruselas, repollo, zanahoria, apio, espinacas y nabo. Hierva sus alimentos o cocínelos al vapor, a la parrilla o al horno.

— Beba gran cantidad de líquido, como agua embotellada, tés de hierbas y zumos frescos. El zumo de repollo fresco es muy provechoso.

— Durante los ataques agudos, consuma alimentos orgánicos para bebé, verduras al vapor y arroz integral.

— Pruebe a eliminar de su dieta todos los productos lácteos (incluido el queso), el pescado, las salchichas y los productos con levadura, y fíjese si los síntomas disminuyen. Estos alimentos son ricos en histamina y muchas personas que padecen de la enfermedad de Crohn también presentan intolerancia a la histamina. La leche y otros productos lácteos también contienen carragenatos, un compuesto extraído de las algas marina rojas. Se sabe que el carragen, que es ampliamente utilizado en la industria alimentaria por su capacidad estabilizadora de las proteínas de la leche, induce colitis ulcerosa en animales de laboratorio.

— Evite el alcohol, la cafeína, las bebidas carbonatadas, el chocolate, el maíz, los huevos, los alimentos con aditivos o preservativos artificiales, los alimentos fritos o grasos, la margarina, la carne, la pimienta, los alimentos condimentados, el tabaco, la harina blanca y todos los productos de origen animal, a excepción del pescado de carne blanca.

Estos alimentos irritan el tracto digestivo. También se deben excluir de la dieta los productos que forman mucosidad, como los alimentos procesados y refinados, y los productos lácteos.

— Evite los carbohidratos refinados. No consuma cereales ni ningún producto que contenga azúcar en cualquier forma. Las dietas ricas en carbohidratos refinados se han relacionado con la enfermedad de Crohn. Estos alimentos se deben eliminar de la dieta.

— Revise la deposición todos los días para ver si contiene sangre.

— En lo posible, evite el estrés. Durante los ataques de esta enfermedad, repose.

— Asegúrese de evacuar el intestino todos los días, pero no utilice laxantes fuertes. La acumulación de desechos corporales tóxicos constituye un medio adecuado para la proliferación de parásitos. El torrente sanguíneo también absorbe todos los días cascarilla de psyllium (zaragatona), pues su alto contenido en fibra ayuda a eliminar las toxinas antes de que se absorban.

— No se aplique supositorios rectales que contengan grasas hidrogenadas preparadas químicamente.

■ ENFERMEDAD DE WILSON

Es un problema de salud hereditario y poco común que afecta aproximadamente a una de cada treinta mil personas en el mundo entero. Como el organismo de las personas que tienen esta enfermedad no metaboliza adecuadamente el cobre –un microelemento–, el exceso se acumula en el cerebro, los riñones, el hígado y la córnea de los ojos. Esto deteriora los órganos y produce otras complicaciones, como problemas neurológicos y comportamiento sicótico. Cuando no se trata, la enfermedad de Wilson conduce a daño cerebral, cirrosis del hígado, hepatitis y, por último, la muerte. Sin embargo, detectar la enfermedad en sus primeras etapas y empezar a tratarla oportunamente minimiza los síntomas y las complicaciones e, incluso, en algunos casos previene su aparición.

Entre los síntomas de la enfermedad de Wilson están el vómito de sangre, dificultad para hablar, tragar y/o caminar, babeo, aumento del tamaño del bazo, ictericia, inapetencia, pérdida de la coordinación, fatiga y/o debilidad progresiva, deterioro intelectual progresivo, deterioro psicológico manifestando en cambios de personalidad o en conductas extrañas, rigidez, espasmos o temblores musculares, edema y/o acumulación de líquido en el abdomen y pérdida inexplicable de peso. En algunos casos, el primer signo de la enfermedad es el desarrollo de un anillo pigmentado en el borde externo de la córnea, conocido como anillo de Kayser-Fleischer, que se suele detectar durante un examen visual de rutina. En las etapas avanzadas de la enfermedad pueden aparecer síntomas causados por la hepatitis crónica o por la cirrosis; así mismo, pueden cesar los ciclos menstruales y el paciente puede experimentar dolor en el pecho, palpitación cardiaca, aturdimiento, palidez y sensación de ahogo al hacer cualquier esfuerzo.

Aunque las personas que sufren de la enfermedad de Wilson nacen con ella, los síntomas raras veces se manifiestan antes de los seis años de edad. Lo más común es que los síntomas aparezcan durante la adolescencia o, incluso, más tarde. Sin embargo, a fin de prevenir las complicaciones, es necesario tratar la enfermedad haya o no síntomas. El diagnóstico se basa en estudios de la historia médica del paciente y su familia, en exámenes de sangre para determinar el nivel de la ceruloplasmina (una proteína sanguínea que transporta cobre) y comprobar si hay anemia, y en un examen de orina que muestra si el nivel del cobre en la orina está alto. Para confirmar el diagnóstico conviene hacerse una biopsia de hígado que evalúe la cantidad de cobre del tejido hepático.

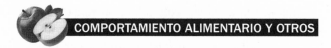

COMPORTAMIENTO ALIMENTARIO Y OTROS

— Aumente el consumo de cebolla y ajo. Estos alimentos contienen azufre, que ayuda a eliminar el cobre del organismo.

— Consuma frecuentemente piña fresca (no enlatada). La piña contiene bromelina, una enzima que mantiene la inflamación y el edema bajo control.

— Si usted toma suplementos de multivitaminas y/o minerales, asegúrese de que no contengan cobre.

— Elimine de su dieta los alimentos ricos en cobre. Entre ellos están el brócoli, chocolate, cereales enriquecidos, melaza, nueces, vísceras, mariscos, aguacate, judías y otras legumbres, yema de huevo, cereales, uvas pasa, y granos enteros.

— No cocine con olla ni utensilios de cobre.

ENFERMEDADES DE LA VESÍCULA BILIAR

La vesícula biliar es un pequeño órgano ubicado debajo del hígado. Este órgano es un reservorio de bilis; concentra la bilis que es secretada por el hígado y que es utilizada por el organismo para digerir las grasas. La bilis contiene colesterol, sales biliares, lecitina y otras sustancias.

Cuando la vesícula se inflama, se presenta dolor severo en la parte superior derecha del abdomen. Junto con el dolor también se presenta fiebre, náuseas y vómito. Esta condición se debe tratar inmediatamente. Cuando no se trata, la inflamación de la vesícula biliar, o *colecistitis*, puede hacer peligrar la vida del paciente.

En algunas ocasiones el colesterol se cristaliza, se combina con la bilis en la vesícula biliar y forma cálculos biliares. Las personas que tienen cálculos biliares no siempre experimentan síntomas. Sin embargo, cuando un cálculo obstruye el paso de la bilis, se presentan náuseas, vómito y dolor en la parte superior derecha del abdomen. Estos síntomas suelen aparecer después de que la persona haya consumido alimentos fritos o grasos.

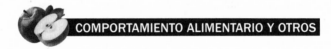

COMPORTAMIENTO ALIMENTARIO Y OTROS

— Para la inflamación de la vesícula biliar, no consuma alimentos sólidos durante unos días. Tome únicamente agua mineral. Luego tome zumos de pera, remolacha y manzana. Después, agréguele a su dieta líquida alimentos sólidos; remolacha cruda rallada con dos cucharadas de aceite de oliva virgen extra. Para los cálculos biliares, tome tres cucharadas de aceite de oliva virgen extra con el zumo de un limón antes de acostarse y al levantarse. Este remedio suele hacer que los cálculos pasen y se eliminen en la materia fecal.

— El 75% de su dieta debe consistir en alimentos frescos. Incluya en su dieta puré de manzana, huevos, yogur, queso fresco, pescado hervido o a la plancha, manzana fresca y remolacha.

— Tome ocasionalmente zumo de pera. El jugo de remolacha también purifica el hígado.

— Evite el azúcar y los productos que tienen azúcar. Evite también la carne y la grasa de origen animal, los alimentos fritos y condimentados, la margarina, las bebidas gaseosas, los aceites comerciales, el café, el chocolate y los carbohidratos refinados.

— Ayune mientras tenga dolor, fiebre, náuseas y/o vómito.

— Para que mejore el funcionamiento de la vesícula biliar es importante seguir algún programa para desintoxicar el hígado y el colon. Utilice enemas de limpieza si sufre de problemas crónicos.

— No coma en exceso. Se sabe que hay una relación entre la obesidad y las enfermedades de la vesícula biliar. Las personas más propensas a sufrir enfermedades de la vesícula biliar son las mujeres mayores de cuarenta años que tienen sobrepeso y que han tenido hijos.

— Haga ejercicio, como caminar 30 minutos diarios.

■ ESTREÑIMIENTO

Se produce cuando los excrementos se movilizan muy despacio por el intestino grueso, lo cual da como resultado evacuaciones intestinales poco frecuentes y/o dolorosas. El estreñimiento es la raíz de muchos padecimientos distintos, entre ellos apendicitis, mal aliento, olor corporal, lengua sucia o saburral, depresión, diverticulosis, fatiga, gases, dolores de cabeza, hemorroides (almorranas), hernia, indigestión, insomnio, síndrome de malabsorción, obesidad y varices. El estreñimiento puede intervenir, incluso, en el desarrollo de enfermedades graves, como cáncer intestinal.

Es importante que el intestino funcione todos los días. El colon es el depósito del material de desecho del organismo, que se debe eliminar cada dieciocho a veinticuatro horas. Transcurrido ese lapso, se pueden formar toxinas perjudiciales. Los antígenos y las toxinas de las bacterias intestinales y de las partículas no digeridas de alimentos desempeñan un papel importante en el desarrollo de algunas enfermedades, entre ellas diabetes, meningitis, miastenia grave, enfermedades tiroideas, candidiasis, gases y sensación de llenado, migraña, fatiga y colitis ulcerosa.

En la mayoría de los casos, el origen del estreñimiento es el consumo insuficiente de fibra y de fluidos. Otros factores que producen estreñimiento son falta de ejercicio, edad avanzada, trastornos musculares, anomalías estructurales, enfermedades intestinales, trastornos neurógenos y dieta inadecuada, especialmente consumo excesivo de comida rápida. El estreñimiento puede ser un efecto secundario de los suplementos de hierro y de algunos medicamentos, como analgésicos y antidepresivos. Es muy frecuente durante el embarazo.

Dos alteraciones metabólicas que pueden conducir al estreñimiento son un nivel alto de calcio y un nivel bajo de hormona tiroidea. Las personas que tienen insuficiencia renal o diabetes también tienden a presentar estreñimiento. En personas de edad avanzada el estreñimiento suele ser producido por deshidratación; en personas de cualquier edad, la depresión influye en este trastorno.

En un pequeño porcentaje de personas, como las que han sufrido lesión de la columna vertebral, el origen del estreñimiento es el daño o la destrucción de los nervios que regulan el movimiento intestinal. La enfermedad de Hirschsprung impide que la materia fecal se excrete normalmente, pues faltan los nervios del interior del intestino. El uso habitual y prolongado de laxantes puede deteriorar las células nerviosas de la pared del colon. Cuando esto ocurre, la consecuencia inevitable es el estreñimiento. Las hemorroides trombosadas, las fisuras anales y los sacos anales infectados ocasionan a veces espasmos tan dolorosos que pueden producir contracciones musculares e imposibilitar la evacuación de la materia fecal.

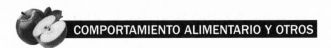

COMPORTAMIENTO ALIMENTARIO Y OTROS

— Consuma todos los días alimentos ricos en fibra, como frutas frescas, verduras de color verde y arroz integral. Consuma también espárrago, judías, coles de Bruselas, calabaza, zanahoria, ajo, guisantes y batata.

— Beba más agua. Esto es importante cuando se le agrega fibra a la dieta. Tome por lo menos ocho vasos de agua, tenga o no sed.

— Consuma abundantes alimentos ricos en pectina, como manzana, zanahoria, remolacha, plátano, frutas cítricas, y guisantes secos. La pectina también se encuentra en suplemento.

— Haga una dieta baja en grasa. No consuma alimentos fritos.

— Evite los alimentos que estimulan la secreción de las membranas mucosas, como productos lácteos, grasas y alimentos muy condimentados.

— No consuma productos lácteos, bebidas gaseosas, carne, harina blanca, alimentos altamente procesados, sal, café, alcohol ni azúcar. Estos alimentos son difíciles de digerir y tienen muy poca fibra, o ninguna.

— Para aliviar rápidamente el estreñimiento, tome un vaso grande de agua mineral cada diez minutos durante media hora. Este es un excelente remedio para eliminar toxinas y aliviar el estreñimiento.

— Consuma higos, los mejores laxantes naturales.

— Consuma porciones pequeñas. No haga comidas pesadas y grandes.

— Haga ejercicio. La actividad física acelera la movilización de los excrementos por el intestino. Caminar durante veinte minutos suele ser suficiente para aliviar el estreñimiento. Además, hacer ejercicio con regularidad es importante para prevenir este trastorno, en primer lugar.

— Vaya al baño a la misma hora todos los días, incluso si no siente la urgencia de evacuar el intestino, y relájese. El estrés comprime los músculos y puede ocasionar estreñimiento. Mucha gente se relaja leyendo. Nunca reprima el deseo de defecar.

— Mantenga limpio el colon.

— Si el estreñimiento no se soluciona, hágase enemas de limpieza.

— No consuma productos que contengan aceite mineral, pues puede inferir la absorción de las vitaminas solubles en grasa. Las personas que suelen tomar muchos laxantes deben tomar también acidophilus para reemplazar las bacterias «amigables».

■ HEMORROIDES O ALMORRANAS

Son dilataciones venosas en el ano y en el recto (la porción final del colon). Las hemorroides se parecen mucho a las venas varicosas, pues se dilatan y pierden elasticidad, lo que lleva al desarrollo de protuberancias en el conducto anal. Entre los factores que suelen producir y agravar las hemorroides están permanecer sentado o parado durante periodos largos, levantar objetos pesados (o levantar objetos relativamente livianos, pero de manera inadecuada), hacer mucho esfuerzo para evacuar el intestino (especialmente cuando hay estreñimiento, aun cuando la diarrea acompañada de espasmos involuntarios también puede exacerbar el problema), embarazo, obesidad, falta de ejercicio, mal funcionamiento del hígado, alergias alimentarias y consumo insuficiente de fibra en la dieta.

Entre los síntomas más comunes de las hemorroides están el prurito, escozor, dolor, inflamación, irritación, exudación y sangrado. El sangrado rectal puede ser un problema, pero aunque indica que algo anda mal en el sistema digestivo, no es necesariamente señal de una enfermedad grave.

Dependiendo de la ubicación, la severidad, el dolor y el malestar que producen, las hemorroides corresponden a las siguientes clasificaciones:

— **Internas.** Se localizan dentro del recto y no suelen ser dolorosas, especialmente cuando se encuentran encima de la línea anorrectal. Sin embargo, tienden a sangrar. Cuando lo hacen, la sangre es de color rojo brillante.

— **Externas.** El término que se utilizaba antes para referirse a las hemorroides externas era «almorranas». Esta clase de hemorroides se desarrollan por debajo de la piel en la apertura de la cavidad anal. Cuando las hemorroides externas se inflaman, el tejido del área afectada se vuelve duro y sensible, y adquiere una coloración azulada o púrpura. Estas hemorroides suelen ser sumamente dolorosas.

— **Prolapsadas.** Este término se refiere a las hemorroides internas que colapsan y salen del ano, junto con mucosidad y sangrado abundantes. Las hemorroides prolapsadas se pueden *trombosar*, es decir, pueden formar coágulos internos que impiden que se contraigan. Las hemorroides trombosadas suelen ser sumamente dolorosas.

Solo los seres humanos presentan hemorroides. Ninguna otra criatura sufre de este problema. Esto podría indicar que nuestros hábitos dietéticos y nutricionales desempeñan un papel mucho más importante que cualquier otro factor en este trastorno. Las hemorroides se pueden presentar a cualquier edad, pero tienden a ser más frecuentes a medida que la persona envejece. Entre las personas jóvenes, las más susceptibles a las hemorroides son las mujeres embarazadas y las que han tenido hijos. En la tendencia a las hemorroides parece que interviene la herencia. Aun cuando pueden ser muy dolorosas, no suelen representar una amenaza seria para la salud.

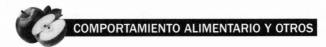

COMPORTAMIENTO ALIMENTARIO Y OTROS

— Si decide utilizar algún suplemento de fibra, empiece con una cantidad moderada y auméntela poco a poco. Si empieza con una cantidad demasiado alta, podría presentar gases, sensación de llenado, diarrea y dolor abdominal.

— Consuma alimentos con alto contenido de fibra, como frutas frescas y casi todas las verduras. Los siguientes alimentos son provechosos: manzana, remolacha, nueces de Brasil, brócoli, alimentos de la familia del repollo o berza, zanahoria, judía verde, pera y guisantes. Para prevenir y tratar las hemorroides, quizás lo más importante es hacer una dieta alta en fibra.

— Beba abundantes líquidos, especialmente agua. El agua es la mejor sustancia y la más natural para ablandar la materia fecal. Además, previene el estreñimiento.

— Evite las grasas y los productos de origen animal. Las dietas ricas en proteínas y en carne roja son especialmente difíciles para el tracto digestivo.

— Aprenda a no estresarse cuando vaya a evacuar. Mantenga limpio el intestino y evite el estreñimiento.

— Lave frecuentemente el área afectada con agua caliente. Un baño diario de agua caliente durante quince minutos es una gran ayuda. No le agregue al agua aceites ni espumas, pues pueden irritar los tejidos, ya sensibles. Lo que reduce la inflamación y alivia el dolor es el agua caliente.

— Los baños de asiento calientes son especialmente provechosos. Dese todos los días un baño de asiento con minerales. Hágase enemas para las hemorroides o enemas de agua caliente que actúan rápidamente y alivian el malestar.

— Haga ejercicio con regularidad, pero con moderación.

— Para disminuir el sangrado de las hemorroides, consuma alimentos como verduras de hoja verde oscura, por su alto contenido de vitamina K.

— Si las hemorroides le sangran mucho evite la anemia tomando suplementos de vitaminas y minerales. Para que su sangre se mantenga sana, tome un suplemento de hierro, junto con vitamina C y un complejo de vitaminas B.

— No utilice laxantes fuertes. La mayor parte de esos productos inducen a pujar innecesariamente y crean condiciones similares a las de la diarrea. Además, los laxantes químicos no le aportan al organismo las sustancias sanas y beneficiosas de los productos naturales. Los laxantes pueden hacer que el intestino se vuelva dependiente de ellos para funcionar normalmente, es decir, que se conviertan en una especie de adicción. Si sufre de estreñimiento o si necesita hacer mucha fuerza al defecar, no utilice fórmulas químicas sino algún producto que ablande la materia fecal.

— Aprenda a levantar correctamente los objetos. No doble la espalda sino las rodillas. No sostenga la respiración mientras levanta el objeto; esto le añade una presión enorme a los vasos sanguíneos hemorroidales. Más bien, tome bastante aire y suéltelo en el momento de levantar el objeto. Haga que los muslos realicen la tarea, no la espalda. En lo posible, no levante objetos pesados.

— No permanezca sentado o de pie durante periodos largos. Si no puede evitar estar sentado durante ratos prolongados, muévase y cambie de posición con frecuencia (esto también es bueno para la circulación, la espalda y las piernas). Pero, sobre todo, no utilice el cojín inflado en forma de salvavidas que se usaba antes. Usar esos cojines aumenta la presión en los vasos sanguíneos afectados por las hemorroides, lo cual agrava la inflamación y el sangrado.

— Aun cuando la cantidad de sangre que se pierde puede parecer insignificante, perder sangre, incluso lentamente, produce a la larga anemia y problemas relacionados con esta enfermedad. Así mismo, el sangrado rectal persistente puede conducir a infecciones e, incluso, comprometer el sistema inmunológico.

■ HEPATITIS

Es la inflamación del hígado, usualmente a causa de una infección viral. El hígado aumenta de tamaño, se vuelve sensible al tacto y deja de funcionar normalmente. En consecuencia, las toxinas que deberían ser eliminadas por el hígado se acumulan en el organismo, y se altera tanto el procesamiento como el almacenamiento de algunos nutrientes.

Entre los síntomas de la hepatitis están fiebre, debilidad, náuseas, vómito, dolor de cabeza, inapetencia, dolores en los músculos y en las articulaciones, somnolencia, coloración oscura de la orina, coloración clara de la deposición, malestar abdominal y, con frecuencia, icteria (coloración amarilla de la piel) y aumento de las enzimas hepáticas de la sangre. También se pueden presentar síntomas parecidos a los de la gripe, que pueden ser leves o severos.

La hepatitis se clasifica según el virus implicado. En los últimos quince años, los científicos han identificado los virus responsables de tres tipos de hepatitis, llamadas hepatitis A, hepatitis B y hepatitis C. Hay, además, otras clases de hepatitis menos comunes llamadas hepatitis E, hepatitis no A no B. Todas son contagiosas.

— La **hepatitis A**, también conocida como hepatitis infecciosa, se contagia fácilmente mediante el contacto persona a persona, y a través del contacto con la comida, la ropa, la ropa de cama y otros artículos. Esta clase de hepatitis es contagiosa entre dos y tres semanas antes de que se presente la ictericia, y una semana después. Cuando el individuo ha sufrido un ataque de hepatitis A, se vuelve inmune a esta enfermedad.

— La **hepatitis B**, también llamada hepatitis sérica, se propaga mediante el contacto con sangre infectada (por ejemplo, a través de transfusiones con sangre contaminada, o por el uso de jeringas o agujas contaminadas) y algunas actividades sexuales. Se calcula que un 5% de personas y hasta el 85% de los homosexuales en el mundo occidental, están infectados con hepatitis B. Sin embargo, la mayoría de los casos de hepatitis B pasan inadvertidos. En el 10% de casos la enfermedad se vuelve crónica, cicatrizando el tejido hepático, lo que vuelve al hígado más vulnerable al cáncer.

— La **hepatitis C** representa entre el 20 y el 40% de todas las hepatitis, y entre el 90 y el 95% de las hepatitis que se contraen mediante transfusiones sanguíneas.

Además, existen otros cuatro tipos de hepatitis:

— **Hepatitis D** es un virus defectuoso que necesita el virus de hepatitis B para existir. El virus de la hepatitis D (VHD) se encuentra en la sangre de las personas infectadas con el virus.

— **Hepatitis E** es un virus (VHE) que se trasmite en forma muy similar al virus de hepatitis A. Se disemina a través de agua contaminada.

— **Hepatitis F**, de aparición reciente, puede ser el mismo conocido como G.

— **Hepatitis G** es el virus más nuevo, se conoce poco. Se cree que se trasmite a través de la sangre, sobre todo en personas que usan drogas endovenosas, y se supone que con otras enfermedades y tratamientos relacionados con la coagulación.

Actualmente existen pruebas para detectar en sangre donada la presencia de anticuerpos contra la hepatitis C, un importante avance para la seguridad de las existencias de sangre. Sin embargo, como los anticuerpos pueden demorar en desarrollarse hasta seis meses en la persona que ha adquirido la infección, por ahora es imposible identificar toda la sangre que está infectada. La hepatitis C también se puede contraer mediante el uso de drogas intravenosas, el contacto sexual, las grietas de la piel y las membranas mucosas.

Aparte de los distintos tipos de hepatitis viral, existe la hepatitis tóxica, que es producida por exposición a sustancias químicas, principalmente mediante inyección, ingestión o absorción de toxinas a través de la piel. Ejemplos de fuertes agentes hepatotóxicos son los hidrocarburos clorurados y el arsénico. En la hepatitis tóxica, el grado de exposición a la toxina determina el daño que sufre el hígado.

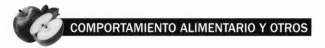

COMPORTAMIENTO ALIMENTARIO Y OTROS

— Dieta de frutas y verduras frescas.

— Incluya alcachofas en su dieta. La alcachofa protege el hígado. En las tiendas de dietética puede conseguir extracto de alcachofas.

— Tome «bebidas verdes», zumos de zanahoria y de remolacha.

— Beba únicamente agua mineral.

— No consuma alcohol.

— Evite todas las grasas, el azúcar y los alimentos muy procesados.

— No consuma pescado ni mariscos crudos.

— Evite la proteína de origen animal.

— Evite los químicos y los aditivos de los alimentos.

— Descanse mucho en cama.

— Para evitar que la infección se propague, el paciente de hepatitis A debe permanecer aislado. La persona que cuida al paciente debe lavarse las manos a menudo, al igual que su ropa.

— La ropa de cama y las prendas de vestir del paciente de hepatitis A no se deben mezclar con la ropa de los demás miembros de la familia; se deben lavar con agua caliente y con un desinfectante.

— Debido a que los excrementos son infecciosos, el baño debe descontaminarse con frecuencia. Los inodoros y los suelos se deben lavar con un desinfectante.

— Al viajar se debe tener especial cuidado con el agua y con los alimentos contaminados con agua.

— No tome ningún medicamento que no le haya recetado su médico. Lea detenidamente la información que viene en sus medicamentos y revise con especial cuidado lo referente al riesgo de intoxicación hepática.

■ HERNIA DE HIATO

Cuando el estómago presiona, o se hernia, hacia arriba a través de una apertura en el diafragma y se introduce en el tórax es a lo que llamamos hernia de hiato.

Este problema, que suele deberse a una anomalía congénita, se asocia con reflujo gastroesofágico. El reflujo gastroesofágico es un trastorno en el cual el músculo que rodea la unión del estómago y el esófago deja de funcionar correctamente y, por tanto, los alimentos y los ácidos se devuelven desde el estómago hacia el esófago. Cuando esto ocurre, los tejidos del esófago se irritan, se produce acidez estomacal y, en algunas ocasiones, expectoración de mucosidad sanguinolenta.

Entre los síntomas más frecuentes de la hernia de hiato están la acidez estomacal y eructos. Cuando el ácido estomacal asciende hasta la garganta, se puede experimentar sensación de ardor y gran malestar detrás del esternón.

Se calcula que el 50% de las personas mayores de cuarenta años sufren de hernia de hiato. Sin embargo, muchas ni siquiera lo saben. Las hernias pequeñas prácticamente no ocasionan problemas; el reflujo se relaciona más que todo con las hernias de mayor tamaño. La hernia de hiato suele ir acompañada de úlceras. El reflujo ácido puede producir ulceración del esófago. Las úlceras también se pueden presentar en el duodeno (la parte inicial del intestino delgado) y en el estómago.

COMPORTAMIENTO ALIMENTARIO Y OTROS

— A la primera señal de acidez estomacal, tome uno o dos vasos de agua grandes. Esto suele aliviar la acidez porque extrae el ácido del esófago.

— Tome un vaso grande de agua cada tres horas durante el día, incluso si no tiene sed.

— Haga varias comidas pequeñas al día.

— Incluya en su dieta fibra adicional.

— No consuma alimentos muy condimentados.

— Evite las grasas y los alimentos fritos. También debe evitar el café, el té, el alcohol, los refrescos de cola y el tabaco.

— Puede tomar pescados a la plancha o hervidos, pollo y pavo a la plancha o hervido, verduras no flatulentas como acelgas, espinacas, lechuga, pasta sin salsas y arroz, y cocinar con aceite de oliva virgen extra y tomarlo crudo.

— No levante objetos pesados ni se doble. Dele al estómago por lo menos dos horas para desocuparse antes de levantar algún objeto o de realizar alguna actividad pesada. Para evitar la presión abdominal, doble el cuerpo con las rodillas y no con la cintura.

— No utilice prendas apretadas en la cintura.

— Evite el estreñimiento y el esfuerzo excesivo durante la evacuación del vientre.

— No consuma ningún alimento tres horas antes de acostarse. Si siente indigestión frecuentemente por la noche, levante la cabecera de su cama un poco.

— Si experimenta acidez estomacal, no se acueste durante el día. Permanecer sentado o de pie ayuda a mantener los ácidos dentro del estómago.

— Consulte con el médico si experimenta acidez estomacal con frecuencia, pues como este trastorno produce síntomas similares a los de algunas enfermedades cardiacas, es preciso descartar la existencia de problemas de corazón.

■ HÍGADO GRASO: ESTEATOSIS HEPÁTICA

Un 80% de hombres y un 40% de mujeres mayores de 50 años padecen esta afección, debida según se sabe hoy en día más que al alcoholismo a la obesidad y a un aumento de los triglicéridos, que en algunos casos puede conducir a un agravamiento de la función hepática, apareciendo la cirrosis.

La esteatosis hepática es consecuencia de la acumulación de grasa en los hepatocitos o células hepáticas, demostrable mediante estudios histopatológicos. Aunque hoy en día la prueba más rápida y menos complicada de realizar son los ultrasonidos.

Casi toda esta grasa está constituida por los triglicéridos, que se sintetizan en los hepatocitos a partir de ácidos grasos provenientes del tejido adiposo y de quilomicrones procedentes del intestino.

Estos lípidos representan el 5% del peso del hígado normal; cuando se supera esta cantidad se acumulan en forma de vesículas grasas y dan lugar a una esteatosis o hepatopatía con afección primitiva a nivel de los hepatocitos, que es generalmente benigna.

Puede ser causada por: trastornos de la oxidación hepática de las grasas, como sucede principalmente en el alcoholismo; síntesis incrementada de lípidos en el hígado; aporte aumentado de ácidos grasos, como sucede en la obesidad y en la diabetes tipo 2; reducción del transporte de grasa desde el hígado, como sucede en los estados carenciales (kwashiorkor) por carencia de proteínas, fosfatos y colina donde no se forman las lipoproteínas de muy baja densidad, produciéndose una acumulación de grasa en los hepatocitos.

Muchos autores coinciden en que el hígado graso no alcohólico es una condición benigna que presenta poco o ningún riesgo de progresión hacia un daño hepático intenso, sin embargo, en algunos pacientes la enfermedad puede progresar a varios estados de fibrosis hasta llegar a la cirrosis.

Afección poco sintomática y puede cursar incluso de forma asintomática y ser sospechada por los antecedentes de obesidad, alcoholismo o diabetes *mellitus* tipo 2. Algunos pacientes aquejan sensación opresiva en hipocondrio derecho, cansancio y náuseas; en otros, hay un aumento moderado de las aminotransferasas como única manifestación y al examen físico se puede encontrar hepatomegalia, aumento de tamaño del hígado que se palpa por debajo de la última costilla.

El diagnóstico definitivo se hace mediante el estudio histológico en laboratorio realizando una biopsia. No obstante, con el desarrollo de la imagenología, el diagnóstico de esta hepatopatía se ha hecho más frecuente, por ser este un método menos invasivo que la biopsia hepática. Hay una clasificación ultrasonidos mediante el sistema de escala de grises. Este método tiene una sensibilidad del 91,3% y una especificidad del 83,3% en el diagnóstico de hígado graso.

Aunque algunos casos de hígado graso se relacionan con el alcoholismo la mayoría se deben, hoy en día, a la obesidad y a altos niveles de colesterol y triglicéridos. La mayor incidencia de la diabetes tipo dos (la que no necesita inyectarse insulina) también favorece el desequilibrio metabólico.

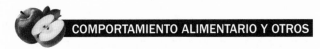

— Evitar el alcohol solo o en combinación, la leche de vaca (mejor el yogur), los quesos muy curados y las grasas de origen animal, son pautas básicas.

— Evite las pérdidas de peso o las subidas de este. Lo ideal es buscar una dieta adecuada a nuestro caso que nos ayude a perder peso gradualmente.

— Hemos de reducir el azúcar y los dulces y, por otro lado, cuidar que no nos falte la proteína en la dieta (sobre todo las proteínas vegetales) ya que en muchos casos de hígado graso o esteatosis hay una gran resistencia a la insulina. Los endulzantes artificiales (sacarina) nos irán muy bien en estos casos. Y también los antioxidantes, como la vitamina A, C, E y el selenio, que pueden colaborar en evitar una degeneración celular.

— Los alimentos ricos en fibra (vegetales y cereales integrales) nos ayudarán a absorber menos grasas y azucares de la dieta.

— El pescado azul, las legumbres, las semillas y los frutos secos crudos (en poca cantidad) nos ayudarán también en nuestra lucha contra el colesterol.

— El limón es un gran aliado en estos casos de hígado graso (podemos añadirlo al agua y a las ensaladas). Una buena combinación es el zumo de zanahoria y limón.

— Es conveniente evitar, o al menos no abusar, de medicamentos como antiinflamatorios, analgésicos o anticonceptivos.

— Una actividad física, a ser posible diaria, ya que favorece la pérdida de peso y el equilibrio metabólico.

■ ICTERICIA

Coloración amarilla de la piel y de los ojos producidos por la acumulación de bilirrubina en la sangre. La bilirrubina es una sustancia de color amarillo marrón que se deriva de la descomposición de los glóbulos rojos viejos. Cuando el hígado no elimina del torrente sanguíneo este producto de desecho, como debe ser, la bilirrubina se acumula en la sangre y produce la coloración amarillenta de la piel y de la esclerótica (parte blanca del ojo). Además, la acumulación de bilirrubina hace que la orina adquiera un color más oscuro de lo normal y que la materia fecal adquiera un color más claro.

La ictericia no es una enfermedad, sino una señal de que puede haber una o más enfermedades de la sangre o del hígado. Entre los problemas de salud que pueden producir ictericia están: cirrosis hepática, anemia perniciosa, hepatitis y hemolisis (destrucción anormal de los glóbulos rojos de la sangre).

La ictericia también puede indicar que existe una obstrucción en la vía por la cual fluye la bilis, desde el hígado hasta la vesícula biliar a través de los conductos biliares y luego al tracto intestinal. Cuando el tracto biliar está obstruido, la bilis (que contiene bilirrubina) se devuelve al torrente sanguíneo en vez de dirigirse al sistema digestivo y se produce ictericia. Hay ocasiones en las cuales la ictericia es producida por infestación de parásitos como tenia o uncinaria, o por la picadura de una pulga o de un mosquito portador de una infección viral, bacteriana o parasitaria. La ictericia también puede deberse a un tumor o a cálculos biliares.

Los bebés recién nacidos y, en particular, los prematuros, suelen presentar cierto grado de ictericia que no reviste ninguna gravedad. Esta condición, que casi siempre se soluciona sin ayuda externa, se debe a la limitada capacidad del hígado de los recién nacidos para procesar la bilirrubina.

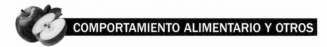

COMPORTAMIENTO ALIMENTARIO Y OTROS

— Consuma únicamente frutas y vegetales frescos.

— Consuma los siguientes zumos: de limón y agua, de remolacha y hojas de remolacha.

— Nunca consuma aves, pescado o carne crudos o poco cocidos. El pescado crudo siempre conlleva el riesgo de infección por bacterias, parásitos o virus.

— No consuma alcohol. El alcohol le impone un gran esfuerzo al hígado, lo cual puede complicar aún más la ictericia.

■ INTOLERANCIA A LA LACTOSA

Es la incapacidad de digerir el azúcar de la leche debido a la falta o a deficiencia de lactasa, una encima que se produce en el intestino delgado y que descompone la lactosa en glucosa y galactosa. Cuando una persona que tiene intolerancia a la lactosa consume leche o cualquier producto lácteo, una parte de la lactosa que contiene el producto, o toda, permanece sin digerir, retiene fluido y se fermenta en el colon. Esto da como resultado diarrea, gases y cólicos abdominales. Los síntomas se suelen presentar entre treinta minutos y dos horas después de consumir el producto lácteo.

El grado de intolerancia a la lactosa difiere entre las personas. La intolerancia a la lactosa es una condición normal para la mayoría de los adultos del mundo entero. La deficiencia de la enzima lactasa puede deberse a trastornos gastrointestinales que afectan al tracto digestivo, como enfermedad celíaca, síndrome de intestino irritable, enteritis regional o colitis ulcerativa. La deficiencia de lactasa también puede presentarse en ausencia de esta clase de trastornos y no se conoce ninguna manera de prevenirla.

Aunque es muy poco común, la intolerancia a la lactosa se puede presentar en los niños. En los infantes, suele presentarse tras un ataque severo de gastroenteritis, enfermedad que deteriora el recubrimiento intestinal. Entre los síntomas de intolerancia a la lactosa en los infantes están la diarrea, lento aumento de peso, lentitud en el desarrollo y vómitos.

La intolerancia a la lactosa produce malestar y alteraciones digestivas; sin embargo, no constituye una amenaza para la salud y es de fácil manejo mediante modificaciones dietéticas.

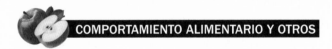 **COMPORTAMIENTO ALIMENTARIO Y OTROS**

— Evite la leche y todos los productos lácteos, excepto el yogur. Esta es la medida más importante para cualquier persona que tenga intolerancia a la lactosa. Consuma leche de soja en vez de leche. En especial, no consuma alimentos que contengan lactosa con el estómago vacío.

— Incluya yogur en su dieta. El yogur es el único producto lácteo que es beneficioso para las personas que tienen intolerancia a la lactosa. Como los cultivos del yogur digieren la lactosa que este contiene, la lactosa no plantea ningún problema. Además, esos cultivos favorecen la digestión general. Asegúrese de consumir únicamente yogur que contenga cultivo de bacilos vivos. La mejor opción es el yogur hecho en casa.

— Consuma abundantes alimentos ricos en calcio, como albaricoque, melazas, brócoli, zumo de naranja fortificado con calcio, higos secos, ruibarbo, espinaca, tofu y yogur. También son provechosos los suplementos de calcio.

— Hable con su farmacéutico antes de tomar cualquier medicamento pues muchas pastillas contienen lactosa.

— Durante los ataques agudos, no consuma ningún alimento sólido, pero tome mucha agua mineral para reemplazar los minerales perdidos.

— Lea cuidadosamente las etiquetas de los productos y evite los que contengan lactosa. A muchas clases de alimentos procesados les agregan lactosa, entre ellos panes, sopas enlatadas y en polvo, galletas, mezclas para tartas, carnes procesadas y mezclas en polvo para bebidas (por ejemplo, cafés con sabores).

— Si usted está embarazada y tiene antecedentes familiares de intolerancia a la lactosa, piense seriamente en la posibilidad de amamantar a su bebé. Si eso no es posible, opte por alguna fórmula no láctea para bebé como, por ejemplo, algún producto a base de soja.

— Utilice aceite de oliva virgen extra.

■ PANCREATITIS

Es la inflamación del páncreas a causa de la obstrucción del conducto pancreático. Esa obstrucción puede deberse a cálculos biliares, cicatrización (que suele relacionarse con daño por consumo de alcohol) o tumor. El alcoholismo es, con mucho, la causa principal de la pancreatitis en los hombres. En las mujeres, esta enfermedad se relaciona frecuentemente con problemas de las vías biliares. La pancreatitis también puede originarse en infección viral, lesión abdominal, obesidad, mala nutrición y utilización de algunas drogas.

La pancreatitis puede ser aguda o crónica. La pancreatitis aguda suele producir un dolor intenso que se presenta súbitamente y empieza en el área del ombligo e irradia a la espalda. De manera típica, moverse exacerba el dolor y sentarse lo alivia. El dolor puede ir acompañado de náuseas y vomito, que en algunas ocasiones es severo. Otros síntomas son inflamación y distensión de la parte superior del abdomen, exceso de gases, dolor en la parte superior del abdomen que los pacientes describen como quemarte o punzarte, fiebre, sudoración, hipertensión, dolores musculares y deposición anormal y con grasa.

La pancreatitis crónica es una enfermedad en la cual la inflamación produce cambios irreversibles en la estructura microscópica del tejido de la vesícula biliar. En este tipo de pancreatitis son frecuentes los episodios de cálculos biliares y las infecciones de la vesícula biliar. Los síntomas de la pancreatitis crónica son difíciles de distinguir de los de la pancreatitis aguda, excepto por el hecho de que el dolor tiende a ser crónico en vez de presentarse de manera repentina. Además, la pancreatitis crónica puede agravarse con episodios agudos que se presentan periódicamente.

Debido a que el páncreas es la glándula que produce las hormonas insulina y glucagón, las cuales regulan los niveles sanguíneos de azúcar y contribuyen a la digestión, la pancreatitis –especialmente cuando es crónica– suele conducir a intolerancia a la glucosa (diabetes) y a trastornos digestivos.

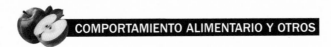

COMPORTAMIENTO ALIMENTARIO Y OTROS

— Haga una dieta baja en grasa y en azúcar. Esto es muy importante para mejorarse.

— No consuma alcohol en ninguna forma.

— Si el médico le prescribe antibióticos, no deje de tomar yogur. Agréguele a su dieta algún tipo de acidophilus.

— Si usted fuma, deje de hacerlo y evite los ambientes donde hay humo. Estudios recientes muestran una clara asociación entre la pancreatitis crónica y el tabaquismo.

— Ayunar sirve para mejorar la salud de todos los órganos, incluido el páncreas.

— Puede tomar pescados cocidos o a la plancha, pollo o pavo, arroz, pasta, verduras cocidas o a la plancha, y frutas.

— Beba agua mineral e infusiones.

— No tome café ni chocolate.

— Consuma aceite de oliva virgen extra.

■ REFLUJO GASTROESOFÁGICO

Inflamación del esófago resultante del movimiento del líquido formado por ácido y otros contenidos que retrocede (reflujo) hacia el esófago desde el estómago. Esto se puede producir con o sin un debilitamiento de la válvula de unión del esófago y el estómago (hernia de hiato).

Los síntomas descritos a continuación se desarrollan normalmente una hora o más tras la ingesta de alimentos, empeorando con la misma y al tumbarse: quemazón en el tórax (sensación de quemazón en la zona del corazón y detrás del esternón, puede confundirse con los síntomas del ataque al corazón), eructar con sensación de acidez y dificultades al tragar (raro).

Para su diagnóstico es preciso realizar un detallado examen físico y del historial del paciente.

Se optará por la cirugía solo en casos muy graves, en casos con complicaciones o en aquellos casos que no respondan a la terapia convencional.

Al dormir, eleve la altura de la cabeza de 10 a 15 cm. Para ello, coloque unos ladrillos bajo las patas de la cabecera de la cama. Si fuma, déjelo.

No lleve fajas apretadas, cinturones o ropa interior ajustada. No se fatigue al defecar o levantando pesos ni contenga la micción en exceso. Pierda peso si le sobra.

Antiácidos: estos resultan más efectivos para algunas personas cuando los toman una hora antes de las comidas y a la hora de dormir. Son la medicación de elección para este trastorno. Los bloqueantes de los receptores H2 (cimetidina y derivados) y el omeprazol y sus derivados inhiben ambos la producción de ácidos. Resultan muy efectivos, pero al anular la secreción fisiológica (natural) de ácidos, deben reservarse para casos más rebeldes. Puede prescribírsele una medicación que acelere el vaciado gástrico. Complicaciones: sangrado del esófago (este puede llegar a ser importante, llevando incluso al *shock*) o confusión con un ataque al corazón. ¡Pero, recuerde que se pueden dar las dos enfermedades juntas!: estenosis (estrechamiento) del esófago y posible cáncer de esófago.

Factores de riesgo: debilidad congénita en la zona muscular del diafragma a través del cual pasa el esófago vaciándose en el estómago; daños abdominales que puedan causar una presión muy grande llegando a rasgar algunas partes del diafragma; estreñimiento crónico y fatiga al realizar evacuaciones intestinales; obesidad; embarazo; fatiga constante o tirones de los músculos abdominales al levantar pesos y tabaquismo.

— No coma justo antes de acostarse.

— Realice comidas escasas y frecuentes: de 5 a 6 comidas ligeras en lugar de 2 o 3 comidas copiosas.

— Evite los alimentos con especias, los cítricos, los tomates, la cafeína y el alcohol.

— Coma menos grasas y más proteínas.

— No coma nada durante al menos dos horas antes de acostarse.

— Evite las bebidas alcohólicas y que contengan cafeína (café, té, bebidas de coco o cola), bebidas carbonatadas y cualquier otro alimento, zumo o especia que agrave los síntomas.

— Pruebe con tés de hierbas suaves, manzanillas o poleos.

— Tome leche desnatada y pruebe con quesos desnatados.

— Hay frutas y verduras que no son recomendables, por su acidez o porque realmente no caen bien en el estómago.

— Cualquier medicación, vitamina o mineral puede ser perjudicial. Consulte antes de tomarlas.

— Consuma aceite de oliva virgen extra.

■ ÚLCERA PÉPTICA

Las úlceras pépticas son llagas abiertas que se desarrollan en el revestimiento interno del estómago y en la parte superior del intestino delgado. El síntoma más frecuente de una úlcera péptica es el dolor de estómago.

Entre las úlceras pépticas se incluyen las siguientes: úlceras gástricas que ocurren en el interior del estómago y úlceras duodenales que ocurren en el interior de la parte superior del intestino delgado (duodeno).

Las causas más frecuentes de úlceras pépticas son infecciones con la bacteria *Helicobacter pylori* (H. pylori) y el uso prolongado de aspirina y medicamentos Antiinflamatorios no Esteroideos (AINE) (Advil, Aleve, otros). El estrés y los alimentos picantes no causan úlceras pépticas, sin embargo, pueden empeorar los síntomas.

Los síntomas son: dolor por ardor estomacal, sensación de estar lleno, inflamado y con gases, intolerancia a las comidas grasas, acidez estomacal y náuseas.

El síntoma más frecuente de la úlcera péptica es dolor por ardor estomacal. El ácido estomacal hace que empeore el dolor, al igual que tener el estómago vacío. El dolor, a menudo, se puede aliviar con ciertos alimentos que controlan la acidez estomacal o con medicamentos que reducen la acidez, pero luego puede reaparecer. El dolor puede ser peor entre las comidas y a la noche.

Cerca del 75% de las personas que tienen úlceras pépticas no presenta síntomas.

Con menor frecuencia, las úlceras pueden causar signos o síntomas graves como los siguientes: vómitos o vómitos con sangre que puede ser roja u oscura; sangre oscura en las heces, o heces negras o alquitranosas; dificultad para respirar; sensación de desmayo; náuseas o vómitos; pérdida de peso inexplicable; y cambios en el apetito

Causas: las úlceras pépticas se producen cuando el ácido del tracto digestivo carcome la superficie interna del estómago o el intestino delgado. El ácido puede crear una llaga abierta dolorosa que puede sangrar.

El tracto digestivo está revestido por una capa mucosa que normalmente lo protege del ácido. Pero si la cantidad de ácido aumenta o la cantidad de moco se reduce, puedes tener una úlcera. Entre las causas frecuentes se incluyen las siguientes:

— Una bacteria, como las bacterias *Helicobacter pylori,* que *frecuentemente* viven en la capa mucosa que cubre y protege los tejidos que recubren el estómago y el intestino delgado. A menudo la bacteria H. pylori no provoca problemas, pero pueden generar inflamación de la capa interior del estómago y producir una úlcera. No queda claro cómo se propaga la infección de la H. pylori. Puede transmitirse de una persona a la otra por contacto cercano, por ejemplo, al besar. Las personas también pueden contraer la H. pylori a través de los alimentos y el agua.

— Uso habitual de determinados analgésicos. Tomar aspirina, como también otros analgésicos de venta libre y con receta llamados medicamentos Antiinflamatorios no Esteroides (AINE) puede irritar o inflamar el recubrimiento del estómago y el intestino delgado. Estos medicamentos incluyen el ibuprofeno (Advil, Motrin IB, entre otros), el naproxeno sódico (Aleve, Anaprox, entre otros) y el ketoprofeno y otros. No incluyen el paracetamol (Tylenol). Las úlceras pépticas son más frecuentes en adultos mayores que toman estos analgésicos con frecuencia o en personas que usan los medicamentos para la artrosis.

— Otros medicamentos. Tomar otros medicamentos específicos junto con los AINE, tales como esteroides anticoagulantes, aspirina en dosis bajas, inhibidores selectivos de la recaptación de serotonina (ISRS), alendronato (Fosamax) y risedronato (Actonel), puede aumentar en gran medida las probabilidades de desarrollar úlceras.

Factores de riesgo: además de tomar AINE, el riesgo de padecer úlceras pépticas se incrementa si ocurre algo de lo siguiente: fumar (el tabaquismo puede aumentar las probabilidades de tener úlceras pépticas en personas infectadas con H. pylori); beber alcohol (el alcohol puede irritar y erosionar el revestimiento mucoso del estómago y aumentar la producción de ácido gástrico); sufrir de estrés no controlado; y comer alimentos picantes. Por sí solos, estos factores no provocan úlceras, pero pueden hacer que estas empeoren o que se dificulte la curación.

Como complicaciones: si no se tratan, las úlceras pépticas pueden dar como resultado: sangrado interno (el sangrado puede ocurrir como una pérdida de sangre lenta que conduce a la anemia o una pérdida de sangre grave que puede requerir hospitalización o una transfusión de sangre. La pérdida grave de sangre puede causar vómito negro o con sangre o heces negras o con sangre; infección (las úlceras pépticas pueden hacer un agujero (perforar) a través de la pared del estómago o intestino delgado, lo que deriva en riesgo de una infección grave de la cavidad abdominal (peritonitis); obstrucción (las úlceras pépticas pueden bloquear el paso de los alimentos a través del tracto digestivo, ya sea por la hinchazón de la inflamación o por la cicatrización, lo que causa una rápida sensación de estar lleno, vómitos y pérdida de peso).

Puedes reducir el riesgo de presentar úlceras pépticas si sigues las mismas estrategias recomendadas como remedios caseros para tratar úlceras. También puede ayudar a protegerte de infecciones. No se sabe cómo se propaga el H. pylori, pero hay pruebas que sostienen que podría transmitirse de una persona a otra, o mediante el consumo de agua o alimentos. Puedes tomar precauciones para protegerte de las infecciones, como por ejemplo el H. pylori, al lavarte las manos de manera frecuente con agua y jabón, y al comer alimentos que hayan sido cocidos por completo. Ten cuidado con los analgésicos. Si utilizas regularmente analgésicos que aumentan el riesgo de presentar úlceras pépticas, toma medidas para reducir el riesgo de tener problemas estomacales. Por ejemplo, toma los medicamentos con las comidas. Colabora con el médico para encontrar la dosis más baja posible que pueda aliviar el dolor. Evita consumir alcohol cuando tomas medicamentos, ya que la combinación de ambos puede aumentar el riesgo de padecer malestar estomacal. Si necesitas un antiinflamatorio, tal vez también necesites tomar un medicamento adicional, como un antiácido, un inhibidor o bloqueador de ácido o un agente citoprotector. Un tipo de antiinflamatorio, que se llama inhibidores de la COX-2, puede tener menos probabilidades de causar úlceras pépticas, pero puede aumentar el riesgo de tener un ataque cardíaco.

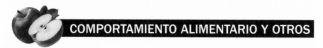 **COMPORTAMIENTO ALIMENTARIO Y OTROS**

— Tome frutas y verduras de hoja verde clara.

— Evita los cítricos.

— Tome pescados hervidos o a la plancha, pollo y pavo, arroz y pasta sin salsas, huevos (una vez por semana), cereales integrales, yogures y quesos.

— Beba agua mineral y leche.

— No tome café o té, solo de hierbas.

— No tome alcohol ni derivados.

— No fume.

— Consuma aceite de oliva virgen extra.

— Haga ejercicio físico moderado.

CAPÍTULO 3

APARATO GENITO-URINARIO

■ CÁLCULOS RENALES

Son acumulaciones anormales de sales minerales que se alojan en cualquier lugar del tracto urinario. La orina humana se satura en algunas ocasiones de ácido úrico, fosfatos y oxalato de calcio. Sin embargo, gracias a la secreción de diversos compuestos protectores y a los mecanismos naturales que tiene el organismo para controlar el pH de la orina, esas sustancias permanecen suspendidas en solución. Pero cuando los compuestos protectores están sobrecargados o la inmunidad está baja, las sustancias se pueden cristalizar y los cristales empiezan a aglomerarse, lo que eventualmente lleva a la formación de piedras suficientemente grandes como para obstruir el flujo de la orina. Entre los síntomas de los cálculos renales están un dolor que irradia de la parte superior de la espalda hacia la parte baja del abdomen y la ingle, micción frecuente, orina con pus y sangre, falta de producción de orina y, a veces, fiebre y escalofrío. En casos leves, los síntomas se parecen a los del flujo estomacal y otras afecciones gastrointestinales.

Los cálculos pueden ser partículas microscópicas o pueden tener el tamaño de una uña. Hay cuatro clases de cálculos renales: cálculos de calcio (compuestos de oxalato de calcio), cálculos de ácido úrico, cálculos de Estruvita (compuestos de fosfato de magnesio y amonio) y cálculos de cistina.

Alrededor del 80% de todos los cálculos son de calcio. Altos niveles de calcio en la sangre conducen a la hipercalciuria, es decir, a la absorción excesiva de calcio del intestino, lo cual aumenta la excreción de calcio en la orina. Ese exceso de calcio eventualmente forma un cálculo. Altos niveles de calcio en la sangre también pueden deberse a mal funcionamiento de las glándulas paratiroideas (pequeñas glándulas localizadas en el cuello, que regulan el nivel sanguíneo del calcio), a intoxicación por vitamina D y a mieloma múltiple.

El consumo de carbohidratos refinados, especialmente azúcar, puede precipitar la formación de cálculos renales, porque el azúcar estimula el páncreas para que libere insulina, lo que a su vez hace que el calcio adicional se elimine en la orina. Otro factor que contribuye a la formación de cálculos renales es la deshidratación crónica o recurrente. Al concentrarse la orina, aumenta la probabilidad de que se formen cálculos.

Los cálculos de ácido úrico se forman cuando el volumen de la orina expulsada es demasiado bajo y/o el nivel de ácido úrico de la sangre es anormalmente alto. Esta última condición se relaciona frecuentemente con los síntomas de la gota. A diferencia de otras clases de cálculos renales, los de estruvita no tienen relación alguna con el metabolismo. Estos cálculos son producidos por infecciones. Las mujeres los presentan con frecuencia junto con infecciones recurrentes del tracto urinario. Los cálculos de cistina son producidos por una enfermedad poco común llamada cistinuria, un defecto congénito que propicia la formación de cálculos del aminoácido cistina en el riñón o en la vejiga.

Los cálculos de calcio son frecuentes en algunas familias porque la tendencia a absorber demasiado calcio es hereditaria. Además, entre la gente con antecedentes familiares de cálculos renales parece haber una correlación más fuerte de lo normal entre la absorción de vitamina C u ácido oxálico, por una parte, y la excreción de oxalato en la orina, por otra. Al parecer, esas personas, o bien absorben más oxalato de su dieta, o bien metabolizan mayores cantidades de precursores del oxalato. Los individuos con enfermedad de Crohn o síndrome de intestino irritable, o aquellos cuya dieta es alta en ácido oxálico, tienen más probabilidades de sufrir de cálculos renales porque su condición puede hacer que aumente la excreción de oxalato en la orina, Otros factores de riesgo para los cálculos renales son bajo volumen de orina, pH corporal bajo y producción reducida de inhibidores naturales de la formación de cristales.

En la actualidad, los cálculos renales son diez veces más frecuentes que al comienzo del siglo XX. A pesar de que el consumo de alimentos ricos en ácido oxálico (especialmente huevos, pescado y algunos vegetales) la proporción entre la proteína vegetal y la proteína animal en la dieta corriente de principios de siglo era de uno a uno. Hoy en día esa proporción es de uno a dos. Existe una relación muy fuerte entre el consumo de proteína de origen animal y la absorción de oxalato.

Los cálculos renales afectan a aproximadamente una de cada mil personas. Son muy poco comunes entre los niños y la gente afroamericana, y se presentan más que todo en hombres de raza blanca de treinta a cincuenta años. Son más comunes en zonas de clima cálido, que favorece la deshidratación, por lo que los hábitos dietéticos podrían ser la causa.

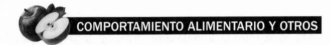

— Para aliviar rápidamente el dolor, tómese cada media hora el zumo de medio limón en agua. Haga esto hasta que el dolor ceda. Puede alternar entre zumo de limón y zumo de manzana fresca.

— Para que los riñones se mantengan funcionando correctamente, beba todos los días mucha agua (por lo menos tres litros de agua mineral). La medida más importante que se puede tomar para evitar la formación de cálculos renales es aumentar el consumo de agua. El agua diluye la orina y previene la concentración anormal de minerales y sales que producen cálculos.

— Aumente el consumo de alimentos ricos en vitamina A. Esta vitamina es provechosa para el tracto urinario y evita que se formen cálculos. Buenas fuentes de vitamina A son el albaricoque, melón, zanahoria, calabaza y batata.

— Utilice solamente agua para beber y cocinar.

— Minimice su consumo de proteína de origen animal o elimínela totalmente de su dieta. Las dietas ricas en esta clase de proteína promueven la eliminación del calcio, lo cual produce cantidades excesivas de calcio, fósforo y ácido úrico en los riñones. Esto da por resultado dolorosos cálculos renales.

— Limite su ingesta de calcio y evite los productos lácteos. Evite también los compuestos de aluminio y los álcalis, como los que se encuentran en los antiácidos. Consumir leche y antiácidos produce cálculos renales en las persones susceptibles.

— Disminuya el consumo de potasio y fosfatos. No utilice sal ni coluro de potasio, un sustitutivo de la sal, y evite las bebidas carbonatadas.

— Evite los alimentos que contienen ácido oxálico o que estimulan su producción, entre ellos espárragos, remolacha, hojas de remolacha, huevos, pescado, perejil, ruibarbo, espinacas y verduras de la familia del repollo. También debe evitar el alcohol, la cafeína, el chocolate, el cacao, los higos secos, las nueces, la pimienta y el té negro.

— Evite por completo el azúcar refinada y los productos que contienen esta clase de azúcar. El azúcar estimula el páncreas para que libere insulina, lo que hace que el calcio adicional sea expulsado en la orina.

— Permanezca activo. El torrente sanguíneo de las personas sedentarias tiende a acumular altos niveles de calcio. El ejercicio ayuda a que el calcio pase de la sangre a los huesos, que es donde debe estar.

— Si usted tiene antecedentes de cálculos de cistina, evite el aminoácido

L-cistina. Si debe tomar algún suplemento con este aminoácido, tome al mismo tiempo por lo menos el triple de vitamina C.
— Consuma aceite de oliva virgen extra.

■ CÁNCER DE ÚTERO

Es un tipo de cáncer que se produce en las células del cuello del útero (la parte baja del útero que se conecta con la vagina).

Varias cepas del virus del papiloma humano (VPH), una infección de transmisión sexual, tienen un rol importante en la aparición de la mayoría de los tipos de cáncer de cuello uterino.

Al ser expuesta al VPH, el sistema inmunitario de la mujer normalmente impide que el virus produzca algún daño. Sin embargo, en un pequeño grupo de mujeres, el virus sobrevive durante años, lo que contribuye al proceso que provoca que algunas células de la superficie del cuello uterino se transformen en células cancerígenas.

Puedes reducir el riesgo de desarrollar cáncer de cuello uterino al hacerte pruebas de detección y recibir una vacuna que te protege contra la infección por el VPH.

En su fase inicial no produce síntomas ni signos. En una fase más avanzada, incluye los siguientes: sangrado vaginal tras mantener relaciones sexuales, entre una menstruación y otra, o después de la menopausia; secreción vaginal líquida y sanguinolenta que puede ser espesa y tener mal olor; dolor pélvico o durante las relaciones sexuales.

Comienza cuando las células normales sufren un cambio genético (mutación) que las convierte en células anormales. Las células normales crecen y se multiplican a una velocidad constante y, eventualmente, mueren en un momento determinado. Las células cancerosas crecen y se multiplican sin control y no mueren. La acumulación de células anormales forma una masa (tumor). Las células cancerosas invaden los tejidos aledaños y pueden desprenderse de un tumor para expandirse (formar metástasis) en otras partes del cuerpo.

No queda claro cuál es la causa del cáncer de cuello de útero, pero, definitivamente, el virus del papiloma humano (VPH) participa en el proceso. El VPH es muy frecuente, y la mayoría de las mujeres que tienen el virus nunca padecen cáncer de cuello de útero. Esto significa que otros factores –como el entorno o tu estilo de vida– también determinan si tú lo padecerás.

Hay dos tipos: carcinoma epidermoide y adenocarcinoma.

Como factores de riesgo podemos señalar: muchas parejas sexuales, relaciones sexuales a temprana edad, otras infecciones de transmisión sexual (clamidia, gonorrea, sífilis y sida), sistema inmunitario débil y tabaquismo.

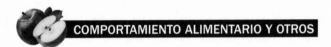

COMPORTAMIENTO ALIMENTARIO Y OTROS

— Vacúnese contra el virus del papiloma humano. Aunque esta vacuna se pone entre los 9 y los 26 años, la aparición del cáncer de cuello de útero puede aparecer a lo largo de toda la vida.

— Hágase los exámenes de Papanicolaou con las exploraciones ginecológicas anuales.

— Practique el sexo seguro.

— No fume.

— Siga una dieta sana con frutas y verduras, pescados, carne de pollo y pavo, arroz, pasta y legumbres.

— Tome aceite de oliva virgen extra (50 ml al día).

— No tome café ni bebidas gaseosas.

— Beba agua mineral e infusiones.

— Tome alcohol con moderación.

— Haga ejercicio, como caminar, 30 minutos diarios.

■ CÁNCER DE ENDOMETRIO O CÁNCER DE ÚTERO

Es un tipo de cáncer que comienza en el útero. El útero es el órgano hueco, en forma de pera en la zona de la pelvis en las mujeres, donde se produce el desarrollo fetal.

El cáncer de endometrio comienza en la capa de células que forman el revestimiento (endometrio) del útero y se denomina cáncer de útero. Se pueden formar otros tipos de cáncer en el útero, incluyendo el sarcoma uterino, pero son mucho menos comunes que el cáncer de endometrio.

A menudo, es detectado en una etapa temprana ya que con frecuencia produce sangrado vaginal anormal, que pide a las mujeres ver a sus médicos. Si el cáncer de endometrio se descubre temprano, extirpar el útero quirúrgicamente a menudo cura el cáncer de endometrio.

Los primeros síntomas suelen ser: el sangrado después de la menopausia, el sangrado después de los periodos, descarga anormal acuosa o sanguinolenta de la vagina y dolor pélvico.

No saben qué causa el cáncer de endometrio. Lo que se sabe es que algo ocurre para crear una mutación genética dentro de las células en el endometrio, el revestimiento del útero.

La mutación genética convierte a las células normales, sanas en células anormales. Las células sanas crecen y se multiplican en una tarifa fija, muriendo finalmente en un momento determinado. Las células anormales crecen y se multiplican fuera de control, y que no mueren en un tiempo establecido. Las acumulaciones de las células anormales forman una masa (tumor). Las células cancerosas invaden cerca de los tejidos y puede separarse de un tumor inicial para difundir en otras partes del cuerpo (hacer metástasis).

Los factores de riesgo: cambios en el equilibrio de las hormonas femeninas en el cuerpo. Tus ovarios producen dos tipos principales de hormonas femeninas: estrógeno y progesterona. Las fluctuaciones en el equilibrio de estas hormonas pueden producir cambios en el endometrio. Una enfermedad o afección que aumenta la cantidad de estrógeno, pero no el nivel de progesterona, en el cuerpo puede aumentar el riesgo de padecer cáncer de endometrio. Los ejemplos incluyen patrones irregulares de ovulación, como los que ocurren en las mujeres con síndrome de ovario poliquístico, obesidad y diabetes. Tomar hormonas después de la menopausia que contengan estrógenos, pero no progesterona aumenta el riesgo de cáncer de endometrio. Un tipo poco frecuente de tumor de ovario que secreta estrógeno también puede aumentar el riesgo de cáncer de endometrio. Más años de menstruación. Comenzar a menstruar a edad temprana, antes de los 12 años, o comenzar la menopausia más tarde, aumenta el riesgo de cáncer de endometrio. Cuántos más períodos menstruales tengas, más expuesto estará tu endometrio a los estrógenos. No haber estado nunca embarazada. Las mujeres que nunca han estado embarazadas tienen un riesgo mayor de cáncer de endometrio que las mujeres que han tenido al menos un embarazo. Edad avanzada. A medida que envejeces, el riesgo de cáncer de endometrio aumenta. El cáncer de endometrio ocurre con más frecuencia en mujeres que han atravesado la menopausia. Obesidad. Terapia hormonal para el cáncer de mama. Las mujeres con cáncer de mama que toman tamoxifeno como terapia hormonal tienen mayor riesgo de padecer cáncer de endometrio. Si estás tomando tamoxifeno, consulta con tu médico sobre los riesgos. Para la mayoría de las mujeres, los beneficios del tamoxifeno superan los riesgos menores de cáncer de endometrio. Síndrome de cáncer de colon hereditario asociado a poliposis.

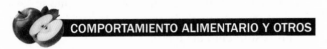

COMPORTAMIENTO ALIMENTARIO Y OTROS

— Haga una dieta rica en frutas y verduras, carne de pollo, pavo y conejo, pescado, arroces, pasta y cereales integrales, huevos y legumbres.
— Beba agua mineral e infusiones.
— No tome bebidas carbónicas ni café.
— Consuma aceite de oliva virgen extra (50 ml diarios).
— No tome sal ni azúcar refinada.
— Modere mucho el alcohol.
— No fume y evite los sitios con humo de tabaco.
— Considere tomar pastillas anticonceptivas.
— Hable con su médico sobre los riesgos de la terapia hormonal después de la menopausia.
— Haga ejercicio diario (30 minutos).

■ CÁNCER DE PRÓSTATA

La próstata es una glándula en forma de nuez que se encuentra en la base de la vejiga y rodea la uretra, el tubo a través del cual se elimina la orina. La próstata secreta líquido prostático, que no solo constituye la mayor parte del fluido eyaculatorio, sino que nutre y transporta el esperma.

El cáncer de próstata es la segunda causa de muerte por cáncer entre los hombres. Esta enfermedad se relaciona básicamente con la edad. Es muy raro que hombres en la tercera o cuarta década de su vida presenten esta clase de cáncer, pero la incidencia aumenta continuamente a partir de los cincuenta y cinco años. Aproximadamente el 80% de todos los casos corresponden a hombres mayores de sesenta y cinco años; a los ochenta años, el 80% de los hombres padecen de algún grado de cáncer de próstata.

Un varón que nazca hoy tiene una probabilidad del 13% de desarrollar cáncer de próstata en algún momento de su vida, y una probabilidad del 3% de morir de esa enfermedad. Muchos expertos sostienen que todos los hombres presentarían este tipo de cáncer si vivieran lo suficiente.

A pesar de que el cáncer de próstata es relativamente común, afortunadamente en la mayoría de los casos su evolución es lenta. Casi siempre se origina en la parte posterior de la glándula prostática, pero a veces empieza cerca de la uretra. En promedio, este cáncer duplica su masa cada seis años. Entre los síntomas del cáncer de próstata puede haber uno o más de los que se mencionan a continuación: dolor o sensación de ardor durante la micción, micción frecuente, disminución del flujo o de la fuerza con que se expulsa la orina, dificultad para orinar, sangre en la orina, y molestia continua en la parte baja de la espalda, la pelvis o encima del pubis. Sin embargo, en algunos casos, la enfermedad es asintomática mientras no ha llegado a una etapa avanzada y/o no se ha propagado al exterior de la glándula. Además, estos síntomas no siempre son producidos por cáncer: la hipertrofia benigna o la inflamación de la próstata pueden ser su causa. La evolución y el diagnóstico profesional son, por tanto, necesarios.

La tasa de cáncer de próstata en el mundo occidental está aumentando. Esto se debe, en parte, a que la expectativa de vida es mayor en la actualidad. Sin embargo, la tasa de cáncer de próstata está aumentando en todos los hombres, incluso en los menores de cincuenta. Esto es significativo porque cuanto más joven es el hombre en el momento del diagnóstico de cáncer de próstata tanto peor es el pronóstico. El aumento de cáncer de próstata entre los hombres jóvenes apunta al papel de la dieta y la exposición a las toxinas ambientales en el desarrollo de esta enfermedad.

Los hombres con antecedentes familiares de cáncer de próstata también tienen un riesgo más alto de contraer la enfermedad. La incidencia es mayor entre los hombres casados que entre los solteros. También presentan un riesgo alto los hombres que han tenido infecciones recurrentes de la próstata, los que tienen antecedentes familiares de enfermedades venéreas y los que han tomado testosterona, Los investigadores también han encontrado una relación entre la dieta alta en grasa y el cáncer de próstata. Esto podría obedecer a que un consumo elevado de grasa eleva el nivel de la testosterona, lo que podría estimular el crecimiento de la próstata y las células cancerosas que pueda contener. La exposición a agentes químicos cancerígenos también aumenta el riesgo de contraer este tipo de cáncer. Algunos expertos en el tema creen que la vasectomía puede aumentar la probabilidad de contraer cáncer de próstata.

Hasta el momento no hay ninguna manera de prevenir esta enfermedad; no obstante, detectarla precozmente permite empezar a combatir el cáncer antes de que se extienda a otras partes del cuerpo. Un detenido examen rectal de la próstata es la manera más sencilla y menos costosa de detectar el cáncer de la próstata. La Sociedad Americana del Cáncer recomienda que a partir de los cuarenta años todos los hombres se practiquen un examen anual.

Una prueba excelente para el cáncer de próstata es un examen de sangre que detecta si el nivel de la sustancia llamada Prostate-Specific Antigen (PSA) está elevado. Esta sustancia es el «marcador tumoral» más importante que hay para diagnosticar el cáncer de próstata y evaluar la eficacia del tratamiento. Un resultado entre 0 y 4 está dentro del rango normal, y un resultado superior a 10 indica cáncer, a menos que se pruebe lo contrario. Factores distintos del cáncer pueden hacer elevar el nivel del PSA, entre los cuales se cuentan la hipertrofia benigna o la inflamación de la próstata, actividades tan inocuas como montar en bicicleta o, incluso, el mismo examen rectal. Si el nivel del PSA sale alto, se debe repetir la prueba porque entre el 10 y el 20% de las veces los resultados son falsos positivo o falsos negativo. Hacerse el examen todos los años le ayuda al médico a interpretar mejor los resultados. En los hombres sanos el nivel del PSA tiende a permanecer relativamente estable y solo asciende gradualmente de año en año, mientras que el cáncer hace que se eleve sumamente rápido.

Cuando el resultado de la prueba del PSA o el examen rectal ha sido anormal, a menudo se recomienda un escáner de la próstata para confirmar ese resultado. A veces se requieren otras pruebas diagnósticas bastante costosas, como un TAC, y Resonancia Magnética (MRI). Al fin y al cabo, si los resultados de las diversas pruebas indican la presencia de cáncer, se debe hacer una biopsia mediante punción con una aguja controlada por ultrasonido para confirmar esos resultados.

En algunos casos se requieren varias biopsias. Este procedimiento invasivo puede ocasionar complicaciones; se sabe de casos de sangrado, retención de orina, impotencia y septicemia («infección masiva de la sangre»).

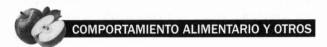

COMPORTAMIENTO ALIMENTARIO Y OTROS

— Consuma abundantes, nueces, semillas crudas, arroz moreno arroz sin descascarillar, trigo, avena y fibra. Consuma también abundantes vegetales crucíferos, como brócoli, coles de Bruselas, berzas y coliflor, y vegetales amarillos y anaranjados, como zanahoria, calabaza y batata.

Esta clase de dieta es importante no solo para prevenir el cáncer, sino también para ayudar a su curación.

— Incluya en su dieta manzana, melón fresco, toda clase de bayas, nueces de Brasil, cereza, uvas, ciruelas y legumbres (incluyendo garbanzos, lentejas y judías pintas). Todos estos alimentos ayudan a combatir el cáncer.

— Tome todos los días zumos frescos de vegetales y de frutas. Buenas alternativas son los de zanahoria y berzas.

— Incorpore en su dieta alimentos ricos en cinc, como setas, semillas de calabaza, mariscos, espinacas y semillas de girasol. El cinc nutre la glándula prostática y es vital para que el sistema inmunológico funcione adecuadamente.

— Limite su consumo de productos lácteos. Consuma con moderación productos agrios, como yogur.

— Si tiene dificultad para orinar o advierte una mayor tendencia a despertarse durante la noche para orinar, consulte con su médico. Podría tratarse de una obstrucción de la próstata.

— Consuma aceite de oliva virgen extra.

— No consuma carne roja. Hay una correlación muy clara entre el alto consumo de carne roja (cinco porciones o más por semana) y el cáncer de próstata.

— Elimine de su dieta las bebidas alcohólicas, el café y todos los tés, excepto los de hierbas libres de cafeína.

— Evite estrictamente los siguientes alimentos: alimentos procesados y refinados, sal, grasas saturadas, azúcar y harina blanca. En lugar de sal utilice un sustitutivo de potasio. Si necesita endulzar algún alimento, en vez de azúcar, utilice una pequeña cantidad de miel o de estevia. Utilice grano entero o grano de arroz en lugar de harina blanca.

— Tome vitaminas y otros suplementos diariamente con las comidas, a excepción de la vitamina E, que se debe tomar antes de las comidas.

— Trate de evitar todos los carcinógenos conocidos. En lo posible, consuma solamente alimentos orgánicos. Evite el humo del tabaco, el aire y el agua contaminados, los químicos dañinos y los aditivos alimentarios. Beba únicamente agua mineral.

— Haga ejercicio.

■ CÁNCER DE RIÑÓN

Los riñones son dos órganos con forma de judías; cada uno tiene aproximadamente el tamaño de un puño. Están ubicados detrás de los órganos abdominales; hay un riñón a cada lado de la espina dorsal.

En los adultos, el carcinoma de células renales es el tipo más frecuente de cáncer de riñón y representa aproximadamente el 90% de los tumores cancerosos. También pueden presentarse otros tipos menos frecuentes de cáncer de riñón. Los niños pequeños son más propensos a desarrollar un tipo de cáncer de riñón llamado «tumor de Wilms».

La incidencia del cáncer de riñón parece ser cada vez mayor. Un motivo puede ser el hecho de que las técnicas de diagnóstico por imágenes, como las tomografías computerizadas, se usan con más frecuencia. Estas pruebas pueden hacer que se descubran más tipos de cáncer renal accidentalmente. En muchos casos, el cáncer renal se detecta en una etapa temprana, cuando los tumores son pequeños y están limitados al riñón, con lo cual son más fáciles de tratar.

Los síntomas son: sangre en la orina, la cual puede verse de color rosa, rojo u oscura; dolor en la espalda o en los costados del cuerpo, que no desaparece; pérdida de apetito; pérdida de peso sin causa aparente; cansancio; y fiebre que, por lo general, aparece y desaparece.

Los médicos saben que el cáncer de riñón se desencadena cuando algunas células renales adquieren mutaciones en su ADN. Las mutaciones les ordenan a las células que crezcan y se dividan rápidamente. La acumulación de células anormales crea un tumor que puede extenderse más allá del riñón. Algunas células pueden desprenderse y esparcirse (hacer metástasis) hacia partes distantes del cuerpo.

Como factores de riesgo están la edad avanzada, tabaquismo, obesidad, hipertensión arterial, personas que están en diálisis renal o ciertos síndromes hereditarios como pueden ser: complejo de esclerosis tuberosa, carcinoma hereditario de células renales, el síndrome de Birt-Hogg-Dubé y la enfermedad de Von Hippel-Lindau. También antecedentes familiares de cáncer renal y exposición a determinadas sustancias en el lugar de trabajo, como exposición al cadmio y herbicidas específicos.

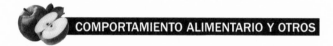

— Mantenga un peso saludable. Si tiene sobrepeso u obesidad, controle las calorías que consume al día e intente mantenerse físicamente activo la mayoría de días de la semana.

— Deje de fumar.

— Utilice alimentos como verduras de hoja verde: lechuga, escarola ruibarbo, acelgas, espinacas.

— No tome carnes rojas, tan solo carnes de pollo, pavo y conejo.

— Puede tomar cualquier tipo de pescado.

— La pasta, el arroz, las legumbres los huevos y cereales también pueden consumirse.

— Son buenas también las frutas a su elección.

— Consuma aceite de oliva virgen extra (50 ml diarios)

— No tome sal, ni alimentos que lleven sal.

— Tampoco tome azúcar refinado.

— Beba agua mineral.

— Tome infusiones, pero no tome café ni bebidas carbonatadas.

— Controle su presión arterial de forma regular, así como su diuresis diaria (número de veces que haga pis diariamente, fíjese en el color y anote cualquier cambio).

■ CÁNCER DE TESTÍCULOS

Ocurre en los testículos, que se encuentran dentro del escroto, un saco de piel floja que se halla debajo del pene. Los testículos producen hormonas sexuales masculinas y espermatozoides para la reproducción.

El cáncer testicular es sumamente tratable, incluso cuando se ha propagado más allá del testículo. Según el tipo y estadio del cáncer testicular, se puede recibir uno de varios tratamientos o una combinación de ellos.

Los signos y síntomas son los siguientes: bulto o agrandamiento en cualquiera de los testículos; sensación de pesadez en el escroto; dolor sordo en el abdomen o en la ingle; acumulación repentina de líquido en el escroto; dolor o molestia en un testículo o en el escroto; agrandamiento o sensibilidad en las mamas; y dolor de espalda.

Causas: se produce cuando las células sanas de un testículo se alteran. Las células sanas crecen y se dividen de manera ordenada para mantener el funcionamiento normal del cuerpo. Pero, a veces, algunas células presentan anomalías, lo que hace que este crecimiento se descontrole: estas células cancerosas se siguen reproduciendo, incluso cuando no se necesitan células nuevas. Las células que se acumulan forman una masa en el testículo.

Casi todos los casos de cáncer testicular comienzan en las células germinativas: las células del testículo que producen espermatozoides inmaduros. Se desconoce qué causa que las células germinativas se vuelvan anormales y se conviertan en cáncer.

Los factores que pueden aumentar los riesgos de padecer cáncer testicular son: testículos no descendidos (criptorquidia). Los testículos se forman en la zona abdominal durante el desarrollo fetal, y generalmente descienden al escroto antes del nacimiento. Los hombres que tienen un testículo que nunca descendió se enfrentan a un riesgo mayor de tener cáncer testicular que los hombres cuyos testículos descendieron normalmente. El riesgo sigue siendo elevado, aunque el testículo se haya reubicado quirúrgicamente en el escroto. De todas maneras, la mayoría de los hombres que padecen cáncer testicular no tienen antecedentes de testículos no descendidos.

Otros factores son: el desarrollo testicular anormal (Las afecciones que hacen que los testículos se desarrollen en forma anormal, como el síndrome de Klinefelter, pueden aumentar el riesgo de padecer cáncer testicular; antecedentes familiares (si hay hombres en tu familia que han tenido cáncer testicular, puedes correr mayor riesgo); la edad (el cáncer testicular afecta a los adolescentes y hombres jóvenes, especialmente entre los 15 y los 35 años de edad. Pero puede ocurrir a cualquier edad); y la raza (el cáncer testicular es más frecuente en hombres blancos que en hombres afroamericanos).

COMPORTAMIENTO ALIMENTARIO Y OTROS

— Tome frutas y verduras frescas a diario. Pescados, carnes de pollo, pavo y conejo, pasta, arroz, legumbres, huevos y cereales integrales.

— Agua mineral e infusiones.

— No tome café ni bebidas carbónicas.

— No tome sal ni azúcar refinada.

— Consuma aceite de oliva virgen extra (50 ml diarios).

— Tome alcohol con moderación o no tome alcohol.
— Camine diariamente 30 minutos.
— No existe una manera de prevenir el cáncer testicular.

■ CISTITIS: INFECCIÓN DE LA VEJIGA

La infección de la vejiga, causada generalmente por algún tipo de bacteria, suele convertirse en cistitis o inflamación de la vejiga. Aproximadamente el 85% de todas las infecciones del tracto urinario son producidas por el bacilo *Escherichia coli*, que se suele encontrar en el intestino. La *Clamidia* también puede causar problemas de vejiga. En las mujeres, bacterias originadas en contaminación fecal o en secreciones vaginales pueden llegar hasta la vejiga viajando por la uretra. La cistitis es mucho más frecuente en las mujeres que en los hombres por la proximidad del ano, la vagina y la uretra, y porque la uretra de las mujeres es más corta. Todo esto facilita la transmisión de bacterias desde el ano hacia la vagina y la uretra y de esta a la vejiga. En los hombres, las bacterias llegan a la vejiga bien ascendiendo por la uretra o bien migrando desde la glándula prostática cuando está infectada. Mientras que en las mujeres las infecciones de la vejiga son relativamente comunes, en los hombres pueden indicar que existe un problema mucho más grave, como prostatitis.

Las infecciones de la vejiga se caracterizan por un deseo urgente de expulsar la orina. La micción suele ser frecuente y dolorosa; incluso muy poco después de vaciar la vejiga, se experimenta de nuevo la necesidad de orinar. Por lo regular, la apariencia de la orina es turbia y el olor fuerte y desagradable. Los niños con infección de la vejiga a menudo se quejan de dolor en la parte baja del abdomen y de ardor al orinar. La orina puede contener sangre. Aunque la cistitis es más una molestia que una enfermedad grave, cuando no se trata puede llegar a convertirse en una infección renal.

Muchos factores aumentan la probabilidad de adquirir una infección en la vejiga como embarazo, relaciones sexuales, uso del diafragma y enfermedades sistémicas, como diabetes. Otros factores que influyen son estrechez de la uretra a causa de infecciones anteriores y anormalidades estructurales u obstrucción del tracto urinario que impiden el flujo libre de la orina.

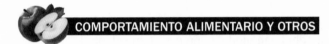

— Beba líquidos en abundancia, especialmente zumo de arándanos. Cada hora tome por lo menos un vaso de agua mineral. Esto es sumamente beneficioso para las infecciones del tracto urinario. Es mejor tomar agua mineral que agua del grifo.

— Incluya en su dieta apio, perejil y sandía. Estos alimentos son diuréticos y limpiadores naturales. Los extractos y los zumos de apio y de perejil se consiguen en las tiendas de dietética, o se pueden preparar en la casa utilizando un exprimidor.

— Evite las frutas cítricas porque aumentan la alcalinidad de la orina, un medio propicio para el desarrollo de las bacterias. En cambio, aumentar la acidez de la orina inhibe el desarrollo de las bacterias.

— Manténgase alejado del alcohol, la cafeína, las bebidas carbonatadas, el café, el chocolate, los alimentos refinados y procesados y los azucares simples.

— Los químicos de los alimentos, las drogas y el agua impura producen efectos adversos en la vejiga.

— Toma con cada comida dos tabletas o cápsulas de acidophilus. Esto es de gran importancia si está tomando antibióticos.

— Dese todos los días dos baños de asiento con agua caliente, de veinte minutos cada uno. Los baños de asiento mitigan el dolor de la cistitis.

— Evite el exceso de suplementos de cinc y de hierro mientras no esté completamente curado. Por una parte, una dosis superior a 100 miligramos de cinc al día puede debilitar el sistema inmunológico; por otra, las bacterias utilizan hierro para desarrollarse. Cuando hay infección bacteriana el organismo almacena el hierro en el hígado, el bazo y la médula ósea para impedir que las bacterias se desarrollen aún más.

— No se demore en vaciar la vejiga. Orinar «por reloj» cada dos o tres horas (durante el día) es muy provechoso.

— Mantenga limpias y secas las áreas genital y anal. Las mujeres se deben limpiar de adelante hacia atrás tan pronto como les funcione el intestino o la vejiga. Además, deben vaciar la vejiga antes y después de hacer ejercicio y antes y después de las relaciones sexuales. Así mismo, se deben lavar la vagina después del coito.

— Utilice ropa interior de algodón blanco; no utilice ropa interior de nailon.

— Después de nadar póngase ropa seca lo más pronto posible. No se quede largo rato con un traje de baño mojado.

— No utilice espráis para la higiene femenina, duchas vaginales, espumas para el baño, tampones, compresas ni papel higiénico con fragancia. Los químicos que contienen esos productos pueden producir irritación.

— Si usted sufre de infecciones frecuentes del tracto urinario, use compresas en vez de tampones.

— Si siente dolor al orinar, pero el cultivo de bacterias es negativo, suspenda el uso de todos los jabones y utilice solamente agua para lavarse el área vaginal. Algunas personas son sensibles al jabón y solo deben utilizar jabones 100% naturales (se consiguen en las farmacias).

■ EDEMA: INFLAMACIÓN DE LOS TEJIDOS

Es la acumulación anormal de fluido en los tejidos del organismo. El edema se puede presentar en cualquier parte del cuerpo, aunque es más usual en los pies y en los tobillos, pero también en manos y cara. La hinchazón, característica de este problema de salud también puede producir dolor e imposibilidad de utilizar las extremidades o caminar.

La retención de líquido a menudo es de origen alérgico. En muchas mujeres se desarrolla algún grado de edema durante el embarazo. El edema constante puede deberse a trastornos de los riñones, de la vejiga, del corazón, de los vasos o del hígado.

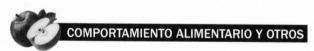

COMPORTAMIENTO ALIMENTARIO Y OTROS

— Aumente su consumo de alimentos frescos. Coma mucha manzana, remolacha, ajo, uvas y cebolla. Es importante que su dieta contenga mucha fibra.

— Para obtener proteína, consuma huevos, pescado blanco a la parrilla y pollo o pavo sin piel y preparado a la plancha.

— Consuma aceite de oliva virgen extra.

— Evite el alcohol, la proteína de origen animal, la carne de ternera, la cafeína, el chocolate, los productos lácteos, los mariscos, los alimentos fritos, las aceitunas, la sal, la salsa de soja, el tabaco, la harina blanca y el azúcar blanco.

— Haga ejercicio todos los días.

— Evite el estrés.

— Si se le forman hoyuelos blancos cuando se oprime con un dedo los pies o los tobillos, consúltele al médico pues podría ser señal de un problema grave de salud.

■ ENFERMEDADES DE LOS RIÑONES

Son bastantes las enfermedades que pueden afectar a los riñones. Los riñones pueden sufrir daño por exposición a algunos medicamentos o toxinas, entre ellos metales pesados, solventes, agentes quimioterapéuticos, veneno de serpiente o de insecto, hongos venenosos y pesticidas. La alteración de la función renal también puede deberse a otras enfermedades como diabetes, lupus, hipertensión y enfermedades del hígado.

La *enfermedad de Bright* es una enfermedad de los riñones que se caracteriza por la presencia de proteína sanguínea en la orina, junto con hipertensión y edema (retención de agua en los tejidos). La *glomérulonefritis* es la inflamación de los elementos de filtrado de los riñones. El origen de esta enfermedad puede ser una reacción inmunológica a alguna infección, como infección de la garganta por *estreptococos*. La *pielonefritis* es la infección de los riñones. Tanto la glomerulonefritis como la pielonefritis pueden ser crónicas o agudas, y ambas pueden revestir gravedad. La *hidronefrosis* es una condición en la cual los riñones y la pelvis renal (la estructura que recibe la orina de los riñones) se llena de orina debido a obstrucciones del flujo urinario. Los *cálculos renales* son acumulaciones de minerales (especialmente calcio) en los riñones. En la *acidosis tubular renal*, los riñones no absorben normalmente el bicarbonato; en consecuencia, se altera tanto la producción de amoniaco como la excreción de ácido. Esto puede dar por resultado deshidratación severa, acidosis, agotamiento del potasio y trastornos óseos. El *síndrome nefrótico* no es una enfermedad, pero puede ser señal de que existe una enfermedad renal. Se caracteriza por edema y exceso de proteína en la orina, y puede ser causado por inflamación de los glomérulos (pequeñas estructuras renales compuestas de vasos capilares) o por enfermedades crónicas, como diabetes o lupus.

Cuando los riñones no excretan adecuadamente la sal y otros desechos, se desarrolla edema. Los desechos tóxicos se acumulan en el torrente sanguíneo por el mal funcionamiento de los riñones. Esta condición se denomina uremia. Entre los síntomas de problemas renales están escalofrío, fiebre, urgencia urinaria, retención de fluido (sensación de llenado), dolor abdominal, inapetencia, dolor de espalda, náuseas y vómito. La orina puede verse turbia o puede contener sangre. El dolor de espalda, que suele ser súbito y severo, se presenta usualmente encima de la cintura y baja hacia la ingle.

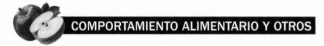

COMPORTAMIENTO ALIMENTARIO Y OTROS

— Consuma ajo, patatas, espárragos, perejil, berros, apio, pepinos, y plátano. La sandía también es provechosa. A fin de que pase rápidamente por el organismo, la sandía no se debe consumir junto con otros alimentos. Si permanece demasiado tiempo en el organismo, se empiezan a formar toxinas. Consuma, además, brotes y la mayoría de verduras.

— Incluya en su dieta legumbres, y semillas. Estos alimentos contienen el aminoácido arginina, que es provechoso para los riñones.

— Reduzca su consumo de potasio y fosfatos. No utilice sal. Evite también las hojas de remolacha, el chocolate, el cacao, los huevos, el pescado, la carne, la espinaca, el ruibarbo y el té.

— Si tiene síntomas de problemas renales, especialmente si tiene sangre en la orina o dolor de espalda severo, visite a su médico. Tomar agua mineral es esencial para el correcto funcionamiento del tracto urinario.

— Reduzca su consumo de proteína de origen animal, o elimínela por completo de su dieta. Las dietas ricas en proteína animal estresan los riñones. La acumulación excesiva de proteínas puede conducir a la uremia. El organismo utiliza más fácilmente la proteína cuando ha sido descompuesta en aminoácidos en estado libre. Otras buenas fuentes de proteína son guisantes, judías, lentejas y granos enteros.

— Evite todos los productos lácteos excepto los productos agrios, como yogur bajo en calorías.

— Consuma aceite de oliva virgen extra.

— Haga ejercicio físico.

— Si está tomando antibióticos para algún problema de los riñones, no tome suplemento de hierro mientras no se haya curado completamente.

■ ENURESIS

Es el término médico del problema conocido popularmente como «mojar la cama». Consiste en orinar con mucha frecuencia, e involuntariamente, en la cama. Esto es común en la primera infancia; también se presenta en algunas ocasiones al comienzo de la edad adulta y es frecuente entre las personas de edad avanzada.

Las causas (desconocidas) de este trastorno se centran en las alteraciones de la conducta, el sueño profundo, el consumo de altas cantidades de líquido antes de acostarse, alergias alimentarias, herencia, estrés, algunas deficiencias nutricionales y problemas psicológicos. Y uno que casi nunca descartan los médicos: la existencia de espina bífida, o malformación del tubo neural congénita por la que uno o más arcos vertebrales no se han fusionado.

En los niños menores de cinco años la causa más frecuente es, sencillamente, el tamaño de la vejiga: suele ser demasiado pequeña para retener toda la orina que se produce durante la noche. Esta clase de enuresis generalmente se supera. Los niños más grandes mojan la cama de vez en cuando, pero dejan de hacerlo espontáneamente al comienzo de la pubertad. Enfermedades como diabetes e infecciones del tracto urinario pueden también ocasionar enuresis.

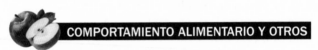

COMPORTAMIENTO ALIMENTARIO Y OTROS

— Consuma más alimentos ricos en vitamina B2 (riboflavina) y ácido pantoténico (vitamina B5), como polen de abeja, nueces, espirulina y toda clase de brotes.

— No beba ningún líquido una hora antes de acostarse.

— Hable con su médico sobre la conveniencia de hacerse un examen para detectar alergias alimentarias. A menudo, la causa de este problema es una alergia alimentaria.

— Elimine de su dieta la leche de vaca pues es altamente alergénica. Así mismo, omita las bebidas carbonatadas, el chocolate, los carbohidratos refinados y los productos que contengan colorantes.

— No castigue ni regañe a un niño por mojar la cama, pues solo logrará agravar el problema. En cambio, dele recompensas por no mojarla.

■ INSUFICIENCIA RENAL CRÓNICA

La enfermedad renal en etapa final, también denominada enfermedad de los riñones en etapa final, se presenta cuando la enfermedad renal crónica (la pérdida gradual de la función renal) alcanza un estado avanzado. En la enfermedad renal en etapa final, los riñones ya no pueden funcionar como deberían para satisfacer las necesidades del cuerpo.

Los riñones filtran los desechos y el exceso de líquidos de la sangre, lo que luego se excreta en la orina. Cuando los riñones pierden su capacidad de filtrado, se pueden acumular niveles peligrosos de líquidos, electrolitos y desechos en el cuerpo.

Si tienes una enfermedad renal en etapa final, necesitas diálisis o un trasplante renal para poder vivir. También puedes optar por no someterte a la diálisis ni al trasplante y recibir atención farmacológica para controlar los síntomas, con el objetivo de lograr la mejor calidad de vida posible por el tiempo que vivas.

En la etapa inicial de la enfermedad renal crónica, es posible que no tengas signos ni síntomas. A medida que esta enfermedad evoluciona hacia la etapa terminal, pueden manifestarse los siguientes signos y síntomas: náuseas, vómitos, pérdida de apetito, cansancio y debilidad, problemas para dormir, cambios en la cantidad de orina, agilidad mental disminuida, calambres o sacudidas musculares, hinchazón en los pies y tobillos, picazón persistente, dolor en el pecho (si el líquido se acumula alrededor del recubrimiento del corazón), dificultad para respirar (si el líquido se acumula en los pulmones) y presión arterial alta (hipertensión) que sea difícil de controlar.

La enfermedad renal ocurre cuando una enfermedad o afección deteriora la función renal, causando daños en el riñón para empeorar durante varios meses o años.

Las enfermedades y afecciones que pueden conducir a la enfermedad renal incluyen: diabetes tipo 1 o 2, presión arterial alta, glomerulonefritis (inflamación de las unidades de filtración de los riñones [glomérulos]), nefritis intersticial (inflamación de los túbulos del riñón y de las estructuras circundantes), enfermedad renal poliquística, obstrucción prolongada de las vías urinarias, por afecciones como la próstata dilatada, cálculos renales y algunos tipos de cáncer, reflujo vesicoureteral (afección que hace que la orina retorne a los riñones), e infección renal recurrente, también llamada pielonefritis.

Los factores de riesgo son: diabetes con poco control de la glucemia; enfermedad renal que afecta los glomérulos (las estructuras de los riñones que filtran los residuos de la sangre); enfermedad renal poliquística: enfermedad renal después de un trasplante renal; presión arterial alta; consumo de tabaco; origen afroamericano; sexo masculino; edad adulta avanzada; y nivel bajo de función renal cuando tu médico comienza a medir por primera vez la función renal.

Entre las complicaciones: retención de líquidos (que produce hinchazón de brazos y piernas) presión arterial alta o líquido en los pulmones (edema pulmonar); aumento repentino de los niveles de potasio en la sangre (hiperpotasiemia) (que puede deteriorar el funcionamiento del corazón y puede ser potencialmente mortal); enfermedad cardíaca y de los vasos sanguíneos (cardiovascular); huesos débiles e incremento del riesgo de fracturas; anemia; disminución del deseo sexual, disfunción eréctil o fecundidad reducida; daño al sistema nervioso central (que puede producir dificultad para la concentración, cambios en la personalidad o convulsiones; disminución de la respuesta inmune (que te hace más vulnerable a la infección); y pericarditis (inflamación de la membrana con forma de saco que envuelve a tu corazón [pericardio]). Las complicaciones en el embarazo pueden implicar riesgos para la madre y el feto en desarrollo. El daño irreversible en tus riñones (enfermedad renal terminal), finalmente requiere tanto diálisis como un trasplante de riñón para poder sobrevivir.

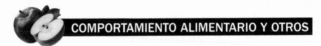

COMPORTAMIENTO ALIMENTARIO Y OTROS

— Contrólese la presión arterial.
— Tome los medicamentos según lo recetado.
— Contrólese el colesterol todos los años.
— Contrólese la glucemia.
— No fume ni utilice productos de tabaco.
— Hágase controles regulares.
— Evite los alimentos con solanina (berenjenas, patatas, pimiento y tomate).
— Tome bromelina, que se encuentra en la piña fresca.
— Tome frutas y verduras frescas a diario. Pescados, carnes de pollo, pavo y conejo, pasta, arroz, legumbres, huevos con precaución y cereales integrales.
— Tome agua mineral e infusiones.
— No tome café ni bebidas carbónicas
— No tome sal ni azúcar refinada.
— Consuma aceite de oliva virgen extra (50 ml diarios).
— No tome alcohol.
— Haga ejercicio, unos 30 minutos al día.

CAPÍTULO 4

APARATO LOCOMOTOR

■ ARTRITIS REUMATOIDE

Es la inflamación de una o más articulaciones. Se caracteriza por dolor, inflamación, anquilosamiento o rigidez, deformidad y/o limitación de los movimientos.

La enfermedad afecta a las articulaciones movibles, o *sinoviales*. El cuerpo humano tiene articulaciones en las rodillas, las muñecas, los codos, los dedos de las manos y de los pies, las caderas y los hombros. El cuello y la espalda también tienen articulaciones entre las vértebras. Hay seis clases de articulaciones sinoviales, y aunque cada una de ellas permite un movimiento diferente, su estructura fisiológica es básicamente la misma: dos o más huesos movibles contiguos, cuyas superficies están cubiertas por una capa de cartílago rodeado por una cápsula de fluido formada por ligamentos (tejido duro y fibroso). El fluido es secretado por una delgada membrana, la membrana sinovial, que recubre el interior de la cápsula de la articulación. Gracias a este fluido viscoso y al cartílago suave, de textura parecida al caucho y de color blanco azuloso que cubre los extremos de los huesos, normalmente los huesos que se encuentran dentro de la articulación se deslizan suavemente unos sobre otros.

En las articulaciones sanas, la membrana sinovial es delgada, el cartílago que cubre los huesos es suave y la superficie ósea está cubierta por una delgada capa de líquido sinovial. Cuando algo no marcha correctamente se puede desarrollar artritis. Esta enfermedad se puede presentar abruptamente o de manera gradual. Algunas personas experimentan un dolor agudo, quemante, agobiante. Otras afirman que lo que sienten es comparable a un dolor de muela. Al mover la articulación se siente dolor, aunque a veces solo se presenta anquilosamiento. La inflamación y la deformidad típicas de las articulaciones artríticas pueden originarse en el engrosamiento de la membrana sinovial, en un aumento de la secreción del líquido sinovial, en el ensanchamiento de los huesos o en la combinación de algunos de estos factores. Aunque hay muchas clases de artritis, nos referimos a las más comunes: osteoartritis y artritis reumatoidea.

En la **osteoartritis** se presenta degeneración del cartílago que cubre los extremos de los huesos. Es una enfermedad degenerativa de las articulaciones cuya causa es una lesión o un defecto en la proteína de la cual está hecho el cartílago. La osteoartritis también se suele relacionar con el deterioro que conlleva el envejecimiento. La superficie del cartílago, que antes era suave, se endurece y produce fricción. El cartílago empieza entonces a deteriorarse, y las superficies de los huesos, que antes eran suave y permitían que los huesos se deslizaran suavemente, se llenan de hendiduras e irregularidades. Los tendones, ligamentos y músculos que sostienen la articulación se debilitan y la articulación se deforma, se vuelve rígida y duele. Usualmente hay algo de dolor, pero poca o ninguna inflamación.

Si la enfermedad produce algún tipo de incapacidad, no suele ser grave. Sin embargo, aumenta el riesgo de fracturas porque la osteoartritis vuelve quebradizos los huesos. A medida que la enfermedad avanza tienden a desarrollarse crecimientos o abultamientos en los huesos, llamados osteofitos. Estos crecimientos, que se pueden detectar por medio de rayos X, se desarrollan cerca del cartílago degenerado en el cuello o en la parte baja de la espalda.

A pesar de que la osteoartritis raras veces se presenta antes de los cuarenta años, afecta casi a todo el mundo después de los sesenta. Sin embargo, puede ser tan leve que pasa inadvertida hasta que una radiografía nos revela su existencia. La osteoartritis es frecuente en algunas familias y afecta casi tres veces más a las mujeres que a los hombres.

La **artritis reumatoide**, y la **artritis reumatoidea juvenil** son dos clases de artritis inflamatorias. La primera es una enfermedad en la cual el organismo se ataca a sí mismo, pues el sistema inmunológico del organismo identifica erróneamente como elementos *extraños* a las membranas sinoviales que secretan el líquido lubricante de las articulaciones. Esto produce inflamación y daño o destrucción del cartílago y el tejido que rodean las articulaciones. A menudo también se destruye la superficie de los huesos. El organismo reemplaza el tejido dañado por tejido cicatricial, lo que estrecha los espacios normales dentro de las articulaciones y hace que los huesos se fundan. La artritis reumatoide produce anquilosamiento, inflamación, fatiga, anemia, pérdida de peso, fiebre y, con frecuencia, un dolor incapacitante.

Se presenta con frecuencia en personas menores de cuarenta años, incluyendo niños. Esta enfermedad afecta seis veces más a las niñas que a los niños. El inicio de la artritis reumatoide se suele asociar con estrés físico o emocional; sin embargo, también puede relacionarse con nutrición inadecuada o infección bacteriana. Reumatólogos han descubierto que la sangre de muchos pacientes de artritis reumatoide contiene anticuerpos llamados factores reumatoides, un hallazgo con importantes implicaciones para el diagnóstico de la enfermedad.

La **osteoartritis** afecta a las articulaciones individuales; la artritis reumatoidea, a todas las articulaciones sinoviales del cuerpo. Mientras que las articulaciones afectadas por la artritis reumatoide tienden a producir un sonido parecido al del papel celofán al arrugarse, las articulaciones afectadas por la osteoartritis producen sonidos parecidos La **artritis** también puede ser causada por infección bacteriana, viral o fúngica de una articulación. Los microorganismos implicados con más frecuencia en esta clase de dolencia, llamada *artritis infecciosa*, son los estreptococos, los estafilococos, los gonococos, los hemophilus o bacilos de la tuberculosis y los hongos como *Candida albicans*.

Lo que comúnmente ocurre es que el organismo productor de la infección se moviliza por el torrente sanguíneo, desde una infección en cualquier otra parte del cuerpo hasta la articulación, aunque una lesión o una intervención quirúrgica también puede infectar las articulaciones. Entre los síntomas de la artritis infecciosa hay enrojecimiento, inflamación, dolor y sensibilidad en la articulación afectada, casi siempre con síntomas sistémicos de infección, como fiebre, escalofrío y dolor en el cuerpo.

Las **espondiloartropatías** son un grupo de enfermedades reumáticas que afectan a la columna vertebral. La espondilitis anquilosante es la más común de ellas. En esta enfermedad, algunas articulaciones de la columna vertebral se inflaman, se agarrotan, se vuelven rígidas y luego se funden. Si se limita a la parte inferior de la espalda, no restringe el movimiento. No obstante, en algunos casos, toda la columna vertebral se vuelve rígida y se encorva. Si se afectan las articulaciones ubicadas entre las costillas y la columna vertebral, se puede presentar dificultad respiratoria porque disminuye la capacidad expansiva de la pared del tórax. Las deformidades posturales no son raras en estos casos. La incidencia de esta enfermedad es dos veces y media más alta entre los hombres que entre las mujeres.

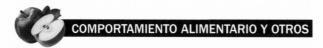

COMPORTAMIENTO ALIMENTARIO Y OTROS

— Consumir más alimentos ricos en azufre, como espárragos, huevos, ajo y cebolla. El azufre es necesario para la reparación y reconstrucción de huesos, cartílagos y tejido conectivo, y favorece la absorción del calcio. Otros alimentos provechosos son los vegetales de hoja de color verde, pues aportan vitamina K; vegetales frescos, frutas frescas no ácidas, granos enteros y pescado.

— Consuma alimentos que contengan el aminoácido histidina. Entre esos alimentos están el arroz y trigo. La histidina es conveniente para eliminar del organismo el exceso de metales. Muchos pacientes de artritis tienen altos niveles de cobre e hierro en el organismo.

— Coma frecuentemente piña fresca. La bromelina es una enzima y es excelente para reducir la inflamación. Para que sea eficaz, la piña debe ser fresca, pues los procesos de congelación y enlatado destruyen las enzimas.

— Consuma todos los días alguna clase de fibra,

— Reduzca la grasa de su dieta. No consuma leche ni productos lácteos; así mismo, evite la carne roja. Evite también la cafeína, las frutas cítricas, la paprika, la sal, el tabaco y todo lo que contenga azúcar.

— Evite los vegetales solanáceos (pimientos verdes, berenjena, tomate, patata blanca). Estos alimentos contienen una sustancia llamada solanina a la cual muchas personas son altamente sensibles, pero, en particular, las que sufren artritis. La solanina interfiere la acción de las enzimas en los músculos y puede ocasionar dolor y molestia.

— Si usted utiliza ibuprofeno u otros medicamentos Antiinflamatorios no Esteroideos (AINES), evite el sodio (sal) porque produce retención de líquido. Divida las dosis de esos medicamentos en varias tomas a lo largo del día, tómeselos únicamente después de comer y utilice algún antiácido una hora después del medicamento. Pídale a su médico que le prescriba algún agente protector para tomar junto con los AINES, especialmente si usted tiene más de sesenta y cinco años o ha presentado sangrado gastrointestinal alguna vez.

—No tome suplemento de hierro ni multivitaminas con hierro, pues se sospecha que este mineral está implicado en el dolor, el edema y la destrucción de las articulaciones. En cambio, consuma hierro con los alimentos como, por ejemplo, brócoli, coles de Bruselas, coliflor, pescado y guisantes.

— Los baños calientes ayudan a aliviar el dolor. También son muy beneficiosas las fricciones con limón. En la mañana, tome un baño o una ducha caliente para mitigar la rigidez que se experimenta a esas horas del día.

— Tome regularmente un complejo de aminoácidos en estado libre para favorecer la reparación de los tejidos.

—Verifique si tiene alergias alimentarías. Muchas personas que han sufrido de dolor en el cuello y los hombros se han mejorado tras eliminar de su dieta algunos alimentos.

— Haga ejercicio regularmente y con moderación. El ejercicio es esencial para reducir el dolor de las articulaciones y retardar su deterioro. Las actividades que se realizan con regularidad y que no les imponen estrés a las articulaciones afectadas, sino que fortalecen los huesos, los músculos y los ligamentos adyacentes, son importantes para muchos tipos de artritis. Montar en bicicleta, caminar y hacer ejercicio dentro del agua son buenas alternativas. Evite los ejercicios de impacto y los que aprovechan el propio peso de la persona.

— Si usted tiene sobrepeso, pierda los kilos que le sobran. El sobrepeso puede producir osteoartritis o agravarla.

— Consuma aceite de oliva virgen extra: 50 ml al día.

■ ARTROSIS: ENFERMEDAD DEGENERATIVA

Enfermedad degenerativa que se caracteriza por destrucción del cartílago que las recubre y formación de hueso en lugares anormales, produciendo una dificultad en los movimientos.

La **artrosis** es por el desgaste del cartílago, un tejido que hace de amortiguador protegiendo los extremos de los huesos y que favorece el movimiento de la articulación. Es la enfermedad reumática más frecuente, especialmente entre personas de edad avanzada.

Causas: Malformación de la articulación de causa congénita. Traumatismos que lesionan la articulación. Artritis séptica. Hemorragias intraarticulares.

Signos y síntomas: Dolor articular que aumenta con el ejercicio y cede con el reposo. Rigidez matutina. Deformaciones de los dedos. Nódulos en las articulaciones de las manos (nódulos de Heberden). Limitación del movimiento en las fases avanzadas.

Diagnóstico: Historia clínica y exploración por un médico. Analítica con pruebas reumáticas que descarten otras enfermedades que afectan a las articulaciones y que son normales. Radiografías óseas.

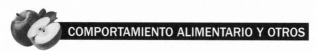

COMPORTAMIENTO ALIMENTARIO Y OTROS

— La fisioterapia y la rehabilitación pueden mejorar el funcionamiento articular y la calidad de vida en fases precoces.

— Se deben proteger las articulaciones afectadas y disminuir su uso, ayudándose de bastones en la artrosis de cadera y de rodilla y con un corsé en la artrosis de columna.

— Deben utilizarse analgésicos para control de los síntomas, preferentemente paracetamol.

— Los esteroides no son útiles.

— Las inyecciones intraarticulares de corticoides pueden ser beneficiosas.

— La sustitución de la articulación por una prótesis (cadera y rodilla) en las fases finales puede mejorar excepcionalmente los síntomas y la movilidad y, por tanto, la calidad de vida.

— La formación de ácido en el cuerpo puede hacerse excesiva por el consumo de una gran proporción de proteínas concentradas en la dieta. Estas proteínas acidificantes están contenidas en alimentos como carnes, pescados, huevo, queso, legumbres y guisantes y frutos secos. No deben tomarse nunca en grandes cantidades de una sola vez, y con poca frecuencia, tomarlos más de una vez en un solo día.

— Las personas que sufren de artrosis deben hacer la parte principal de su dieta diaria a base de frutas y verduras en una u otra forma, aunque algunas modificaciones ocasionales no hacen daño.

— Aunque parezca extraño, las llamadas frutas «ácidas» que incluyen al limón y al pomelo, tienen un efecto neutralizador de los ácidos corporales. Además, ayudan a la eliminación o dispersión de los minerales que han formado depósitos en el cartílago de las articulaciones. La mayoría de las frutas frescas, verduras y frutos secos producen una reacción alcalina. Las espinacas, por ejemplo, aunque tienen un alto contenido en ácido oxálico, son ricas en hierro.

— Las frutas ácidas de todos los tipos y frutos secos, incluyendo dátiles, son siempre buenos. También los vegetales como apio, berro, perejil, rabanitos, tomates, lechuga, col y zanahorias, preferiblemente crudos y en pequeñas cantidades. Los guisantes, coles de Bruselas y brócoli cocidos también son recomendables.

— Para quienes padecen artrosis, es esencial una ensalada diaria de hojas verdes, pero quienes no están habituados a comer alimentos crudos, deben comenzar poco a poco. Todos los alimentos crudos deben masticarse mucho, lo que puede ser un problema para quien tenga dificultades en los dientes.

— Los que poseen una licuadora o batidora tienen a mano una valiosa herramienta para producir buenos alimentos alcalinizadores con casi todas las frutas y verduras, o una mezcla de frutas o de verduras, pero no ambas cosas juntas.

— Las frutas o verduras se cortan en pequeñas rodajas y se licuan añadiéndoles agua; el zumo resultante contendrá todos los minerales y vitaminas junto con la fibra filtrada.

— Todas las carnes, pescados y quesos se deben reducir a un mínimo. El objetivo es tomar cualquiera de estos alimentos solo una vez al día y evitar las raciones abundantes.

— Huevos y productos de los huevos. A la semana solo se debe tomar el equivalente a tres huevos. Los huevos se asimilan más fácilmente cuando se mezclan con leche, como en los huevos revueltos.

— Legumbres secas, incluyendo lentejas, guisantes y frutos secos. Pueden alternarse con las carnes, quesos y huevos para obtener proteínas, y no deben utilizarse en grandes cantidades.

— Todos los productos del azúcar y la harina blanca. Solo se pueden utilizar ocasional y escasamente.

— Bebidas alcohólicas, NO se deben consumir diariamente y nunca en grandes cantidades.

— Alimentos fritos. No se deben comer nunca.

— Té y café fuertes. Son acidificantes y probablemente aumentarán los síntomas de la artrosis.

— Otras sustancias nocivas como la sal (salvo la sal marina con moderación), el adobo y la mayoría de las salsas.

— Consuma aceite de oliva virgen extra.

■ DOLOR DE ESPALDA Y LUMBALGIA

Afecta casi al 80% de los adultos en algún momento de su vida, y es una de las causas más frecuentes de hospitalización en el mundo occidental. El dolor de espalda puede tener diversas causas, entre ellas problemas de los músculos, los tendones, los huesos, los ligamentos o algún órgano, como el riñón. Las molestias y los dolores en la parte baja de la espalda pueden convertirse en un problema crónico. Lumbago es un término popular para referirse al dolor muscular en la parte baja de la espalda, cerca de la pelvis.

Durante mucho tiempo se creyó que el dolor de espalda era producido por degeneración de la columna vertebral o por alguna lesión, en especial daño de los discos intervertebrales. Los discos intervertebrales son estructuras localizadas entre las vértebras que actúan como amortiguadores. Cada disco consiste en una capa exterior sólida y fibrosa que protege la parte inferior encargada de la amortiguación, que es blanda. Con el paso del tiempo, los discos empiezan a mostrar signos de envejecimiento y pueden lesionarse –incluso uno tan insignificante como estornudar– puede hacer que el disco se hernie, es decir, que la materia blanda del interior se salga y presione la médula espinal. Este problema se suele denominar equivocadamente «hernia de disco». La hernia discal puede producir dolor de espalda intermitente o constante, pero severo. Sin embargo, no todos los dolores de espalda se deben a la enfermedad de los discos intervertebrales. Hay que tener en cuenta que los discos intervertebrales de la mayoría de las personas mayores de cuarenta años –experimenten o no dolor de espalda– presentan algún grado de degeneración. Mas aún, la mayor parte de los discos herniados o degenerados no producen síntomas.

Hoy en día se considera que la causa principal del dolor de espalda es, sencillamente, el esfuerzo muscular excesivo. Aunque los síntomas se pueden presentar de manera súbita y pueden ser sumamente dolorosos, se trata de un problema cuya evolución demora largo tiempo. Cuando los músculos se contraen, se produce ácido láctico y ácido pirúvico como subproducto de la actividad muscular. La presencia de ácido láctico en los músculos es la causa del cansancio muscular que solemos experimentar después de cualquier actividad física intensa (agujetas). Cuando niveles altos de esos ácidos se acumulan en los músculos se puede producir irritación, que eventualmente se convierte en dolor e interfiere la conducción de los impulsos eléctricos en el tejido muscular. La deshidratación a menudo complica los problemas relacionados con la acumulación de ácido.

En la mayoría de los dolores de espalda también intervienen factores psicológicos, como problemas emocionales profundos y/o dificultad para manejar el estrés. Otros factores que se relacionan con el dolor de espalda son mala postura, calzado inapropiado, hábitos inadecuados al caminar, levantar mal los objetos pesados, ejercicio físico excesivo, deficiencia de calcio y dormir sobre un colchón demasiado blando.

Los problemas de los riñones, de la vejiga y de la próstata también pueden conducir a dolores de espalda, al igual que el estreñimiento y los trastornos pélvicos de la mujer. Entre los trastornos crónicos que pueden ocasionar dolor de espalda están la artritis, reumatismo, enfermedad de los huesos y curvatura anormal de la columna vertebral. Las fracturas no suelen ser la causa del dolor de espalda.

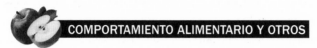

COMPORTAMIENTO ALIMENTARIO Y OTROS

— Evite todas las carnes y los productos con proteína animal mientras no se haya mejorado. Los alimentos de origen animal contienen ácido úrico, que le impone a los riñones un esfuerzo excesivo que puede contribuir al dolor de espalda.

— Los dolores musculares y de espalda a veces se relacionan con deshidratación. El organismo necesita como mínimo ocho vasos de agua todos los días para evitar la acumulación de desechos ácidos en los músculos y otros tejidos.

— Si el dolor se presenta tras una lesión o un movimiento abrupto, aplíquese hielo durante las primeras cuarenta y ocho horas, y luego aplíquese calor. Utilice una cama dura. Para levantarse de la cama, dese vuelta hasta quedar de lado, encoja las rodillas, impúlsese para sentarse y también para incorporarse.

— Para aliviar el dolor muscular de la espalda dese un baño largo de agua bien caliente.

— Cuando el dolor agudo haya cedido, haga ejercicios para fortalecer los músculos abdominales. Estos ejercicios sirven para prevenir nuevos episodios de dolor, pues los músculos abdominales ayudan a sostener la espalda. Los abdominales fortalecen estos músculos; nunca se deben hacer con las piernas estiradas en el suelo, sino con las rodillas dobladas.

— Cuando esté sentado, mantenga las rodillas un poquito elevadas de las caderas, y apoye los pies en el suelo.

— Al cargar alguna cosa en los hombros, cambie de hombro de vez en cuando. Cargar bolsos pesados en el hombro puede producir dolor de cuello, de espalda y de hombro.

— Utilice zapatos cómodos Cuanto más alto es el tacón de los zapatos, tanto mayor es el riesgo de sufrir dolor de espalda.

— Cuando tenga que permanecer sentado durante un rato largo, no se quede en la misma posición. Muévase y cambie de posición.

— Inclínese hacia delante doblando las rodillas. Levante los objetos ayudándose con las piernas, los brazos y el abdomen, no con los músculos de la región lumbar.

— No levante objetos que pesen más de diez kilos. Si tiene que realizar alguna actividad cerca del suelo, no doble la cintura. Lo que debe hacer es ponerse en cuclillas.

— No duerma sobre el abdomen con la cabeza sobre una almohada. Más bien, haga que su espalda descanse tendiéndose de lado con las piernas recogidas. De esta manera, las rodillas quedan más o menos un centímetro más altas que la cadera. Duerma sobre un colchón duro y apoye la cabeza en una almohada. Si su colchón no es suficientemente duro, coloque una tabla entre el canapé y el colchón corriente.

— Mantenga un peso saludable y haga ejercicio con moderación y regularidad. La falta de ejercicio causa dolor de espalda. Entre las actividades convenientes para la espalda están nadar, montar en bicicleta, caminar y remar.

— Si el dolor le dura más de setenta y dos horas, si irradia a las piernas o si se le presentan otros síntomas como pérdida inexplicable de peso, consulte con su médico. Si su dolor de espalda es crónico, consulte con un médico especializado en este problema.

— Consuma aceite de oliva virgen extra.

■ ENFERMEDAD DE PAGET

Es una enfermedad progresiva de los huesos que avanza lentamente y se caracteriza por un proceso morboso en el cual alternan la formación y la destrucción de hueso. La consecuencia de este proceso es que los huesos sanos son reemplazados poco a poco por cantidades excesivas de hueso anormal, que presenta deficiencia de calcio y carece de la estructura necesaria para proporcionar máxima fortaleza. La enfermedad de Paget suele afectar a los huesos de la pelvis, la columna vertebral, los muslos, el cráneo, las caderas y los brazos. Se presenta con más frecuencia en hombre mayores de cuarenta años, aunque también puede afectar a las mujeres. Se sabe de pocos casos en los cuales ha afectado a adultos jóvenes.

En sus primeras etapas, la enfermedad usualmente no produce síntomas, aunque puede haber un dolor moderado en los huesos afectados.

A medida que la enfermedad avanza tiende a aumentar el dolor en los huesos, a volverse más persistente –en especial por la noche– y a empeorar con el esfuerzo físico.

La enfermedad de Paget también puede ocasionar dolores en el cuello y/o en la espalda, dolor y/o rigidez en las articulaciones comprometidas, aumento de la temperatura de la piel en el área de los huesos afectados, fracturas óseas sin causa clara, sordera, dolores de cabeza, vahídos, silbidos en los oídos y alteración del movimiento. Esta enfermedad sigue un patrón en el que alternan la remisión y la exacerbación de los síntomas. Con el tiempo, la exacerbación de los síntomas es cada vez peor. A veces se afectan las articulaciones adyacentes al hueso enfermo y se puede desarrollar osteoartritis.

A la larga, pueden presentarse deformidades como arqueo de las piernas, abombamiento del pecho, encorvamiento de la columna vertebral y aumento del tamaño de la frente. Otras posibles complicaciones de las etapas avanzadas de la enfermedad son cálculos renales (por falta de movimiento), insuficiencia cardiaca congestiva, sordera o ceguera (por presión del cráneo contra el cerebro), presión arterial alta y gota.

En algunos casos el hueso afectado sufre cambios de naturaleza maligna que terminan en osteosarcoma (cáncer de hueso). Aunque la expectativa de vida no es muy alta, la mayoría de los pacientes de la enfermedad ósea de Paget viven con su enfermedad entre diez y quince años, por lo menos.

Como esta enfermedad no suele producir síntomas importantes, en particular durante las primeras etapas, la mayoría de los casos pasan inadvertidos. La causa de la enfermedad ósea de Paget no se conoce, pero algunos investigadores sospechan que podría ser una infección viral. Son muchos los casos que se presentan entre miembros de la misma familia. Sin embargo, parece que no se transmite de generación en generación, lo cual es más compatible con una causa viral que con una causa hereditaria.

La enfermedad de Paget con frecuencia se confunde con otras dolencias, como hipertiroidismo y enfermedades que producen lesión ósea, como cáncer de hueso, displasia fibrosa y mieloma múltiple.

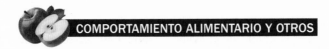

— Consuma abundantes alimentos ricos en calcio, como mantequilla, leche de cabra, todos los vegetales con hojas, salmón, sardinas, mariscos, tofu y yogur.

— Incluya en su dieta mucho ajo. El ajo es beneficioso para la circulación y controla la inflamación.

— Consuma piña fresca con frecuencia. Esta fruta contiene enzimas que reducen la inflamación.

— Evite los vegetales solanáceos. Entre ellos están el tomate, patata, berenjena, pimienta de cayena, paprika y pimiento. Estos vegetales contienen muchos alcaloides, sustancias químicas con efectos fisiológicos muy fuertes, como alteración del metabolismo del calcio. Mediante un mecanismo que aún no se comprende, los alcaloides hacen que el calcio de los huesos se deposite en lugares del organismo donde no se requiere, como arterias, articulaciones y riñones.

— El calor alivia el dolor. Por tanto, los baños en agua caliente, las compresas calientes y las lámparas de calor son eficaces.

— Para combatir la inmovilidad, siga un programa de ejercicios recomendado por su médico, por ejemplo, piscina climatizada o spa.

— Duerma en un colchón bastante duro o coloque una tabla debajo del colchón. Esto disminuye la probabilidad de que se desarrollen deformidades en la columna vertebral.

— Durante la fase activa de la enfermedad, guarde cama y muévase o dese vueltas para prevenir úlceras por decúbito.

— Tome medidas para hacer de su hogar un sitio seguro y evitar fracturas.

— Hágase chequeos médicos con regularidad para detectar a tiempo el cáncer de los huesos y la sordera. Si pierde capacidad auditiva, considere la posibilidad de utilizar un dispositivo especial.

— Consuma aceite de oliva virgen extra.

■ ESPONDILOARTRITIS ANQUILOSANTE

Es una enfermedad inflamatoria que, con el tiempo, puede provocar que algunas de las vértebras de la columna se fusionen. Esta fusión hace que la columna se vuelva menos flexible y adopte una postura encorvada hacia adelante. Si las costillas están afectadas, respirar hondo puede resultar difícil.

La espondiloartritis anquilosante afecta a los hombres con mayor frecuencia que a las mujeres. Los signos y síntomas en general comienzan a principios de la adultez. También pueden inflamarse otras partes de cuerpo, por lo general, los ojos.

La espondiloartritis no puede curarse, pero hay tratamientos que pueden aliviar los síntomas y, posiblemente, desacelerar el avance de la enfermedad.

Los primeros signos y síntomas de la espondiloartritis anquilosante podrían incluir dolor y rigidez en la parte baja de la espalda y las caderas, en especial por la mañana y después de períodos de inactividad. También son frecuentes el dolor de cuello y el cansancio. Con el tiempo, los síntomas pueden empeorar, mejorar o desaparecer a intervalos irregulares.

Las áreas más comúnmente afectadas son las siguientes: la articulación entre la base de la columna vertebral y la pelvis (sacroilíaca); las vértebras de la parte baja de la espalda; los lugares en los que los tendones y ligamentos se unen a los huesos (entesis), en especial en la columna vertebral, pero a veces a lo largo de la parte de atrás del talón; el cartílago ubicado entre el esternón y las costillas; y las articulaciones de las caderas y los hombros

No tiene causas específicas, aunque sí parece que intervienen factores genéticos. En particular, las personas que tienen un gen llamado HLA-B27 corren un riesgo mucho mayor de desarrollar espondiloartritis anquilosante. Sin embargo, solo algunas personas con el gen desarrollan la afección.

Como factores de riesgo: el sexo (los hombres tienen mayor probabilidad de desarrollar espondilitis anquilosante que las mujeres); la edad (su aparición por lo general se da al final de la adolescencia o en la adultez temprana); y la herencia (la mayoría de las personas que tienen espondilitis anquilosante tiene el gen hla-b27, pero muchas personas que tienen este gen nunca desarrollan espondilitis anquilosante).

Cuando hay espondiloartritis anquilosante, se forma hueso nuevo como parte del intento del organismo por curarse. Este nuevo hueso va formando un puente que cierra la brecha entre las vértebras y, eventualmente, fusiona secciones de una y otra vértebra. Esas partes de la columna vertebral se vuelven rígidas e inflexibles. La fusión también puede agarrotar tu caja torácica y restringir tu capacidad y función pulmonares.

Entre otras complicaciones podríamos mencionar: inflamación ocular (uveítis) (la uveítis es una de las complicaciones más frecuentes de la espondiloartritis anquilosante y puede causar la aparición rápida de dolor en los ojos, sensibilidad a la luz y visión borrosa. Si presentas estos síntomas, consulta con tu médico de inmediato); fracturas por compresión (durante las primeras etapas de la espondiloartritis anquilosante, en algunas personas, los huesos se afinan. Las vértebras debilitadas pueden colapsar, lo que aumenta la intensidad de tu postura encorvada. Las fracturas vertebrales pueden ejercer presión y tal vez dañar la médula espinal y los nervios que pasan por la columna vertebral); y problemas cardíacos (la espondiloartritis anquilosante puede provocar problemas con la aorta, la arteria más grande del cuerpo. La aorta inflamada puede aumentar su tamaño al punto de distorsionar la forma de la válvula aórtica en el corazón, lo que deteriora su funcionamiento).

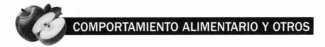

COMPORTAMIENTO ALIMENTARIO Y OTROS

— Consuma aceite de oliva virgen extra, 50 ml al día.
— Tome frutas y verduras, pescados, legumbres, carne de pollo y pavo, arroz, huevos, cereales integrales, pasta, leche, quesos y yogures.
— Beba agua mineral.
— No fume.
— Evite el café, tome alcohol moderadamente.
— No tome sal ni azúcar refinada.
— Haga ejercicio, de elección el mejor es la natación. Practique al menos tres días a la semana una hora diaria. Camine 30 minutos diarios.

■ HUESOS POROSOS: LA OSTEOPOROSIS

Es otra enfermedad progresiva en la cual los huesos se vuelven cada vez más frágiles, lo que produce cambios de postura y vuelve al paciente sumamente susceptible a las fracturas óseas. La palabra *osteoporosis*, derivada del latín, significa «huesos porosos».

Debido a las diferencias fisiológicas, nutricionales y hormonales que existen entre los hombres y las mujeres, la osteoporosis afecta primordialmente a las mujeres. De hecho, esta enfermedad afecta a más mujeres que las enfermedades cardiacas, los accidentes cerebrovasculares, la diabetes, el cáncer de mama o la artritis. Por lo menos la mitad de las mujeres entre los 45 y los 65 años presentan algún grado de osteoporosis, y los huesos de más de la tercera parte de esas mujeres presentan grave deterioro.

La masa ósea –la cantidad de mineral que contienen los huesos– generalmente alcanza su punto máximo cuando la mujer tiene entre 30 y 35 años. Después, empieza a declinar. Entre los 55 y los 60 años, las mujeres suelen perder de manera característica entre el 30 y el 40% de hueso.

La pérdida de hueso no produce síntomas, por lo que suele pasar inadvertida mientras no haya adquirido proporciones significativas. Es muy frecuente que la mujer solo se entere de que tiene osteoporosis cuando sufre un accidente menor a consecuencia del cual se le fractura un hueso, usualmente una muñeca o la cadera.

Cuando la osteoporosis está muy avanzada, incluso un abrazo entusiasta puede dar por resultado una o más costillas rotas. A medida que avanza la pérdida de hueso, las vértebras corren el riesgo de sufrir las llamadas fracturas por compresión, que hacen que los nervios de la columna vertebral y de diversos órganos internos se junten, lo que se traduce en pérdida de estatura. Esto suele ser muy doloroso. Esta compresión es la causa de la joroba que muchas mujeres desarrollan al ir envejeciendo. La osteoporosis también incide en la pérdida de la dentadura; el debilitamiento de la estructura del maxilar impide que los dientes se sostengan firmemente en su lugar.

Mucha gente cree que la causa de la osteoporosis es solamente la deficiencia de calcio en la dieta y que, por tanto, se puede remediar tomando suplementos de este mineral. Esta creencia es incorrecta. Aun cuando tomar suplementos de calcio es importante, en el manejo de la osteoporosis intervienen otros factores.

Las vitaminas C, D, E y K desempeñan un papel vital en la lucha contra esta enfermedad, al igual que la proteína. Regular la cantidad de algunos minerales, como magnesio, fósforo, silicio, boro, cinc, manganeso y cobre, también es importante para preservar el nivel adecuado de calcio en el organismo. El ejercicio es otro factor de importancia crucial.

Hay dos clases de osteoporosis:

— Se cree que la osteoporosis tipo I se debe a cambios hormonales, en particular a la pérdida de estrógeno, factor que acelera la pérdida de minerales de los huesos.

— La osteoporosis tipo II se asocia con deficiencias dietéticas, en especial con la falta de cantidades adecuadas de calcio y de vitamina D, que es necesaria para la absorción del calcio.

Muchas mujeres creen equivocadamente que la osteoporosis es un problema del cual solo se tienen que ocupar después de la menopausia. Sin embargo, se ha comprobado que la osteoporosis a menudo comienza temprano en la vida y que *no* es estrictamente un problema de la etapa posmenopáusica. Pese a que la pérdida de hueso se acelera después de la menopausia como resultado del descenso del nivel de estrógenos, la pérdida de hueso empieza antes de la menopausia.

Se sabe que varios factores influyen en el riesgo de desarrollar osteoporosis. El primero, y probablemente el más importante, es el nivel máximo de masa ósea alcanzado en la edad adulta. Para comenzar, cuanto más grandes y densos son los huesos, tanto menor es el impacto de la pérdida de hueso. Esto quiere decir que las mujeres de baja estatura y de huesos delgados tienen más motivos de preocupación que las mujeres de constitución más grande y de huesos que pesan más.

También son importantes los hábitos dietéticos y el estilo de vida. Aunque una insuficiente ingesta de calcio influye en la osteoporosis, de igual importancia son otras prácticas dietéticas que afectan al metabolismo del calcio.

Las dietas altas en sal, azúcar y proteína de origen animal hacen que el organismo excrete cantidades muy altas de calcio. El organismo, entonces, se ve forzado a «robar» calcio de los huesos a fin de satisfacer sus requerimientos.

La cafeína, el alcohol y muchos otros fármacos producen un efecto similar. Demasiado magnesio y/o fósforo (se encuentra en las bebidas gaseosas y en muchos productos alimentarios procesados) puede inhibir la capacidad del organismo de absorber adecuadamente el calcio porque esos minerales compiten con este por ser absorbidos en la sangre y en la médula ósea.

La densidad de los huesos también depende del ejercicio. Cuando regularmente hacemos ejercicio que aprovecha el propio peso del cuerpo (como caminar), nuestro organismo reacciona depositando más mineral en los huesos, especialmente en los de las piernas, la cadera y la columna vertebral. En cambio, la falta de ejercicio regular acelera la pérdida de masa ósea.

Otros factores que aumentan la probabilidad de desarrollar osteoporosis son fumar, inicio tardío de la pubertad, inicio temprano de la menopausia, antecedentes familiares de la enfermedad, hipertiroidismo, enfermedad hepática o renal crónica y uso prolongado de corticosteroides, anticoagulantes y medicamentos anticonvulsivos.

Aunque la osteoporosis no produce síntomas específicos mientras no se encuentra en una etapa avanzada, existen señales tempranas de que se está presentando pérdida de hueso. Entre esas señales están la disminución gradual de la estatura, encorvamiento de los hombros y dolores generalizados.

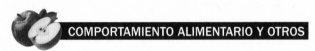

COMPORTAMIENTO ALIMENTARIO Y OTROS

— Consuma abundantes alimentos ricos en calcio y en vitamina D. Buenas fuentes de calcio de fácil asimilación son el brócoli, almejas, la mayoría de las verduras de hoja verde oscura, avellanas, algas, ostras, salmón, sardinas, semillas de sésamo, langostinos, soja, tofu y hojas de nabo.

— Tome el calcio a la hora de acostarse, pues se absorbe mejor y ayuda a dormir bien.

— Incluya en su dieta ajo, cebolla y huevos (si su colesterol no es demasiado alto). Estos alimentos contienen azufre, que es necesario para tener huesos saludables.

— Limite el consumo de almendras, espárragos, hojas de remolacha, ruibarbo y espinaca. Estos alimentos tienen un alto contenido de ácido oxálico, que inhibe la absorción del calcio.

— Evite los alimentos y las bebidas que contienen fosfatos, como las bebidas gaseosas, así como también los alimentos de origen animal ricos en proteínas. Evite el alcohol, el tabaco, el azúcar y la sal. Disminuya su consumo de frutas cítricas y de tomate, ya que pueden inhibir la absorción del calcio.

— Evite los alimentos con levadura. La levadura es rica en fósforo, que compite con el calcio por ser absorbido por el organismo.

— Para que el calcio se absorba, en el estómago tiene que haber cantidades adecuadas de vitamina D y de A y C. Por lo regular, la gente de edad avanzada no tiene suficiente ácido estomacal.

— Si usted está tomando hormona tiroidea o algún medicamento anticoagulante, aumente su ingesta de calcio por lo menos en un 25 a un 50%.

— Si usted está tomando algún diurético, consulte con su médico antes de empezar a tomar suplementos de calcio y de vitamina D. Los diuréticos tipo tiazidas aumentan los niveles sanguíneos de calcio, y se pueden presentar complicaciones cuando se toman junto con suplementos de calcio y de vitamina D. Sin embargo, otra clase de diuréticos aumentan los requerimientos de calcio.

— Manténgase activo y haga ejercicio con regularidad. La falta de ejercicio puede dar lugar a la pérdida de calcio, pero esto se puede revertir haciendo ejercicio de manera razonable. Caminar es quizás el mejor ejercicio para preservar la masa ósea y si es tomando el sol es una recomendación definitiva.

— Consuma aceite de oliva virgen extra.

CAPÍTULO 5

APARATO RESPIRATORIO

■ ASMA: HAMBRE DE AIRE

Enfermedad de los pulmones que obstruye las vías respiratorias. Durante los ataques de asma los músculos bronquiales se contraen, presentan espasmos e impiden que el aire viciado salga. Las personas aquejadas de asma describen esos episodios como «hambre de aire». Entre los síntomas característicos del asma están la tos, respiración sibilante, sensación de opresión en el pecho y dificultad para respirar.

Los espasmos que caracterizan los ataques agudos no son la causa de la enfermedad, sino un resultado de la infamación crónica y de la hipersensibilidad de las vías respiratorias a determinados estímulos. Los ataques de asma se producen cuando la persona que es susceptible a ellos entra en contacto con un alergeno o con una sustancia irritante. A pesar de que cualquier clase de alergeno puede precipitar un ataque de asma en las personas susceptibles, entre los más comunes están la pelusa de los animales, químicos, medicamentos, ácaros del polvo, contaminantes ambientales, plumas, aditivos alimentarios (como sulfitos), mohos y humo de tabaco. Otros factores que pueden provocar ataques de asma son trastornos de la adrenalina, ansiedad, cambios de temperatura, ejercicio, sequedad o humedad extrema, miedo, risa, bajo nivel de azúcar sanguíneo y estrés. Infecciones respiratorias, como bronquitis, también pueden derivar en ataques de asma.

Los bronquios se inflaman y se obstruyen a causa de las secreciones. Esta inflamación irrita aún más las vías respiratorias, lo que a su vez aumenta la susceptibilidad a la enfermedad. El resultado es que los ataques se vuelven más frecuentes y la inflamación más severa.

Especialistas en asma especulan que la creciente contaminación ambiental se refleja en una incidencia más alta de esta enfermedad. Las epidemias de asma relacionadas con contaminación atmosférica –especialmente en ambientes cerrados, donde abundan el polvo y las partículas químicas– son bien conocidas. La exposición a determinadas sustancias del medio laboral –por ejemplo, químicos como poliuretano, que se utiliza en la industria de los adhesivos y el plástico; resinas de epoxi, que se utilizan en las pinturas; limpiadores líquidos para materiales de soldadura; emanaciones de latón; químicos de lavado en seco, y otras sustancias– también representa un gran riesgo. Es posible que la predisposición al asma sea hereditaria.

En la última década ha aumentado en una tercera parte el número de personas que sufren de asma. Hoy en día, el asma afecta al 4% de la población occidental. Las personas que tienen más probabilidades de contraer asma son los niños menores de dieciséis años y los adultos mayores de sesenta y cinco.

Es difícil hacer un diagnóstico definitivo de asma ya que sus síntomas se parecen a los de otras enfermedades, como enfisema, bronquitis e infecciones del tracto respiratorio inferior. A fin de distinguir el asma de otras enfermedades, es posible que el médico ordene algunos exámenes de sangre, radiografías de tórax y espirometría (un procedimiento que permite cuantificar el aire que entra y sale de los pulmones). Con un diagnóstico oportuno y un tratamiento adecuado, es posible evitar que el asma se convierta en un peligro para la vida del paciente.

El asma cardiaca produce los mismos síntomas que los demás tipos de asma, pero su causa es la insuficiencia cardiaca. El asma intrínseca, una forma menos común de la enfermedad, por lo general se presenta en la edad adulta, se asocia con otras enfermedades respiratorias como bronquitis o sinusitis, y tiende a aparecer cuando hay alguna infección viral en el tracto respiratorio superior. Quienes padecen de asma intrínseca suelen ser vulnerables a los cambios de clima, al ejercicio, al estrés emocional y a otros factores psicológicos.

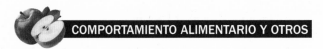

COMPORTAMIENTO ALIMENTARIO Y OTROS

— Su dieta debe constar básicamente de frutas y vegetales frescos, nueces y semillas, harina de avena y granos enteros. Además, debe ser relativamente alta en proteínas, baja en carbohidratos y no debe contener azúcar.

— Incluya en su dieta ajo y cebolla. Estos alimentos contienen quercetina y aceites de mostaza, los cuales inhiben la acción de una enzima que estimula la liberación de químicos con propiedades inflamatorias.

— Evite los alimentos que producen gases como judías, brócoli, coliflor y repollo, y disminuya la cantidad de fibra. Los gases empeoran el asma pues presionan el diafragma.

No consuma helados ni tome líquidos demasiado fríos. El frío puede producir espasmos bronquiales.

Por sus propiedades curativas de las membranas mucosas, utilice propóleos de abeja.

— Haga comidas ligeras; las comidas abundantes pueden producir sensación de ahogo pues hacen que el estómago presione el diafragma.

— Haga una dieta de eliminación para determinar si hay algún o algunos alimentos que agravan su problema de asma. Entre los alimentos que suelen ser perjudiciales están: maíz, cacahuete, soja, huevos, remolacha, zanahoria, colas, bebidas frías (pueden provocar espasmos bronquiales), productos lácteos (incluyendo leche y helados), pescado, carnes rojas (en especial, cerdo), alimentos procesados, sal, espinaca, pollo y pavo, harina blanca y azúcar blanco.

— Si usted toma aspirina y otros medicamentos Antiinflamatorios no Esteroideos (AINES), tómelos con precaución. Medicamentos contra el dolor, como aspirina, ibuprofeno o naproxeno son responsables de dos terceras partes de las reacciones asmáticas asociadas con los medicamentos, y la aspirina es responsable de la mitad. Los agentes utilizados para la quimioterapia y los antibióticos también desencadenan reacciones asmáticas.

— Ponga en práctica métodos de reducción de estrés. El estrés y las emociones fuertes, como la preocupación y miedo, pueden precipitar ataques de asma.

— Evite los animales peludos, colorantes de alimentos, el humo del tabaco y otras clases de humo, y el aminoácido triptófano.

— Si sospecha que los ácaros le producen síntomas asmáticos, haga lo posible por deshacerse de ellos. En el comercio se encuentran aspiradoras que destruyen esos ácaros.

— Consuma aceite de oliva virgen extra.

■ BRONQUITIS CRÓNICA

Es la inflamación u obstrucciones de los bronquios, es decir, los conductos respiratorios que conducen a los pulmones. Esa inflamación produce acumulación de mucosidad, además de tos, fiebre, dolor en el pecho y/o en la espalda, fatiga, dolor de garganta, dificultad para respirar y, a menudo, escalofrío y temblor súbito. Además de lo anterior, se puede presentar broncoespasmo (espasmo de los músculos bronquiales), que frecuentemente va acompañado de inflamación de las membranas mucosas e hipersecreción de las glándulas bronquiales.

La bronquitis puede ser aguda o crónica. La bronquitis aguda suele ser producida por una infección bacteriana o viral, por clamidia, micoplasma o una combinación de agentes infecciosos. Normalmente sigue a las infecciones del tracto respiratorio superior, como resfriado o influenza. En la bronquitis aguda, el broncoespasmo se relaciona con infección viral (en vez de bacteriana). La mayoría de los pacientes de bronquitis aguda se recuperan completamente en pocas semanas. No obstante, hay casos en que la bronquitis aguda se puede convertir en neumonía. Las personas que sufren de alguna enfermedad crónica u otro problema debilitante de salud tienen más probabilidades de que esto les suceda.

La bronquitis crónica es el resultado de la irritación frecuente de los pulmones a causa de la exposición al humo del cigarrillo u otra clase de emanaciones nocivas. Las alergias también pueden causar bronquitis crónica. Como la bronquitis crónica disminuye el intercambio de oxígeno y dióxido de carbono en los pulmones, el corazón tiene que trabajar más para compensar esa situación. Con el tiempo, esto puede conducir a hipertensión pulmonar, aumento del tamaño del corazón y, por último, insuficiencia cardiaca.

Los ambientes desfavorables de trabajo aumentan la probabilidad de presentar infecciones respiratorias. Los factores climáticos y las epidemias de infecciones virales también aumentan el riesgo. Entre la gente que vive o trabaja en medios poco salubres, la sensación de ahogo suele agravarse por la humedad y el frío, por la exposición al polvo o, incluso, por infecciones respiratorias de poca importancia.

COMPORTAMIENTO ALIMENTARIO Y OTROS

— Incluya en su dieta ajo y cebolla. Estos alimentos contienen aceites de quercetina y mostaza, que inhiben la acción de la lipoxigenasa, una enzima que promueve la liberación de un químico inflamatorio en el organismo. El ajo es, además, un antibiótico natural.

— Beba abundantes líquidos. El agua pura, los tes de hierbas y las sopas son buenas opciones.

— Evite los alimentos que propician la formación de mucosidad, como productos lácteos, alimentos procesados, azúcar, frutas dulces y harina blanca. Evite también los alimentos que producen gases, como judías, repollo y coliflor, entre otros.

— No fume y evite los ambientes donde hay humo. Si usted tiene bronquitis crónica, no espera mejorarse mientras no evite por completo las sustancias irritantes que hacen que las secreciones obstruyan las vías respiratorias.

— Utilice un humidificador o un vaporizador.

— Guarde cama al principio de la enfermedad, cuando hay fiebre. Cuando la fiebre se haya pasado y se sienta mejor, alterne entre el descanso y la actividad moderada para evitar que las secreciones se instalen en los pulmones.

— Para reducir la inflamación y poder dormir, antes de acostarse colóquese sobre el pecho y la espalda calor húmedo, o una botella de agua caliente.

— Para acelerar la recuperación, infle un globo varias veces al día. Una investigación demostró que, tras ocho semanas de esta terapia, pacientes de bronquitis respiraban mucho mejor y se sienten menos ahogados.

— Suplemente su dieta con vitamina C. Esta vitamina es esencial para las enfermedades infecciosas porque los glóbulos blancos de la sangre consumen grandes cantidades cuando combaten las infecciones.

— Cuando tenga bronquitis no utilice medicamentos que supriman la tos. Toser es fundamental para eliminar las secreciones.

— Consuma aceite de oliva virgen extra.

■ CÁNCER DE PULMÓN

Comienza en los pulmones. Los pulmones son dos órganos esponjosos ubicados en el tórax que toman oxígeno cuando inhalas y liberan dióxido de carbono cuando exhalas.

El cáncer de pulmón es la principal causa de muerte por cáncer en España tanto en hombres como en mujeres. El cáncer de pulmón se cobra más vidas por año que todos los cánceres de colon, próstata, ovario y mama juntos.

Las personas que fuman corren un mayor riesgo de padecer cáncer de pulmón, aunque es posible que aquellas que nunca hayan fumado también tengan este cáncer. Este aumenta con la cantidad de cigarrillos y la cantidad de tiempo que hayas fumado. Si dejas de fumar, incluso después de haber fumado durante muchos años, puedes disminuir de manera significativa las posibilidades de padecer cáncer de pulmón.

No produce signos ni síntomas en los estadios más tempranos. Los signos y síntomas del cáncer de pulmón generalmente se presentan solo cuando la enfermedad está avanzada.

Pueden ser: una tos reciente que no se va; tos con sangre, incluso en pequeñas cantidades; falta de aire; dolor en el pecho; ronquera; adelgazamiento sin proponértelo; dolor en los huesos; y dolor de cabeza.

El tabaco provoca cáncer de pulmón al dañar las células que recubren los pulmones. Cuando inhalas el humo del cigarrillo, que está lleno de sustancias que producen cáncer (carcinógenos), se producen alteraciones en el tejido del pulmón casi de inmediato.

Al principio, el organismo puede reparar ese daño. No obstante, con cada exposición reiterada, las células normales que recubren los pulmones presentan un daño cada vez mayor. Con el tiempo, ese daño hace que las células comiencen a actuar de manera anormal y, finalmente, se puede producir el cáncer.

Hay dos tipos principales en función de las células cancerígenas del pulmón vistas al microscopio. Tu médico toma decisiones según cuál sea el tipo de cáncer de pulmón que tengas.

Los dos tipos usuales de cáncer de pulmón son:

— Cáncer de pulmón de células pequeñas. Se presenta casi exclusivamente en las personas que fuman mucho y es menos frecuente que el cáncer de pulmón de células no pequeñas.

— Cáncer de pulmón de células no pequeñas. Es un término genérico que se usa para denominar varios tipos de cáncer de pulmón que se comportan de manera parecida. Los tipos de cáncer de pulmón de células no pequeñas comprenden el carcinoma epidermoide, el adenocarcinoma y el carcinoma de células grandes.

Hay factores de riesgo como: tabaquismo, la exposición al humo proveniente de terceras personas, exposición al gas radón, al asbestos y otros carcinógenos y los antecedentes familiares de cáncer de pulmón.

Pueden causar complicaciones tales como: falta de aire, tos con sangre, dolor, líquido en el tórax o derrame pleural, o cáncer que se disemina a otras partes del cuerpo (metástasis).

— No fumar, y en caso de hacerlo, dejarlo.

— Evitar el humo (fumador pasivo).

— Evitar los carcinógenos en tu trabajo.

— Elija una dieta saludable con variedad de frutas y verduras, son fuentes alimenticias de vitaminas y nutrientes.

— Evitar grandes cantidades de vitaminas en pastillas. Por ejemplo, los investigadores que querían disminuir el riesgo de cáncer de pulmón en fumadores empedernidos les dieron suplementos de betacarotenos. Los resultados revelaron que los suplementos, en realidad, aumentaron el riesgo de cáncer en los fumadores.

— Tome aceite de oliva virgen extra: 50 ml diarios.

— No tome carnes rojas, solo pollo, pavo y conejo.

— Puede tomar cualquier tipo de pescado, arroz integral, pasta, legumbres, huevos y cereales integrales.

— Beba agua mineral e infusiones.

— No beba café ni bebidas carbonatadas.

— No tome sal ni azúcar refinada.

— Haga ejercicio todos los días de la semana (30 minutos).

■ EPOC: ENFERMEDAD OBSTRUCTIVA CRÓNICA

Se trata del enfisema y la bronquitis crónica. El enfisema es una enfermedad obstructiva crónica de los pulmones, producida por dilatación y pérdida de la elasticidad del tejido pulmonar. El aire viciado permanece estancado en los pulmones y esto impide que se realice el indispensable intercambio de oxígeno y dióxido de carbono. El síntoma más frecuente del enfisema es el ahogo seguido de tos cuando la persona hace cualquier esfuerzo, por insignificante que sea.

La mayoría de las personas a las cuales les diagnosticaron enfisema han fumado durante mucho tiempo. A menudo, los síntomas solo se manifiestan en la edad mediana, cuando el individuo empieza a perder la capacidad de hacer ejercicio o de realizar trabajos pesados, y aparece una tos seca. Aun cuando los síntomas suelen ser leves al principio, empeoran con el tiempo.

En casos excepcionales, el enfisema es resultado de la deficiencia de una proteína sanguínea llamada antitripsina. Sin embargo, en la gran mayoría de los casos el enfisema se debe al tabaquismo. Fumar produce inflamación crónica pero leve de los pulmones, lo que aumenta la probabilidad de contraer esta enfermedad, que es progresiva.

COMPORTAMIENTO ALIMENTARIO Y OTROS

— Evite todo contacto con el tabaco. El humo del cigarrillo es la sustancia más nociva con la que puede entrar en contacto cualquier persona que tenga enfisema. Si usted sufre de enfisema y fuma, debe dejar el hábito. Evite los sitios donde haya gente fumando y no permita que fumen en su casa, en su coche o cerca de usted.

— Haga una dieta que consista en un 50% de alimentos frescos. El 50% restante debe constar de sopas, pollo o pavo sin piel, pescado, arroz integral y cereales de grano entero.

— Al despertarse, tome una cucharadita de aceite de oliva virgen extra. Esto suministra ácidos grasos esenciales y ayuda a eliminar desechos tóxicos de la vesícula biliar y del intestino grueso.

— Consuma todos los días ajo y cebolla.

— Evite los alimentos fritos y grasos, la sal y todos los alimentos que produzcan excesiva mucosidad en el tracto gastrointestinal, los pulmones, los senos nasales y la cavidad nasal. Entre los alimentos que contribuyen a la formación de mucosidad están las carnes, huevos, todos los productos lácteos (incluyendo el queso), los alimentos procesados, el tabaco, comida basura y los productos que contienen harina blanca. Lea cuidadosamente las etiquetas; a menudo esos ingredientes están «ocultos» en los productos.

— Evite los alimentos que producen gases, como legumbres y repollo. Estos alimentos causan distensión abdominal, lo que interfiere la respiración.

— Evite los alimentos que requieren mucha masticación, como carnes y nueces. Las enfermedades crónicas de los pulmones pueden dificultar la respiración durante la masticación. Si es necesario, cocine ligeramente al vapor los vegetales para que sean más fáciles de comer.

— Cuídese de que los desayunos sean a base de líquidos calientes y transparentes (como tés de hierbas) para aflojar la mucosidad de las vías respiratorias.

— Como cualquier sustancia química adicional aumenta el riesgo de enfermar de los pulmones, utilice solamente productos esenciales para lavar la ropa (no deben tener aroma). Evite los perfumes y todo lo que contenga fragancia. Además, debe evitar las estufas de gas; las estufas eléctricas son preferibles para quienes tienen problemas respiratorios. En lugar de alfombra que atrapa polvo, moho y muchos químicos del aire que irritan los pulmones, coloque en su casa pisos de madera, de baldosa o de piedra. No utilice cortinas en las ventanas, ya que el polvo se deposita en ellas. Decore a base de pintura (actualmente se encuentran pinturas «sin olor») en lugar de papel, porque los pegamentos con los cuales se adhieren a las paredes tienen sustancias químicas volátiles que molestan a muchas personas. Evite los platos y otros artículos de plástico. No use productos en aerosol.

— Tome las cosas con calma y evite el estrés. Tome mucho aire fresco. Evite la contaminación del aire. Si el ambiente en el cual usted trabaja es sucio, polvoriento o tóxico, cambie de trabajo.

— No se quede en su casa cuando vayan a hacer limpieza a fondo, y regrese por lo menos dos horas después de que hayan terminado. La limpieza del hogar levanta polvo y moho.

— Evite el clima húmedo y caliente. Si usted tiene que vivir en un clima de este tipo, es esencial que el aire acondicionado central funcione constantemente.

— También es fundamental que su automóvil tenga aire acondicionado. No permita que nadie fume dentro de su automóvil, ni que entren personas que se hayan aplicado perfume.

— No permita que a su casa ni a su automóvil entre animales peludos, pues la pelusa que sueltan irrita los pulmones.

■ FIBROSIS QUÍSTICA

Aunque se presenta en personas de todos los grupos étnicos, es muchísimo más común en las personas de origen de raza blanca (su incidencia se calcula en una de cada dos mil cuatrocientas personas) que en las de origen africano (una de cada diecisiete mil personas). Esta enfermedad afecta prácticamente al mismo número de hombres que de mujeres.

El origen de la fibrosis quística es un defecto en un gen que codifica las instrucciones para una proteína que regula la entrada y la salida de sodio de las células de las glándulas exocrinas. En la mayoría de las personas que tienen fibrosis quística, las instrucciones genéticas omiten solo uno de los mil cuatrocientos ochenta aminoácidos que constituyen la proteína; es decir, un fallo mínimo pero devastador, pues afecta a muchas glándulas del organismo, entre ellas el páncreas, a las glándulas sudoríparas y a las glándulas de los sistemas digestivo y respiratorio.

Los síntomas de la fibrosis quística aparecen temprano en la vida. Las glándulas de los pulmones y de los bronquios producen grandes cantidades de mucosidad espesa y pegajosa que bloquea las vías pulmonares y atrapa bacterias nocivas, lo que da como resultado tos y respiración asmática crónicas, dificultades respiratorias e infecciones pulmonares recurrentes. Esas secreciones espesas obstruyen la liberación de enzimas pancreáticas, lo que deriva tanto en alteraciones digestivas como en malabsorción de los nutrientes y, en especial, en dificultad para metabolizar las grasas. Se puede presentar malnutrición, pues la falta de importantes enzimas digestivas impide que los nutrientes de los alimentos se absorban de manera apropiada. A su vez, esto puede producir dolor después de comer y, en el caso de los niños, impedir que aumenten de peso normalmente.

Las personas que sufren de fibrosis quística también pierden cantidades excesivas de sal a través de las glándulas sudoríparas. Estas personas suelen sudar profusamente y el sudor presenta concentraciones anormalmente altas en sodio, potasio y sales del ácido clorhídrico. Otros signos de fibrosis quística son deformaciones de los dedos de las manos y de los pies (a causa de la mala circulación), infertilidad, deposiciones voluminosas, grasosas y fétidas, y sabor salado en la piel. La persona puede presentar uno solo de estos síntomas o todos.

El gen responsable de la fibrosis quística fue identificado en 1989. Todas las células humanas (excepto los glóbulos rojos de la sangre, los óvulos y los espermatozoides) contienen dos copias de este gen, porque de cada uno de los padres se hereda una. La fibrosis quística se presenta cuando las dos copias son anormales. Cuando una sola copia es anormal, pero la otra es normal, se dice que el individuo es portador. Ese individuo no manifiesta señales de fibrosis quística, pero puede transmitirle a su descendencia un gen defectuoso. Cuando los dos padres son portadores, la probabilidad de que el hijo herede la enfermedad es de uno a cuatro; la probabilidad de que se vea completamente libre del gen mutante también es de uno a cuatro, y la probabilidad de que sea portador (como sus padres) es de uno a dos.

La identificación del gen responsable de la fibrosis quística les ha permitido a los investigadores empezar a desarrollar nuevos tratamientos y técnicas de diagnóstico. Actualmente, una prueba permite determinar la presencia de genes defectuosos analizando células extraídas del interior de la mejilla. La presencia tanto de genes normales como de genes mutantes indica que el individuo es portador de la enfermedad. Si solo presenta genes mutantes, el individuo sufre de fibrosis quística.

La prueba que más se utiliza para detectar la presencia de esta enfermedad es la de electrolitos en el sudor. Esta prueba determina si la piel contiene cantidades excesivas de electrolitos (sales minerales cargadas eléctricamente), lo cual es muy frecuente en los pacientes de fibrosis quística. Cuando un niño que se alimenta adecuadamente no aumenta de peso, o cuando sufre de infecciones respiratorias recurrentes, lo más indicado es hacerle una prueba de sudor. Los exámenes para detectar la fibrosis quística se recomiendan hoy en día solo para las personas con antecedentes familiares o con síntomas claros de enfermedad.

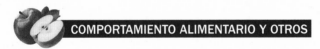

COMPORTAMIENTO ALIMENTARIO Y OTROS

— El 75% de su dieta debe constar de frutas y verduras frescas, nueces y semillas.

— Asegúrese de ingerir una cantidad suficiente de calorías, proteínas y demás nutrientes. Los requerimientos nutricionales de la gente que sufre de fibrosis quística son hasta un 50% más altos de lo normal. Tome suplementos por su aporte de enzimas, vitaminas y minerales necesarios.

— Incluya en su dieta alimentos ricos en germanio, como ajo, champiñones y cebolla. El germanio mejora la oxigenación de los tejidos a nivel celular.

— Durante el verano tome líquidos en abundancia y aumente su consumo de sal.

— No consuma alimentos que estimulen las secreciones de las membranas mucosas. Los alimentos cocidos y procesados generan excesiva acumulación de mucosidad y agotan la energía del organismo. Estos alimentos son más difíciles de digerir. No consuma productos de origen animal, productos lácteos, alimentos procesados, azúcar ni productos que contengan harina blanca.

— Cuando tenga que tomar antibióticos tome acidophilus o yogur.

— Consuma aceite de oliva virgen extra.

■ TABAQUISMO CRÓNICO

Cuando el tabaco se convierte en una adicción. El tabaco se ha utilizado durante siglos para modificar el estado de ánimo y se ha ingerido de varias maneras, entre ellas masticado, aspirado por la nariz y fumado. En la actualidad, el tabaco se consume especialmente fumando cigarrillo.

El humo del tabaco contiene miles de componentes químicos. Se cree que de todos esos componentes la nicotina es responsable de muchos (si no de la mayoría) de los efectos adversos de fumar, así como también de su extraordinaria capacidad de producir adicción. La nicotina es un estimulante del sistema nervioso central; al ingerirla aumenta la producción de adrenalina y se elevan la presión arterial y la frecuencia cardiaca. La nicotina también altera la tasa metabólica general, la temperatura corporal, el grado de tensión muscular y los niveles de algunas hormonas. Esos cambios, y otros más, le producen al fumador una sensación placentera que a menudo –y paradójicamente– percibe como relajante.

Esa sensación placentera es uno de los factores que hacen del tabaco una sustancia tan adictiva. Otro factor es que la tolerancia a los efectos de la nicotina se desarrolla bastante rápido. Esto significa que para lograr el efecto deseado casi de inmediato se requieren dosis más altas, lo que impulsa al individuo a fumar más, lo que a su vez aumenta la probabilidad de que desarrolle una adicción. Cuando la persona se vuelve adicta, su organismo empieza a depender de la presencia de la nicotina. Si la persona se abstiene de fumar, se presentan síntomas de abstención. Entre ellos están la irritabilidad, frustración, ira, ansiedad, dificultad para concentrarse, desasosiego, aumento del apetito, dolor de cabeza, cólicos estomacales, disminución de la frecuencia cardiaca y aumento de la presión arterial.

La adicción al tabaco es muy difícil de dejar. Esto obedece a que fumar crea dependencia física y psicológica. Es más fácil superar la adicción física que la dependencia psicológica. A pesar de los desagradables que son, los síntomas físicos de la abstención no suelen durar más de unas cuantas semanas. En cambio, el deseo intenso e irresistible de fumar –que puede durar bastante tiempo – es más de origen psicológico, y dominarlo requiere un esfuerzo continuo. La adicción a la nicotina se relaciona estrechamente con diversas actividades que producen placer.

Llega un momento en que la persona ya no puede tomar café en la mañana, leer el periódico, trabajar ni interactuar con otras personas, entre otras actividades, sin tener un cigarrillo en la mano. Además, muchos fumadores sienten temor de lo que les podría pasar si dejaran de fumar; les temen a los síntomas de abstención, a aumentar de peso o a perder capacidad de concentración. Todos esos factores se combinan para que dejar de fumar sea una meta difícil.

Aunque es difícil dejar de fumar, mucha gente lo logra todos los días. Ciertamente, no faltan razones para dejar el cigarrillo. Se calcula que fumar es la causa de la tercera parte de todas las muertes por cáncer, de la cuarta parte de los ataques cardiacos fatales y del 85% de las muertes por enfermedad pulmonar obstructiva crónica (EPOC). Fumar es la causa de, por lo menos, el 85% de los casos de cáncer de pulmón. Muchos otros problemas de salud se han asociado con el hábito de fumar, entre ellos angina de pecho, arteriosclerosis, cataratas, bronquitis crónica, cáncer colorrectal, diarrea, enfisema, acidez estomacal, presión arterial alta, impotencia, úlcera péptica, afecciones respiratorias, incontinencia urinaria, trastornos circulatorios y cáncer oral y de garganta. El humo del tabaco paraliza los cilios (pestañas vibrátiles que recubren el interior de la nariz y la garganta), lo que reduce su capacidad de movilizar las secreciones hacia el exterior y, por tanto, de expulsar los virus del resfriado que han quedado atrapados allí.

La nicotina es una toxina mortal. Introducir directamente en el torrente sanguíneo una gota de nicotina líquida del tamaño de la cabeza de un alfiler tendrá un efecto fatal. Las dosis de nicotina que suelen administrarse los fumadores hacen que el corazón se acelere y trabaje más, lo que aumenta la posibilidad de enfermedad cardiaca. Además, estrecha los vasos sanguíneos periféricos, lo que redunda en endurecimiento de las arterias y contribuye a enfermedades circulatorias, como la enfermedad de Raynaud. Pero la nicotina no es el único ingrediente del cigarrillo que representa un peligro para la salud. En total, se han identificado más de cuatro mil sustancias químicas en el humo del cigarrillo, y se sabe que por lo menos cuarenta y tres de ellas producen cáncer en los seres humanos. El humo del cigarrillo contiene monóxido de carbono, benceno, cianuro, amoniaco, nitrosamina, vinyl chloride, partículas radiactivas y otros conocidos irritantes y carcinógenos. El monóxido de carbono se une a la hemoglobina e interfiere el transporte del oxígeno en el organismo. El monóxido de carbono también promueve la formación de depósitos de colesterol en las paredes arteriales. Estos dos factores aumentan el riesgo de ataque cardiaco y de accidente cardiovascular. A largo plazo, fumar disminuye el flujo sanguíneo hacia el cerebro. Fumar también contribuye a la esterilidad; al esperma de los fumadores tiene más dificultades que el de los no fumadores para penetrar el óvulo y, por tanto, fertilizarlo.

Las mujeres fumadoras tienen la menopausia a más temprana edad que las no fumadoras; además, tienen un riesgo más alto de sufrir de osteoporosis después de la menopausia y de desarrollar cáncer cervical o uterino. Así mismo, esas mujeres son menos fértiles y sus embarazos son más complicados. Entre las mujeres fumadoras se presentan más casos de aborto espontáneo, muerte fetal y parto prematuro. Sus bebes suelen ser más pequeños y menos saludables que los de las mujeres que no fuman.

Fumar produce efectos perjudiciales en la nutrición. Los fumadores descomponen la vitamina C aproximadamente el doble de rápido que los no fumadores. Esto priva al organismo de la cantidad adecuada de uno de los antioxidantes más poderosos que están a nuestra disposición. Fumar también puede agotar las existencias de otras vitaminas antioxidantes.

Por último, fumar se ha convertido en un problema social. A las personas que no fuman les preocupa cada vez más el efecto del humo ajeno en su propia salud. Hay abundante evidencia de que el humo que respira el fumador pasivo puede ser incluso más dañino que el que respira el mismo fumador. Hoy en día está prohibido fumar en muchas oficinas y edificios públicos.

A pesar de que actualmente se conoce muy bien el peligro que entraña fumar, mucha gente sigue haciéndolo.

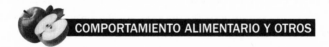

COMPORTAMIENTO ALIMENTARIO Y OTROS

— Consuma más espárragos, brócoli, coles de Bruselas, repollo o berza, coliflor, espinacas, batata y nabo. Coma muchas nueces, semillas y arroz integral sin descascarillar. Cereales y verduras amarillas y anaranjados, como zanahorias, calabaza y batata. Otros alimentos beneficiosos son manzana, fresas, nueces de Brasil, melón cantalupo, uvas, legumbres (incluyendo garbanzo, lenteja y judía pinta) y ciruela.

— Comer cebolla y ajo, o tome ajo en suplemento.

— Como medida preventiva contra el cáncer de pulmón, tome todos los días zumo fresco de zanahoria. Tome también zumo fresco de remolacha (preparado con las raíces y las hojas) y zumo de espárragos. Todos los zumos de color oscuro son provechosos. El de manzana es beneficioso cuando es fresco. Tome zumos de fruta en la mañana y zumos de vegetales en la tarde.

— Cocine ligeramente todos los brotes.

— No consuma comida rápida, alimentos refinados o procesados, grasas saturadas, sal, azúcar ni harina blanca. Reemplace la sal por algún sustituto de potasio. Si no puede prescindir del dulce, utilice una pequeña cantidad de miel pura como edulcorante natural. Reemplace la harina blanca por centeno.

— Elimine de su dieta el alcohol, el café y todos los tés, excepto los de hierbas.

— No consuma ninguna proteína de origen animal, excepto pescado a la parrilla (máximo tres porciones a la semana). Nunca consuma perritos calientes, ni carnes ahumadas o curadas. Limite su consumo de productos lácteos a una pequeña cantidad de yogur bajo en grasa y solo de vez en cuando.

— No consuma cacahuete. Tome aceite de oliva virgen extra.

— Tenga en cuenta que el deseo irresistible de fumar suele durar únicamente entre tres y cinco minutos. Saber esto es una gran ayuda para abstenerse de fumar. Además, recuerde que a medida que pasan los días se vuelve más fácil dejar el hábito. Cuando sienta un antojo incontrolable de fumar salga a caminar, haga un poco de ejercicio o dedíquese a algo que distraiga momentáneamente su atención.

— Tome solamente agua mineral.

— En lo posible evite el estrés.

— El tabaco afecta a la absorción y la utilización de muchos medicamentos, entre ellos insulina, medicamentos para el asma, algunos antidepresivos, medicamentos para la presión arterial y analgésicos.

CAPÍTULO 6

SISTEMA ENDOCRINO

◼ CÁNCER DE TIROIDES

Se presenta en las células de la tiroides, glándula con forma de mariposa que se encuentra en la base del cuello, justo debajo de la nuez de Adán. La tiroides produce hormonas que regulan la frecuencia cardíaca, la presión arterial, la temperatura del cuerpo y el peso.

La mayoría de los tipos de cáncer de tiroides se pueden curar con tratamiento.

No suele producir ningún signo ni síntoma en las primeras etapas de la enfermedad. A medida que va creciendo, puede causar lo siguiente: un bulto que puede sentirse a través de la piel en el cuello; cambios en la voz, como el aumento de la ronquera; dificultad para tragar; dolor en el cuello y en la garganta; o ganglios linfáticos inflamados en el cuello.

Sus causas no están claras. Se produce cuando las células de la tiroides sufren cambios genéticos (mutaciones). Las mutaciones permiten que las células crezcan y se multipliquen con rapidez. Las células también pierden la capacidad de morir, como lo harían las células normales. La acumulación de células tiroideas anormales forma un tumor. Las células anormales pueden invadir los tejidos cercanos y propagarse por todo el organismo.

Entre los tipos de cáncer de tiroides están: cáncer de tiroides papilar, folicular, medular, anaplástico y linfoma de tiroides.

Los factores de riesgo suelen ser: sexo femenino, exposición a niveles elevados de radiación y ciertos síndromes genéticos heredados.

El cáncer de tiroides es recurrente. A pesar del tratamiento, el cáncer de tiroides puede volver a aparecer, incluso si se extrajo la tiroides. Esto puede ocurrir si células cancerosas microscópicas se propagan más allá de la tiroides antes de su extracción.

El cáncer de tiroides puede volver a aparecer en: los ganglios linfáticos del cuello, como pequeños fragmentos de tejido tiroideo que hayan quedado después de la cirugía y en otras partes del cuerpo.

El cáncer de tiroides recurrente puede tratarse. El médico puede recomendar que se realicen análisis de sangre o exploraciones de la tiroides periódicamente para buscar signos de recurrencia del cáncer de tiroides.

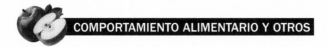

COMPORTAMIENTO ALIMENTARIO Y OTROS

— No fumar.

— No tomar café ni bebidas con gas, solo agua mineral e infusiones.

— Cocinar con aceite de oliva virgen extra.

— Tome mucha verdura variada dos veces al día (una por la mañana y otra por la noche). Y mucha fruta, dos piezas al día.

— Utilice carne de pollo pavo y conejo. Pescados.

— Arroz, pasta, legumbres, huevos, cereales y frutos secos.

— Haga ejercicio físico todos los días, unos 30 minutos.

■ COLESTEROL ALTO: HIPERCOLESTEROLEMIA

Cuando el nivel sanguíneo de colesterol y triglicéridos es alto, las arterias se llenan de placa, lo cual impide que la sangre fluya hacia el cerebro, los riñones, los órganos genitales, las extremidades y el corazón.

El colesterol alto es una de las principales causas de enfermedad cardiaca porque el colesterol genera depósitos de grasa en las arterias. El colesterol alto también se relaciona con los cálculos biliares, la impotencia, el deterioro mental y la presión arterial alta. Además, se ha encontrado una relación entre niveles elevados de colesterol sanguíneo y pólipos en el colon y cáncer (en especial de próstata y seno).

La dieta influye muchísimo en el nivel del colesterol. Consumir alimentos ricos en colesterol y/o grasas saturadas eleva el nivel del colesterol sanguíneo.

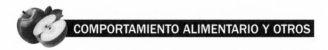

COMPORTAMIENTO ALIMENTARIO Y OTROS

— Incluya en su dieta los siguientes alimentos que ayudan a bajar el colesterol: manzana, plátano, zanahoria, pescado, judías, ajo, pomelo y aceite de oliva virgen extra. Este último se ha demostrado ser muy eficaz para el tratamiento del colesterol.

— Consuma abundante fibra. Las frutas, las verduras y los granos enteros son ricos en fibra. La fibra dietética soluble en agua es muy importante para reducir el nivel del colesterol sanguíneo y se encuentra en las judías, arroz integral, frutas, y avena.

— La fibra de avena y el arroz integral son los mejores alimentos para bajar el colesterol. Los cereales de grano entero (consumidos con moderación) también son provechosos. Como la fibra absorbe los minerales de los alimentos en los cuales se encuentra, es necesario tomar cantidades adicionales de minerales, pero independientemente de la fibra.

— Tome zumos frescos, especialmente de zanahoria, apio y remolacha. El de zanahoria ayuda a lavar la grasa de la bilis del hígado y esto contribuye a bajar el nivel del colesterol.

— Utilice solamente aceite de oliva virgen extra. Estos aceites nunca son sometidos a temperaturas superiores a 43° durante el procesamiento, que es la temperatura a partir de la cual empieza la destrucción de las enzimas.

— Consuma nueces únicamente si están crudas y han permanecido muy bien conservadas.

— Reduzca la cantidad de grasa saturada y colesterol de su dieta. Todas las grasas de origen animal y los aceites de coco y de palma son grasas saturadas. Elimine de su dieta todas las grasas hidrogenadas y la grasa y los aceites endurecidos, como margarina, manteca de cerdo y mantequilla. No consuma grasas calentadas ni aceites procesados, evite los productos de origen animal (especialmente cerdo y productos a base de carne de cerdo) y los alimentos fritos o grasosos. Lea siempre las etiquetas de los productos detenidamente. Sí puede consumir, pero con moderación, leche desnatada, requesón y carne blanca sin piel (mejor de pavo).

— No consuma alcohol, tartas, golosinas, bebidas carbonatadas, café, alimentos procesados o refinados, carbohidratos refinados, té, tabaco ni pan blanco.

— Evite los alimentos que producen gases, como coles de Bruselas, repollo, berza o coliflor.

— Haga ejercicio regularmente, pero con moderación.

DIABETES: LA ENFERMEDAD CRÓNICA MÁS CONOCIDA

Hay básicamente dos clases de diabetes: *diabetes insípida* y *diabetes mellitus*. La diabetes insípida es un trastorno metabólico que se presenta muy pocas veces y cuya causa es o bien una deficiencia de vasopresina, una hormona pituitaria, o bien la incapacidad de los riñones de reaccionar adecuadamente a esta hormona. La producción insuficiente de vasopresina suele deberse a daño de la glándula pituitaria. La diabetes insípida se caracteriza por una sed excesiva y una producción enorme de orina, sin relación alguna con la cantidad de líquido ingerido.

La causa de la diabetes *mellitus* es un defecto en la producción de insulina por parte del páncreas. Sin insulina, el organismo no puede utilizar la glucosa (azúcar sanguíneo), su principal fuente de energía. En consecuencia, el nivel de glucosa que absorben los tejidos del organismo desciende. Quizás más que cualquier otra enfermedad, la diabetes *mellitus* se relaciona con la dieta. Esta es una enfermedad crónica del metabolismo de los carbohidratos que con el tiempo aumenta el riesgo de sufrir enfermedades renales, aterosclerosis, ceguera y neuropatía (pérdida de la función nerviosa). Además, predispone al enfermo a adquirir infecciones con candidiasis y puede complicar el embarazo. Aunque la genética puede determinar la susceptibilidad a la diabetes, se cree que el origen de muchos casos de diabetes es una dieta rica en alimentos refinados y procesados, y pobre en fibra y carbohidratos complejos. Las personas con sobrepeso son las que tienen un riesgo más alto de llegar a sufrir diabetes.

La diabetes *mellitus* se divide en dos categorías: tipo 1, llamada diabetes dependiente de la insulina o diabetes juvenil, y tipo 2, o diabetes no dependiente de la insulina. La diabetes tipo 1 se relaciona con la destrucción de las células beta del páncreas, que son las encargadas de fabricar la insulina. Este tipo de diabetes es más frecuente en los niños y en los adultos jóvenes. Pruebas recientes le atribuyen orígenes virales a algunos casos de esta enfermedad. Es posible que también intervengan factores autoinmunes.

Entre los síntomas de la diabetes tipo 1 están la irritabilidad, micción frecuente, sed anormal, náuseas o vómito, debilidad, fatiga, pérdida de peso aun cuando el consumo de alimentos es normal (o, incluso, superior a lo normal) y hambre inusual.

La gente que sufre de diabetes tipo 1 presenta episodios en los cuales el nivel de la glucosa sanguínea es sumamente alto (hiperglucemia) o sumamente bajo (hipoglucemia). Cualquiera de estas dos situaciones puede evolucionar hasta convertirse en una grave emergencia médica.

Los episodios de hipoglucemia, que se presentan súbitamente, pueden ser causados por no haber hecho alguna comida, por haber hecho demasiado ejercicio, o como reacción a una cantidad muy alta de insulina. Las primeras señales de la hipoglucemia son hambre, vahídos, sudor, confusión, palpitaciones y adormecimiento y hormigueo en los labios. Si no se le pone remedio inmediatamente, la persona puede empezar a desorientarse, a ver doble y a temblar. Así mismo, puede empezar a actuar de manera extraña y, eventualmente, caer en coma.

Por otra parte, los episodios de hiperglucemia no se presentan abruptamente; su desarrollo puede tardar horas o incluso días. El riesgo de hiperglucemia es más alto cuando hay alguna enfermedad, pues los requerimientos de insulina aumentan, el azúcar sanguíneo se eleva poco a poco y conduce finalmente al coma diabético, reacción que se conoce también como *cetoacidosis diabética*. Un signo de que se está desarrollando hiperglucemia es la incapacidad de retener los fluidos. Entre las complicaciones a largo plazo están el derrame cerebral, ceguera, enfermedad cardiaca, fallo renal, gangrena y daño de los nervios.

La segunda categoría de la diabetes *mellitus* o tipo 2, a la cual mucha gente se refiere como diabetes de la edad madura, se presenta con más frecuencia en personas con antecedentes familiares de diabetes. En esta clase de diabetes, el páncreas produce insulina, pero esa insulina no es eficaz. Entre los síntomas están la visión borrosa, prurito, sed inusual, somnolencia, fatiga, infecciones cutáneas, lenta curación de las heridas y hormigueo y adormecimiento de los pies. La diabetes tipo 2 suele aparecer durante la edad adulta y se relaciona con una dieta inadecuada. Otros síntomas asociados con la diabetes son malestar permanente similar al que produce la influenza, pérdida de vello de las piernas, aumento del vello facial y pequeñas protuberancias amarillas (conocidas como xantomas) en cualquier lugar del cuerpo. A menudo, el primer síntoma de diabetes es la balanopostitis (inflamación del glande y del prepucio del pene), síntoma que también se relaciona con la frecuente micción diurna y nocturna.

Algunas personas presentan baja tolerancia a la glucosa, lo que indica que existe una forma latente de diabetes, que es asintomática. Los niveles de glucosa plasmática y de reacción a la glucosa de estas personas son intermedios, es decir, están entre los de la persona diabética y los de la persona sana.

La diabetes sin diagnosticar ha producido pérdida de la visión en miles de personas.

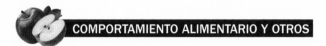

COMPORTAMIENTO ALIMENTARIO Y OTROS

— Dieta rica en carbohidratos complejos, baja en grasa y alta en fibra, que incluya muchas frutas y verduras frescas, así como también zumos frescos de verduras. Este tipo de dieta reduce la necesidad de insulina y baja el nivel de grasa de la sangre. La fibra reduce las subidas del azúcar sanguíneo. También son beneficiosas las legumbres, los vegetales de raíz y los granos enteros.

— Otros alimentos que producen el mismo efecto son los productos lácteos (especialmente queso), yema de huevo, pescado, ajo, algas y verduras.

— Obtenga la proteína en fuentes vegetales, como granos y legumbres. Otras fuentes aceptables de proteína son el pescado y los productos lácteos desnatados.

— Evite las grasas saturadas y los azucares simples (excepto cuando se necesiten para equilibrar una reacción a la insulina).

— Antes de hacer ejercicio consuma más carbohidratos o reduzca la dosis de insulina. El ejercicio produce un efecto parecido al de la insulina.

— No tome suplementos que contengan el aminoácido cisteína. Este aminoácido puede destruir los enlaces de la hormona insulina y afecta a la capacidad de las células de absorber la insulina.

— No tome cantidades excesivamente altas de vitaminas B1 (tiamina) y C porque pueden bloquear la acción de la insulina. Sin embargo, estas vitaminas se pueden tomar en cantidades normales.

— No tome grandes cantidades de vitamina B3 (niacina). Sin embargo, tomar por vía oral pequeñas cantidades (entre 50 y 100 miligramos al día) es provechoso.

— Si usted tiene un hijo diabético, asegúrese de que su maestro sepa qué debe hacer en caso de que presente señales de hipoglucemia o hiperglucemia.

— Si usted experimenta síntomas de hipoglucemia, consuma *inmediatamente* zumo de fruta, coca cola o cualquier cosa que contenga azúcar. Si eso no le surte efecto durante los veinte minutos siguientes, vuelva a consumir algo dulce. Si la segunda vez tampoco se siente mejor, o si no puede ingerir el alimento, busque ayuda médica de inmediato.

— Todas las personas que tienen diabetes dependiente de la insulina deben llevar siempre consigo un kit de glucosa y deben saber cómo utilizarlo.

— Evite el tabaco en todas sus formas porque constriñe los vasos sanguíneos e inhibe la circulación. Mantenga sus pies limpios, secos y calientes, y utilice solamente medias de algodón blanco y zapatos cómodos.

— Dos factores importantes en el desarrollo de las úlceras en los pies de las personas diabéticas son falta de oxígeno (por mala circulación) y daño de los nervios periféricos (con la consiguiente pérdida de la sensación de dolor). En lo posible, evite lesionarse y tome medidas para mejorar la circulación de los pies y las piernas.

— Consuma aceite de oliva virgen extra.

— Haga ejercicio moderado.

■ HIPERTIROIDISMO: SOBRE LA GLÁNDULA TIROIDEA

Aparece cuando la glándula tiroides produce una cantidad excesiva de hormona tiroidea, lo que conduce a la aceleración del metabolismo. El hipertiroidismo acelera todos los procesos corporales. Entre los síntomas de este trastorno están el nerviosismo, irritabilidad, sensación constante de calor, aumento de la respiración, insomnio, fatiga, evacuaciones intestinales más frecuentes, trastornos de la menstruación y disminución del flujo menstrual, caída del cabello, pérdida de peso, temblor de las manos, intolerancia al calor, aumento de la frecuencia cardiaca, bocio y ojos saltones.

Llamada *tirotoxicosis*, la enfermedad de *Graves* es el trastorno más común por hipertiroidismo.

La glándula tiroides es el termostato interno del organismo. Esta glándula regula la temperatura produciendo dos hormonas que controlan la velocidad a la cual el organismo quema las calorías y utiliza la energía. Cuando la tiroides segrega demasiada hormona, el resultado es hipertiroidismo; cuando segrega muy poca, el resultado es hipotiroidismo. Se piensa que muchos casos de hipotiroidismo e hipertiroidismo son producto de una respuesta inmunológica anormal. Aunque el mecanismo exacto no se conoce, el sistema inmunológico puede producir anticuerpos que invaden la tiroides y la atacan, lo cual altera la producción de hormonas. El hipertiroidismo también puede ser causado por crecimientos o tumores en la glándula tiroides, los cuales afectan a la producción hormonal. Al igual que algunos medicamentos que solo se consiguen con prescripción médica, las infecciones y la inflamación de la tiroides pueden ocasionar hipertiroidismo temporalmente.

No es tan común como el hipotiroidismo. Estos dos trastornos de la tiroides afectan más a las mujeres que a los hombres.

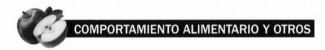

COMPORTAMIENTO ALIMENTARIO Y OTROS

— Debe tomar los siguientes alimentos: brócoli, coles de Bruselas, repollo, coliflor, peras, espinaca y nabo. Estos alimentos ayudan a suprimir la producción tiroidea de hormonas.

— Evite los productos lácteos durante tres meses, por lo menos. Evite también los estimulantes, el café, el té, la nicotina y las bebidas gaseosas.

— Tenga mucho cuidado con el tratamiento de yodo sódico radiactivo que se suele recomendar para el hipertiroidismo, pues se sabe que produce graves efectos secundarios. No se precipite en hacerse operar, haga todo lo necesario por mejorar su dieta antes que todo.

— Tome carne de pollo y pavo al igual que pescados, arroz, legumbres, pasta, huevos y cereales integrales.

— Consuma aceite de oliva virgen extra.

— Beba agua mineral.

— Haga ejercicio moderado.

■ HIPOGLUCEMIA: BAJO NIVEL DE AZÚCAR EN SANGRE

Se presenta cuando el nivel de glucosa (azúcar) de la sangre es anormalmente bajo. La secreción excesiva de insulina por parte del páncreas suele ser la causa de los bajos niveles de glucosa sanguínea. La insulina facilita el transporte de glucosa del torrente sanguíneo a las células de los músculos y del tejido graso, especialmente, y hace que la glucosa se sintetice en el hígado. Cuando el páncreas no funciona correctamente, el metabolismo de los carbohidratos no se efectúa de manera normal.

Las personas que sufren de hipoglucemia presentan uno de los siguientes síntomas, o todos: fatiga, vahídos, aturdimiento, dolor de cabeza, irritabilidad, desmayos, depresión, antojos incontrolables de dulce, confusión, sudor nocturno, debilidad en las piernas, hambre constante, dolor en varias partes del cuerpo (especialmente en los ojos), perturbaciones mentales e insomnio.

Las personas hipoglucémicas se vuelven agresivas y pierden la paciencia fácilmente. Cualquiera de estos síntomas, o todos, se pueden presentar pocas horas después de consumir alimentos dulces o grasas. El comienzo y la severidad de los síntomas se relacionan directamente con el tiempo transcurrido desde la última comida y con el tipo de alimentos que la persona consumió

Los malos hábitos dietéticos son consumir grandes cantidades de carbohidratos simples, azucares, alcohol, cafeína y bebidas gaseosas, y cantidades insuficientes de carbohidratos complejos. Se cree que los niveles altos de estrés también aumentan la incidencia de la hipoglucemia.

Aunque la hipoglucemia se puede heredar, una dieta inadecuada suele precipitar esta condición. Esta es la llamada *hipoglucemia funcional.*

Los trastornos hipoglucémicos se pueden deber a muchos problemas de salud como: insuficiencia adrenal, alteraciones de las glándulas tiroides y pituitaria, enfermedad renal y pancreatitis. La deficiencia inmunológica y la candidiasis se relacionan estrechamente con la hipoglucemia; también la insuficiencia hepática crónica que suelen presentar intolerancia a la glucosa e hiperinsulinismo (altos niveles sanguíneos de insulina), dos trastornos que desembocan en hipoglucemia. Aun cuando parezca paradójico, el bajo nivel de azúcar en la sangre puede ser una señal temprana de diabetes (alto nivel de azúcar sanguíneo).

La hipoglucemia es difícil de diagnosticar porque sus síntomas se parecen a los de otros problemas de salud, entre ellos alergias, asma, síndrome de fatiga crónica, alteraciones digestivas o intestinales, trastornos de la alimentación, síndrome de malabsorción, alteraciones mentales, problemas neurológicos, deficiencias nutricionales y problemas de peso. Para diagnosticar la hipoglucemia es necesario hacerse un examen de tolerancia a la glucosa.

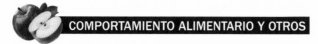

— Elimine por completo de su dieta los alimentos refinados y procesados, la sal, el azúcar, las grasas saturadas, las bebidas gaseosas y la harina blanca. Evite también los alimentos que contengan preservantes o colorantes artificiales.

— No consuma frutas dulces ni zumos de uva, entre otros. Si tiene que tomar zumos de frutas dulces, mezcle el zumo con partes iguales de agua.

— Haga una dieta rica en fibra, que incluya abundantes verduras especialmente brócoli, zanahoria, alcachofas y espinaca. Las verduras se deben consumir a la plancha o cocidas al vapor. Incluya también en su dieta judías, arroz integral, lentejas, y frutas, en especial manzana, albaricoque, aguacate, plátano, melón, pomelo y limón.

— Para obtener proteína, consuma quesos bajos en grasa, pescado, nueces crudas, semillas, carne blanca de pavo o pechuga de pollo sin piel, y yogur desnatado.

— Consuma con moderación alimentos ricos en almidón, como maíz, pasta, arroz blanco y batata.

— No consuma alimentos grasos como *bacon*, fiambres variados, alimentos fritos, jamón, salchicha ni productos lácteos (excepto productos bajos en grasa).

— Haga cada día entre seis y ocho comidas pequeñas.

— Las alergias alimentarias se suelen relacionar con la hipoglucemia y pueden agravar los síntomas. Cuando perciba que el nivel del azúcar sanguíneo está bajo, combine fibra (como fibra) con algún alimento rico en proteína Cómase una manzana entera, que tiene más fibra. La fibra de la manzana inhibe las fluctuaciones del azúcar sanguíneo.

— La fibra sola (se encuentra en maíz, arroz integral, galletas saladas) modera la reacción hipoglucémica. Consuma fibra media hora antes de las comidas.

— Consuma aceite de oliva virgen extra.

— Haga ejercicio moderado.

■ HIPOTIROIDISMO: MÁS SOBRE LA TIROIDES

Es la baja producción de hormona tiroidea. Entre sus síntomas están la fatiga, inapetencia, intolerancia al frío, frecuencia cardiaca lenta, aumento de peso, periodos menstruales dolorosos, secreción de las mamas, problemas de fertilidad, debilidad muscular, calambres musculares, sequedad y descamación de la piel, coloración cutánea entre amarilla y anaranjada (especialmente en las palmas de las manos), protuberancias amarillas en los párpados, caída del cabello (incluidas las cejas), infecciones recurrentes, estreñimiento, depresión, lentitud al hablar, bocio, babeo y ojos hinchados. Los síntomas más frecuentes son fatiga e intolerancia al frío. Si siente frío permanentemente a pesar de que los demás sienten calor, es posible que el funcionamiento de su glándula tiroides esté disminuido.

La tiroides es el termostato interno del organismo y regula la temperatura segregando dos hormonas que controlan la rapidez con la cual el organismo quema las calorías y utiliza la energía. Cuando la glándula tiroides segrega demasiada hormona, se produce hipertiroidismo; cuando segrega muy poca, se produce hipotiroidismo.

La enfermedad de Hashimoto puede ser la causa más frecuente de la lenta función tiroidea. En esta enfermedad, el organismo se vuelve alérgico a la hormona tiroidea. Entre los adultos, la *enfermedad de Hashimoto* es una de las causas más frecuentes de bocio, o sea, la inflamación de la glándula tiroides.

Cuantificar el nivel de las distintas hormonas sanguíneas ayuda a determinar si la glándula tiroides está funcionando de manera correcta. El médico puede ordenar un examen de sangre para conocer el nivel de la hormona tiroidea o de la hormona estimulante del tiroides (TSH). Esta hormona, que es producida por la glándula pituitaria, regula la producción de hormona tiroidea. Incluso un descenso insignificante de la función tiroidea se traduce en un aumento del nivel de la hormona TSH que se eleva cuando está comenzando a alterarse el funcionamiento de la glándula tiroides.

Otro examen que se suele practicar es el de absorción de yodo. Este examen implica ingerir una pequeña cantidad de yodo radioactivo. Los rayos X muestran cuánto yodo absorbió la tiroides. Una absorción baja de yodo podría ser señal de hipotiroidismo.

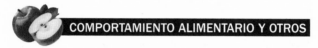

— Incluya en su dieta, yema de huevo, perejil, albaricoques y dátiles. Consuma pescado o pollo, leche y quesos.

— Consuma los siguientes alimentos con moderación: coles de Bruselas, peras, espinacas, nabo y vegetales crucíferos, como repollo y brócoli. Si sus síntomas son severos, omita estos alimentos por completo pues podrían suprimir aún más la función tiroidea.

— Evite los alimentos procesados y refinados, incluidos la harina blanca y el azúcar.

— Beba solamente agua mineral.

— No tome sulfamidas ni antihistamínicos.

— Evite el flúor (incluido el del agua del grifo y los dentífricos) y el cloro (también se encuentra en el agua del grifo). El cloro, el flúor y el yodo se relacionan desde el punto de vista químico. El cloro y el flúor bloquean los receptores de yodo en la glándula tiroides, lo que redunda en una producción menos de hormonas que contienen yodo.

— Consuma aceite de oliva virgen extra.

— Haga ejercicio moderado.

■ OBESIDAD

Es una enfermedad producto del exceso de grasa corporal. Existen diversas tablas y mediciones para conocer si uno es obeso o no.

Hay muchas estadísticas que se manejan para el estudio de la obesidad. De acuerdo con la Clínica Mayo de Rochester, Minnesota, en Estados Unidos, una persona tiene un peso saludable cuando se encuentra dentro del rango aceptable para su estatura y su edad, cuando el patrón de distribución de la grasa no representa un riesgo de contraer algunas enfermedades y cuando la persona no sufre de ningún problema médico que exija bajar de peso. Esta definición resulta mucho más acertada a la hora de delimitar lo que es «sobrepeso» de lo que es realmente «obesidad».

También, la Asociación Americana del Corazón (American Heart Association), ha lanzado hace unos años una forma rápida que avisa del riesgo cardíaco por exceso de grasa, midiendo simplemente el perímetro abdominal. En Europa la medición máxima es de 82 para las mujeres y 102 para los hombres.

Y también el concepto de que más que el peso total, es importante el porcentaje de la grasa corporal. En las mujeres saludables, la grasa puede representar hasta el 25% del peso corporal; en los hombres, el 17% es un porcentaje saludable. El cuerpo de la mujer está diseñado para contener una proporción más alta de tejido graso a fin de garantizar un adecuado suministro de combustible para el embarazo y la lactancia.

El organismo humano tiene de promedio entre treinta y cuarenta billones de células de grasa. La mayoría de las calorías adicionales que consumimos y que nuestro organismo no necesita utilizar como fuente inmediata de energía se almacenan como grasa.

Al acumularse, la grasa llena hasta el tope el espacio que ocupan los órganos internos. La obesidad, incluso el sobrepeso moderado, les imponen un estrés excesivo a la espalda, a las piernas y a los órganos internos, lo que con el tiempo exacerba muchos trastornos físicos y compromete la salud.

Más peligrosamente aumenta la resistencia del organismo a la insulina y la susceptibilidad a las infecciones, e incrementa el riesgo de desarrollar hipertensión, diabetes, enfermedad de las arterias coronarias, enfermedades de la vesícula biliar y de los riñones, derrame cerebral y otros males que pueden derivar en muerte prematura. El daño hepático y las complicaciones del embarazo son más comunes en personas que presentan sobrepeso.

Las causas más frecuentes de la obesidad son: dieta y/o hábitos alimentarios inadecuados, falta de ejercicio, trastornos glandulares, diabetes, hipoglucemia, tensión emocional, aburrimiento, y el simple gusto por la comida; también se ha asociado con intolerancia y/o alergias alimentarias.

Los alimentos que representan un veneno para nuestro organismo porque este no los puede utilizar se almacenan en los tejidos y producen retención de líquidos. Curiosamente, una mala nutrición influye en la obesidad. Cuando la ingesta de determinados nutrientes es insuficiente, la grasa no se quema fácil ni correctamente, lo cual se traduce en acumulación de grasa en el organismo.

Por lo menos la tercera parte de personas en el mundo occidental tienen un sobrepeso del 20% o más. La razón más importante y definitiva para estos alarmantes datos es que YA NO SE HACE EL MISMO EJERCICIO DIARIO. El automóvil, el medio de transporte, la televisión, el ordenador y el que cada vez hay menos «calles» hacen que no consumamos calorías, por un lado. Y por otro, la comida rápida, el picoteo de alimentos poco saludables y la cantidad de publicidad que existe sobre alimentos para conseguir la atención del público hacen que haya un mayor consumo.

El abandono de la cocina por parte de la mujer al incorporarse esta plenamente al mundo del trabajo ha tenido como consecuencia que la alimentación casera programada y adaptada a las necesidades (y presupuestos) familiares se haya convertido en un «caos» en el que todo el mundo, desde los niños a los ancianos, coman lo que les apetece no lo que les interesa para su salud.

COMPORTAMIENTO ALIMENTARIO Y OTROS

— Consuma una buena variedad de alimentos y efectúe rotaciones. Haga comidas que incluyan un buen balance de proteínas, carbohidratos complejos y un poco de grasa.

— Las proteínas aumentan la tasa metabólica hasta en un 30% y ayudan a equilibrar la liberación de insulina, acelerando la secreción de la hormona pancreática glucagón, que inducido por las proteínas, moviliza las grasas desde los tejidos en los cuales está almacenado, lo que ayuda a perder peso. Las comidas bien balanceadas ayudan a estabilizar el nivel del azúcar sanguíneo y vuelven al organismo más apto para quemar grasa corporal almacenada, lo que favorece la pérdida de peso a largo plazo.

— Consuma una mayor cantidad de carbohidratos complejos que también contengan proteína, como tofu, lentejas, patata asada (sin relleno, excepto verduras), semillas de sésamo, judías, arroz integral, granos enteros, pechuga de pavo o de pollo sin piel y pescado blanco. Las aves y el pescado se deben asar al horno o a la parrilla y nunca se deben freír.

— Frutas y verduras frescas en abundancia. Consuma verduras, como brócoli, zanahoria, coliflor, apio, pepino, judía verde, lechuga, cebolla, rábano, espinaca y nabo. Entre las frutas bajas en calorías y en carbohidratos están la manzana, melón, pomelo, fresas y sandía. Los siguientes alimentos son ricos en calorías y se deben consumir con moderación: plátano, cereza, maíz, higos, uvas, guisantes, pera, piña, arroz blanco y batata.

— En lo posible, consuma alimentos frescos. Si desea cocinarlos, áselos al horno o a la parrilla, hiérvalos o prepárelos al vapor. Nunca consuma alimentos fritos ni grasos.

— Tome todos los días entre seis y ocho vasos de agua mineral.

— Los líquidos producen sensación de llenado pero no engordan, y ayudan a diluir las toxinas y a eliminarlas del organismo. Los tés de hierbas mezclados con zumos de fruta sin endulzar contienen pocas calorías, llenan y hacen que uno quede satisfecho. Tómelos entre comidas y cuando sienta la necesidad de consumir algo dulce. Reemplace los refrescos por agua con gas mezclada con zumo de fruta.

— Préstele especial atención al contenido de grasa de su dieta. Un poco de grasa es necesaria, pero debe ser la correcta. Fuentes de grasas «buenas» que contienen ácidos grasos esenciales son los aguacates, las aceitunas y las nueces. Consuma estos alimentos con moderación, es decir, no más de dos veces por semana.

— Elimine totalmente de su dieta las grasas saturadas. No consuma nunca grasa de origen animal, la cual se encuentra en la mantequilla, la crema, las salsas, el helado, la mayonesa, la carne, los aderezos cremosos y la leche entera.

— Consuma con moderación los siguientes alimentos: manzana, arroz integral, maíz, uvas, y verduras. Estos alimentos contienen pequeñas cantidades de ácidos grasos esenciales, pero no se deben consumir en exceso.

— Si ocasionalmente tiene que consumir algún aperitivo para distraer el hambre, asegúrese de que sea sano. Buenas alternativas son: palitos de apio y zanahoria, muesli sin azúcar, sandía y fruta fresca y yogur desnatado sin endulzar con nueces y fruta fresca.

— No consuma sal, arroz blanco, productos que contengan harina blanca ni alimentos procesados. Evite los restaurantes de comida rápida.

— No consuma productos dulces como pasteles, tartas, donuts o golosinas. Suprima de su dieta todas las formas de azúcar refinado (incluidos el azúcar blanco y el azúcar moreno). El azúcar promueve la liberación de insulina, lo que activa las enzimas que facilitan el paso de la grasa del torrente sanguíneo al interior de las células de grasa.

— No consuma alcohol en ninguna forma, incluidos cerveza y vino. El alcohol no solo agrega calorías, sino que impide que la grasa almacenada se queme.

— En lugar de azúcar utilice edulcorantes artificiales.

— Consuma fibra adicional todos los días.

— Evacue el vientre todos los días. Para estabilizar el peso es importante mantener limpio el colon.

— *Haga ejercicio diariamente.* Para quemar grasa, camine a buen paso todos los días antes del desayuno o de la cena. Acostúmbrese a utilizar las escaleras en vez del ascensor. En lo posible camine. El ejercicio aumenta la tasa metabólica y quema calorías.

— Consuma aceite de oliva virgen extra para perder peso (50 ml al día).

■ SÍNDROME METABÓLICO

Es un conjunto de factores de riesgo o desequilibrios de nuestro metabolismo que, si se presentan de forma simultánea en una misma persona, definen un estado patológico. El 20% de la población adulta española, es decir, una de cada cinco personas, padece el síndrome metabólico. Este se está convirtiendo en uno de los principales problemas de salud pública del siglo XXI.

Es posible que una persona pueda sufrir el síndrome metabólico si está subiendo de peso, especialmente alrededor de la cintura, le está aumentando la presión arterial, presenta altos niveles de azúcar en sangre o tiene altos niveles de grasas y colesterol. El síndrome metabólico está cada vez más extendido y, es en cierta manera, el resultado de estilos de vida poco saludables y de la predisposición genética de cada persona.

Los factores más frecuentes que aumentan el riesgo de padecer el síndrome metabólico son: la longevidad (aunque la población adulta tiene un mayor riesgo de padecer el síndrome metabólico, el porcentaje en niños y adolescentes obesos o con un sobrepeso (factor de riesgo del síndrome) es actualmente preocupante); malos hábitos alimentarios (producto del abandono de una dieta tradicional rica en verduras, legumbres, frutas y cereales, y la evolución hacia una dieta occidental de preparación rápida, con alto contenido en grasas y azúcares refinados y altamente calórica); sedentarismo (falta de una actividad física moderada y constante, propiciada por unos trabajos cada vez más mecanizados y unas actividades de ocio sedentarias); consumo de tóxicos (tabaco, alcohol, etc.); estrés; y algunos medicamentos.

El síndrome metabólico está fuertemente asociado a un desorden metabólico generalizado llamado resistencia a la insulina. La presencia de las alteraciones metabólicas que forman parte del síndrome metabólico (obesidad abdominal, elevación de triglicéridos, disminución del HDL, hipertensión e hiperglucemia), nos indica que el organismo presenta resistencia a su acción.

La insulina es una hormona producida por el páncreas, que facilita que la glucosa (azúcar) que circula en la sangre, procedente de los alimentos ingeridos, penetre en las células y los tejidos y sea utilizada como energía por nuestro organismo. Cuando las células del cuerpo no identifican correctamente a esta hormona y no permiten su acción, se dice que presentan resistencia a la insulina. Una determinada concentración de insulina en sangre es incapaz de conseguir el control de los niveles de glucosa y su utilización energética por nuestro organismo.

Para compensar esta alteración, el páncreas produce cada vez más insulina, y así mantiene el paso de la glucosa de la sangre a nuestros tejidos. El resultado con el tiempo es una hiperinsulinemia, es decir, un aumento anormal de los niveles de insulina en sangre, que favorecerá el desarrollo del síndrome metabólico.

Consecuencias: el síndrome metabólico incrementa cinco veces la prevalencia de diabetes *mellitus* de tipo 2, y aumenta de dos a tres veces el riesgo de sufrir una enfermedad cardiovascular, primera causa de mortalidad en adultos. Además, la cronicidad de los desórdenes metabólicos que se dan en este síndrome, es decir, el mantenimiento de altos niveles en sangre de glucosa y triglicéridos y de la presión arterial elevada, favorecen las siguientes patologías: la arterosclerosis (se caracteriza por el depósito en las arterias de sustancias grasas, que forman las llamadas placas de ateroma, endureciendo y engrosando anormalmente las paredes de los vasos, haciéndolos más estrechos y menos flexibles y dificultando el flujo de la sangre); desórdenes vasculares (lesiones en las paredes de venas y arterias grandes y pequeñas [retinopatías, nefropatías, etc.]); y resistencia a perder peso.

Pero no todo está perdido ya que se pueden tomar ciertas medidas como adoptar un estilo de vida saludable, seguir una dieta sana y equilibrada en nutrientes, vitaminas y minerales y permanecer en un peso adecuado y mantenerse activo, realizando una actividad física continua y moderada, como caminar a paso rápido al menos treinta minutos al día, subir y bajar escaleras, nadar, etc. También es conveniente restringir la ingesta de sal, dejar de fumar, reducir la cantidad de alcohol que se toma e intentar evitar situaciones altamente estresantes.

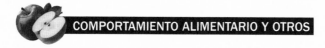

— Reducir la cantidad de comida y las calorías de la dieta. Reducir el tamaño de la porción de los alimentos. Servir los alimentos en platos más pequeños.

— Evitar los alimentos fritos o empanados. Cocinar los alimentos al horno, a la plancha, a la parrilla o al vapor.

— Evitar la comida «basura» (hamburguesas, perritos calientes, pizzas).

— Preferir ensaladas o guisos de verduras.

— Beber agua, té, café o infusión de hierbas con algún endulzante artificial.

— Reducir las grasas totales de la dieta y utilizar solamente aceite de oliva virgen extra.

— No consumir mayonesa ni aderezos en base a crema o grasas. Elegir aderezos como limón, vinagre o yogur descremado.

— No consumir cecinas, paté, longanizas ni chorizos.

— Evitar productos que tengan aceites hidrogenados como galletas, helados de crema o margarinas tradicionales.

— Aumentar el consumo de verduras y consumir entre dos a tres frutas diarias. Consumir un plato grande de ensaladas al día. Evitar frutas en conserva que vienen endulzadas. Consumir dos o tres porciones de frutas natural o preparar zumos de frutas caseros endulzados con edulcorantes artificiales.

— Aumentar el consumo de lácteos descremados Evitar la leche entera, yogur tradicional, cremas, postres de leche y quesos. Elegir leche descremada o yogur descremados.

— Elegir carnes magras o con poca grasa Evitar carnes de vacuno, cortes con mucha grasa, cordero; retirar la grasa del pollo. Elegir pescado, pavo, pollo desgrasado o «pollo de granja» o cortes de vacuno con poca grasa.

— Disminuir el consumo de alimentos azucarados y azúcares Evitar productos de pastelería, confiterías, galletas, cereales para el desayuno, mermeladas, helados o bebidas gaseosas con azúcar.

— Beber agua o agua mineral con o sin gas. Elegir bebidas sin azúcar (*light*).

— Reducir el consumo de sal No agregar sal a las comidas Utilizar sales en base a potasio, aliñar con hierbas y especias para dar sabor. Evitar aquellos alimentos que en el listado de ingredientes mencionen el sodio (sal común, sal, glutamato monosódico, etc.).

■ TRIGLICERIDEMIA: PROBLEMAS CON LOS TRIGLICÉRIDOS

Un triglicérido es un éster de glicerol y tres ácidos grasos.

Los triglicéridos son un tipo de grasa, lípidos, que se encuentran en la sangre.

Cuando comes, el cuerpo convierte todas las calorías que no necesites usar de inmediato en triglicéridos. Se almacenan en las células grasas. Más tarde, las hormonas liberan triglicéridos para obtener energía entre las comidas.

Si ingieres regularmente más calorías de las que quemas, en particular de alimentos ricos en carbohidratos, puedes tener los triglicéridos altos (Hipertrigliceridemia).

Los triglicéridos altos pueden contribuir al endurecimiento de las arterias o al engrosamiento de las paredes arteriales (arterioesclerosis), lo que aumenta el riesgo de sufrir accidente cerebrovascular, ataque cardíaco y cardiopatías. Los triglicéridos extremadamente altos también pueden causar inflamación aguda del páncreas (pancreatitis).

Los triglicéridos altos a menudo son un signo de otras afecciones que aumentan el riesgo de sufrir enfermedad cardíaca y accidente cerebrovascular, incluyendo la obesidad y el síndrome metabólico, un grupo de condiciones, entre ellas demasiada grasa alrededor de la cintura, hipertensión arterial, triglicéridos altos, hiperglucemia y niveles anormales de colesterol.

Los triglicéridos altos también pueden ser un signo de: Diabetes tipo 2 o prediabetes. Síndrome metabólico: una afección en la que la hipertensión arterial, la obesidad y la hiperglucemia se presentan juntas, lo que aumenta el riesgo de sufrir enfermedad cardíaca. Niveles bajos de hormonas tiroideas (hipotiroidismo). Ciertas afecciones genéticas poco comunes que afectan la forma en que el cuerpo convierte la grasa en energía.

Algunas veces, los triglicéridos altos son un efecto secundario de tomar ciertos medicamentos, como los siguientes: Diuréticos, estrógeno y progestágeno, retinoides, esteroides, betabloqueantes, algunos inmunodepresores y algunos medicamentos para el VIH.

El colesterol y los triglicéridos son diferentes tipos de lípidos que circulan en la sangre:

Los triglicéridos almacenan las calorías no utilizadas y proporcionan energía al cuerpo.

El colesterol se utiliza para construir células y ciertas hormonas.

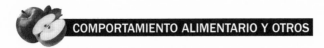

— La elección de un estilo de vida saludable es la clave.

— Haga ejercicio regularmente. Intente realizar al menos 30 minutos de actividad física la mayoría o todos los días de la semana. El ejercicio regular puede reducir los triglicéridos y aumentar el colesterol «bueno». Trate de incorporar más actividad física en sus tareas diarias, por ejemplo, subir las escaleras en el trabajo o dar un paseo durante los descansos.

— Evite el azúcar y los carbohidratos refinados. Los carbohidratos simples, como el azúcar y los alimentos hechos con harina blanca o fructosa, pueden aumentar los triglicéridos.

— Baje de peso. Si tiene hipertrigliceridemia leve a moderada, concéntrese en reducir las calorías. Las calorías adicionales se convierten en triglicéridos y se almacenan como grasa. Al reducir las calorías, disminuyen los triglicéridos.

— Elija grasas más saludables. Reemplace las grasas saturadas que se encuentran en las carnes rojas por grasas más saludables que se encuentran en las plantas y en los aceites de oliva virgen extra. En lugar de carne roja, pruebe pescado rico en ácidos grasos omega-3, como la caballa o el salmón. Evite las grasas trans y los alimentos con aceites o grasas hidrogenadas.

— Limite la cantidad de alcohol que consuma. El alcohol es alto en calorías y azúcar y tiene un efecto particularmente fuerte sobre los triglicéridos. Si tiene hipertrigliceridemia grave, evita beber alcohol.

— Consuma agua mineral, así como verduras y frutas frescas.

— No fume.

CAPÍTULO 7

SISTEMA INMUNOLÓGICO Y SANGRE

■ ANEMIA: FALTA DE GLÓBULOS ROJOS

Disminución de los glóbulos rojos o de la cantidad de hemoglobina de la sangre. Es la disminución de la cantidad de oxígeno disponible para las células del organismo. Como consecuencia, las células cuentan con menos energía para realizar sus funciones normales. Procesos importantes, como la actividad muscular y la formación y reparación de las células, se vuelven lentos y menos eficaces. Cuando al cerebro le falta oxígeno, las facultades mentales pueden alterarse.

Todo lo que acelere la destrucción de los glóbulos rojos de la sangre, o lo que afecte a su producción, puede convertirse en anemia. Entre los factores que pueden conducir a esta enfermedad están los siguientes: el uso de medicamentos, desequilibrios hormonales, inflamación crónica, cirugía, infecciones, úlcera péptica, hemorroides, diverticulitis, excesivo sangrado menstrual, embarazos seguidos, daño hepático, trastornos tiroideos, artritis reumatoide, enfermedades de la médula ósea y carencias dietéticas (especialmente de hierro, ácido fólico y vitaminas B-6 y B-12). Algunos trastornos hereditarios también causan anemia, entre los cuales están la enfermedad falciforme de las células y la talasemia. La anemia perniciosa es una variante grave de la anemia, cuya causa es la deficiencia de la vitamina B-12. El tracto intestinal de quienes sufren anemia perniciosa no puede absorber esta vitamina en ninguna forma.

La causa más frecuente de anemia es la deficiencia de hierro. El hierro es definitivo en esta enfermedad porque interviene en la producción de hemoglobina, el componente de los glóbulos rojos que se adhiere al oxígeno y lo transporta. El único propósito de los glóbulos rojos de la sangre es oxigenar el organismo, y su vida dura aproximadamente ciento veinte días. Una cantidad insuficiente de hierro afecta a la formación de los glóbulos rojos. La anemia por deficiencia de hierro puede ser causada por ingesta insuficiente y/o mala absorción de este mineral, así como también por la pérdida de grandes cantidades de sangre. Es un tipo de anemia frecuente en mujeres que sufren de menorragia (sangrado menstrual excesivo o prolongado), cuya causa puede ser desequilibrio hormonal, fibromas o cáncer uterino. Las mujeres que abusan del consumo de medicamentos antiinflamatorios, como aspirina o ibuprofeno, también sufren grandes pérdidas de sangre porque esos medicamentos irritan el tracto digestivo. Tomar mucha aspirina puede ocasionar hemorragia interna, especialmente en personas de edad avanzada.

De las personas aquejadas por la anemia, el 20% son mujeres y el 50% niños. Esta suele ser una enfermedad oculta porque sus síntomas frecuentemente pasan inadvertidos. Las primeras señales de anemia son pérdida del apetito, estreñimiento, dolores de cabeza, irritabilidad y/o dificultad para concentrarse.

Cuando ya se ha desarrollado, la enfermedad produce síntomas como debilidad, fatiga, frío en las extremidades, depresión, vahídos, palidez generalizada (en particular, uñas pálidas y quebradizas), palidez de labios y párpados, dolor en la boca y, en las mujeres, fin de la menstruación.

La anemia no es grave en sí misma, su gravedad radica en que es síntoma de un problema subyacente. Suele ser la primera señal detectable de artritis, infección o algunas enfermedades graves, entre ellas cáncer. Por este motivo, siempre se debe determinar la causa de la anemia.

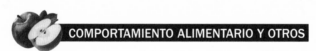

COMPORTAMIENTO ALIMENTARIO Y OTROS

— Para incluir en su dieta: manzana, albaricoque, espárrago, plátano, brócoli, yema de huevo, vegetales de hojas verdes, perejil, guisantes, ciruelas, uva, pasas, arroz, hojas de nabo, granos enteros y batata. Consuma también alimentos ricos en vitamina C para aumentar la absorción del hierro.

— Consuma con moderación alimentos que contienen ácido oxálico o exclúyalos de su dieta. El ácido oxálico interviene en la absorción del hierro. Entre los alimentos ricos en ácido oxálico están las almendras, chocolate, espinacas, nueces y judías.

— Evite la cerveza, las golosinas, los productos lácteos, el helado y las bebidas gaseosas. Los aditivos de esos alimentos dificultan la absorción del hierro. Por la misma razón se debe evitar el café (contiene polifenoles) y el té (contiene taninos).

— Antes de tomar suplementos de hierro hágase un examen de sangre completo para determinar si tiene deficiencia de hierro. Además de que se ha relacionado con el cáncer, el exceso de hierro puede deteriorar el hígado, el corazón, el páncreas y la actividad de las células inmunes.

— Como a través de la materia fecal se pierde hierro, no consuma suplementos ni alimentos ricos en este mineral al mismo tiempo que fibra.

— No fume y manténgase alejado de los ambientes donde hay humo de tabaco.

— Expóngase lo menos posible al plomo y otros metales tóxicos. No tome calcio, vitamina E, cinc, ni antiácidos al mismo tiempo que suplementos de hierro porque pueden interferir la absorción de este mineral.

— Comer pescado junto con vegetales ricos en hierro aumenta la absorción de este mineral. Eliminar de la dieta todos los azúcares también aumenta la absorción del hierro.

— Cuando se corrige la causa de la anemia por deficiencia de hierro, este mal debe desaparecer.

— Consuma aceite de oliva virgen extra.

— Haga ejercicio con moderación.

— Beba agua mineral.

■ CÁNCER

Cuando nuestro cuerpo sufre una lesión, como por ejemplo cuando nos cortamos, las células que rodean la lesión se reproducen para reemplazar a las que han sufrido daño. Esas células «saben» detener el proceso de reproducción cuando han cumplido su tarea.

Sin embargo, en algunas ocasiones, una célula empieza a reproducirse sin una razón clara. Las células «hijas» que produce forman una protuberancia o tumor. Ese es el cáncer. A veces, esa célula tumoral se propaga a otra parte del cuerpo y empieza a reproducirse allí. Esas células no son receptivas a la señal normal de que debe detener su reproducción. Al fin y al cabo, ese tejido anormal afecta al funcionamiento del organismo, sus células, órganos y demás estructuras, y la persona se enferma o muere.

No se sabe exactamente porqué algunas células se comportan de esa manera. Sin embargo, se sabe que algunos factores aumentan la probabilidad de contraer determinados tipos de cáncer. Un hecho ampliamente reconocido es que dos de las principales causas del cáncer son la dieta y los factores ambientales. La tasa de cáncer pulmonar entre las personas que tienen contacto con el humo del tabaco es significativamente más alta que entre las personas que no fuman.

El consumo regular de alcohol aumenta el riesgo de contraer cáncer de boca y de garganta.

Una dieta alta en grasa y baja en fibra se asocia con un riesgo mayor de contraer cáncer colorrectal y constituye un factor de riesgo para el cáncer de mama y de la próstata.

Muchos expertos opinan que lo que tienen en común estos factores de riesgo –aparentemente tan distintos– es que aumentan la exposición del organismo a los radicales libres, lo que supone un importante factor causal del crecimiento celular descontrolado que es característico del cáncer.

Además de responsabilizar a la dieta y a los contaminantes del medio ambiente, muchos expertos creen que hay una relación entre el cáncer y el estrés.

En el mundo se estima que cada minuto muere una persona de cáncer. Y una de cada tres morirá de algún tipo de cáncer.

Existen más de cien variedades de cáncer. Sus causas son diferentes, producen síntomas distintos y varían en agresividad (la rapidez con la cual se reproducen). No obstante, la mayoría de los canceres corresponden a cuatro grandes categorías:

— **Carcinomas**: afectan a la piel, las membranas mucosas, las glándulas y los órganos internos.

— **Leucemias**: son canceres del tejido productor de sangre.

— **Sarcomas**: afectan a los músculos, el tejido conectivo y los huesos.

— **Linfomas**: afectan al sistema linfático.

En lo posible, las vitaminas se deben administrar mediante inyección, Si usted tiene que tomar suplementos por vía oral, tómeselos todos los días con las comidas (excepto la vitamina E, que se debe tomar antes de las comidas). Utilice solamente suplementos vitamínicos *naturales*.

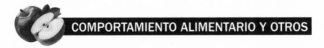

COMPORTAMIENTO ALIMENTARIO Y OTROS

— Para su dieta incluya nueces, semillas, granos y arroz sin descascarillar. Los cereales son buena fuente de proteína. Consuma fibra.

— Coma abundantes vegetales crucíferos, como brócoli, coles de Bruselas y coliflor. Consuma también vegetales amarillos o anaranjados, como zanahoria, calabaza y batata. También ayudan a combatir el cáncer la manzana, las nueces de Brasil, el melón, las cerezas, las uvas, las legumbres (incluyendo garbanzos, lentejas y judías pintas) y las ciruelas.

— Consuma cebolla y ajo, o tome ajo en suplemento.

— Consuma aceite de oliva virgen extra.

— Coma todos los días almendras. Las almendras contienen leatrile, una sustancia con propiedades anticancerígenas.

— Tome frecuentemente zumo de remolacha (de la raíz y las hojas), de zanahoria (fuente de betacaroteno) y de espárrago. También son provechosos todos los jugos oscuros, como los de uva y cereza negra. El zumo de manzana fresca también es beneficioso. Pueden tomarse por la mañana o por la tarde.

— Beba únicamente agua mineral. No beba agua del grifo.

— No consuma ninguno de los siguientes alimentos: cacahuetes, comida rápida, alimentos refinados y procesados, grasas saturadas, sal, azúcar o harina blanca.

— En vez de sal utilice un sustitutivo de potasio. Si es necesario, en lugar de azúcar utilice como edulcorante natural una *pequeña* cantidad de melaza o de miel. No consuma nada que contenga alcohol o cafeína. Evite todos los tés, excepto los de hierbas.

— No consuma ninguna proteína animal; nunca coma perritos calientes. A medida que vaya mejorando, puede empezar a comer pescado tres veces por semana.

— Restrinja su consumo de productos lácteos; basta con un poquito de yogur.

— Limite el consumo de productos de soja, pues contienen inhibidores enzimáticos.

— No tome suplementos de hierro. El organismo retiene de manera natural hierro de las células cancerosas para inhibir su desarrollo.

— Cocine solamente con ollas de vidrio y con utensilios de madera.

— Haga ejercicio con regularidad. El cáncer es menos frecuente en las personas activas. El ejercicio también ayuda a combatir la depresión y promueve la oxigenación de los tejidos.

— Por la posibilidad de que haya escapes de radiación, evite los hornos de microondas. No se siente cerca del televisor; y además, evite los rayos X.

— Evite los químicos como espráis para el cabello, compuestos para limpieza, ceras, pintura fresca y pesticidas para jardín. No utilice productos en aerosol. Muchos químicos propician la formación de radicales libres en el cuerpo, los cuales pueden favorecer el cáncer.

— Aleje de su vida y de su hogar todas las sustancias cancerígenas conocidas y sospechosas. Por ejemplo, muchas clases de productos, entre ellos productos para la limpieza, pinturas, pesticidas, artículos para las mascotas, cosméticos, productos para el cuidado personal, así como también alimentos y bebidas.

— No tome medicamentos distintos de los que le haya recetado su médico.

— En lo posible, evite el estrés. Aprenda técnicas de relajación y de manejo del estrés para que pueda afrontar las situaciones difíciles que son inevitables.

■ HEMOFILIA: PROBLEMA HEREDITARIO

El proceso llamado hemostasis (coagulación) tapona el orificio del vaso sanguíneo afectado, forma un coágulo que detiene el sangrado y limita el tamaño de la contusión.

En las personas que sufren de hemofilia y problemas relacionados, la sangre no coagula normalmente porque alguna de las proteínas que intervienen en la reparación de los vasos dañados y en la formación de los coágulos no existe, es defectuosa.

Eso no quiere decir que las personas hemofílicas puedan desangrarse hasta morir a causa de un corte o herida de poca importancia. De hecho, el sangrado hacia el exterior no representa un problema grave para las personas que tienen hemofilia. Esas personas quizás sangran durante más tiempo que las demás, pero los episodios de sangrado leve se suelen controlar mediante los procedimientos corrientes de primeros auxilios.

Las lesiones también pueden ocasionar sangrado en el interior del cuerpo, este tipo de sangrado no se ve ni se siente. El sangrado interno que no se controla puede entrañar peligros –incluso para la vida– para las personas que sufren de hemofilia. El sangrado repetido, por ejemplo, destruye eventualmente el cartílago que le permite a la rodilla funcionar con suavidad y facilidad. A consecuencia de la artritis hemofílica, la articulación se vuelve rígida y duele permanentemente. El sangrado interno también puede afectar a otras articulaciones, como el tobillo, la muñeca o el codo. Así mismo, puede afectar a los músculos y a otros tejidos blandos del organismo. Por último, el sangrado interno puede obstruir las vías respiratorias o causarle daño al cerebro o a otros órganos vitales.

Dependiendo de lo alterada que esté la producción de los factores de coagulación, la hemofilia puede ser leve, moderada o severa. Cuando la hemofilia es severa, la actividad del factor de coagulación es inferior al 1% de lo normal. Una herida, una cirugía o una intervención odontológica suelen convertirse en un problema grave para quienes tienen esta clase de hemofilia. El sangrado espontáneo puede requerir el concentrado del factor de coagulación hasta varias veces por semana. Las personas que sufren de hemofilia moderada (el margen de actividad del factor de coagulación es entre el 1 y el 5% de lo normal) no suelen presentar sangrado espontáneo, pero incluso heridas de poca importancia pueden sangrar durante periodos largos si no se tratan. En la hemofilia leve, el margen de actividad del factor de coagulación es entre el 5 y el 50% de lo normal. Una cirugía, un trabajo odontológico o un trauma les produce sangrado a estas personas.

La hemofilia es hereditaria; afecta fundamentalmente a los hombres, pero las mujeres la transmiten. La razón es que la enfermedad se relaciona con un defecto en uno de los dos genes que intervienen en la producción de los factores de coagulación. Estos genes se encuentran en el cromosoma X, y mientras que las mujeres poseen dos cromosomas X, los hombres solo poseen uno. Para que la enfermedad se desarrolle en una mujer, sus dos cromosomas X tendrían que incluir el gen defectuoso, una situación poco probable. Pero como los hombres tiene solamente un cromosoma X, cuando uno de los genes que intervienen en la producción del factor de coagulación es defectuoso, el hombre sufre de hemofilia.

Las mujeres que poseen un gen defectuoso no desarrollan hemofilia, pero se consideran portadoras de la enfermedad. Todos los hijos de las mujeres que son portadoras tienen una probabilidad del 50% de heredar el gen defectuoso. Por tanto, la probabilidad que tienen sus hijos varones de desarrollar la enfermedad es del 50%, mientras que la probabilidad que tienen sus hijas mujeres de ser portadoras es del 50%, como la madre. El caso de los hijos de hemofílicos varones es distinto. Mientras que la enfermedad no afecta a los hijos varones (a menos que la madre sea portadora), las hijas mujeres siempre son portadoras. Para que la hemofilia se desarrolle en una mujer, no solo se requiere que su padre tenga la enfermedad, sino que su madre sea o bien hemofílica, o bien portadora.

Las personas aquejadas por la hemofilia son tratadas generalmente con concentrados de plasma procedentes de mezclas de plasma sanguíneo. En consecuencia, hasta dos terceras partes de todas las personas hemofílicas del mundo terminaron infectadas con el virus de inmunodeficiencia adquirida (VIH) antes de que el virus fuera identificado y de que existiera una prueba para detectarlo. Hoy en día, los donantes de sangre se someten a exámenes para detectar la presencia del virus, y los productos que contienen factores de coagulación son sometidos rutinariamente a altas temperaturas para minimizar y, si es posible, eliminar el riesgo de transmisión del virus. Sin embargo, es comprensible que el riesgo de infectarse con el virus del VIH siga siendo fuente de preocupación para los pacientes de hemofilia.

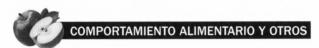

COMPORTAMIENTO ALIMENTARIO Y OTROS

— Haga una dieta rica en vitamina K. Entre los alimentos que contienen esta vitamina están el brócoli, coliflor, yema de huevo, hígado y todos los vegetales de hoja verde, como la acelga, la lechuga, los espárragos verdes y las espinacas.

— Los zumos preparados con las verduras mencionadas son muy sanos. Por su aporte de vitamina K y de otros factores de coagulación, es provechoso tomar uno al día.

— Esté alerta a cualquier señal de sangrado interno, como sensación, de hormigueo, de calor o de rigidez en el área afectada. Los golpes en la cabeza, la confusión, la somnolencia y los dolores de cabeza, entre otros factores, pueden llevar a pensar que se ha producido una alteración neurológica que podría ocasionar sangrado intracraneal.

— Si usted tiene a un bebé o a un niño pequeño con hemofilia, esté atento a signos de dolor articular o muscular causado por sangrado interno. El niño podría llorar sin razón aparente, negarse a caminar o a utilizar un brazo o una pierna, o presentar frecuentes contusiones.

■ INR: EL CONTROL DE LA COAGULACIÓN DE LA SANGRE

La relación normalizada internacional (INR) es una forma de estandarizar los cambios obtenidos a través del tiempo de protombina. Se usa principalmente para el seguimiento de pacientes de bajo tratamiento anticoagulante.

Los resultados, en segundos, para un tiempo de protombina en un individuo normal varían dependiendo de qué tipo de sistema de análisis se realice. Cada fabricante asigna un valor de ISI (Índice Internacional de Sensibilidad) para el factor tisular que fabrican. El valor ISI indica cómo un lote particular de factor tisular se compara con una muestra normalizada a nivel internacional. El ISI está generalmente entre el 1 y 2. El INR se obtiene dividiendo el tiempo de protombina del paciente en segundos entre el tiempo de protombina de un control normal, elevado a la potencia del valor ISI para el sistema de análisis utilizado.

El tiempo de protombina es el tiempo que tarda el plasma en coagularse después de la adición del factor tisular (que se obtiene de los animales). Esto mide la calidad de la vía extrínseca (así como la vía común) de la coagulación. La velocidad de la vía extrínseca está muy afectada por los niveles de factor de coagulación VII en el cuerpo. El factor VII tiene un corto periodo de semidesintegración y su síntesis requiere vitamina K. El tiempo de protombina puede estar prolongado, como resultado de deficiencias en vitamina K que pueden ser causadas por la walfarina, mala absorción o la falta de colonización intestinal por bacterias (como en los recién nacidos). Además, el factor VII por síntesis pobres (debido a la enfermedad del hígado) o el aumento del consumo (en la coagulación intravascular diseminada) puede prolongar el tiempo de protombina. Un nivel de INR elevado, como INR = 5, indica que existe una alta posibilidad de sangrado, mientras que con el INR = 0,5 hay una alta probabilidad de tener un coágulo. El rango normal para una persona sana es de entre =0,9 hasta 1,3 y para personas en tratamiento con walfarina 2,0 a 3,0, aunque el INR puede ser mayor en situaciones particulares, como para los pacientes tratados con anticoagulantes que tienen una válvula cardiaca mecánica, o con heparinas de bajo peso molecular (tales como enoxaparina).

El anticoagulante lúpico, un inhibidor de la circulación que predispone a la trombosis, puede sesgar los resultados de la protombina, en función del análisis utilizado. Las variaciones entre los distintos preparados de tromboplastina en el pasado han dado lugar a disminución de la precisión de las lecturas de INR. Un estudio de 2005 sugirió que, a pesar de la calibración internacional los esfuerzos (en el índice INR) aún había diferencias estadísticamente significativas entre los diferentes kits comerciales.

Se estima que se realizan 800 millones de determinaciones de PT / INR anualmente en todo el mundo, fundamentalmente para valorar su estado coagulativo previo a intervenciones quirúrgicas y para valorar el efecto de la terapia anticoagulante oral.

Además del método de laboratorio está el control del INR en casa como una forma rápida y cómoda alternativa al método del laboratorio. Después de un periodo de duda sobre la exactitud de los resultados en casa, una nueva generación de máquinas y reactivos parece estar ganando aceptación por su capacidad de entregar resultados cercanos en exactitud a los del laboratorio.

Una gota de sangre capilar se obtiene con un pinchazo en el dedo de forma automática, que es casi indolora. Esta gota se coloca en una tira reactiva desechable con la que la máquina ha sido preparada. El INR resultante aparece en la pantalla unos segundos más tarde. Métodos similares son utilizados por los diabéticos con la insulina y son fáciles de enseñar y practicar.

El paciente interpreta el resultado y determina la dosis del medicamento sobre unas tablas preestablecidas. Hay algunos pacientes que han de llamar semanal o mensualmente por teléfono y transmitirle a su médico si el rango de sus niveles requiere intervención inmediata o ajuste de los medicamentos.

Una ventaja importante de las pruebas caseras es la evidencia de que el propio paciente, con el apoyo de pruebas médicas y su autocuidado (donde los pacientes se adaptan sus propias dosis de anticoagulante), mejora el control de anticoagulación. Un metaanálisis que revisó catorce ensayos mostró que la prueba nacional condujo a una reducción en la incidencia de complicaciones (hemorragias y trombosis) y mejoró el tiempo en el rango terapéutico, que es una medida indirecta de control del anticoagulante.

INR = PT test dividido PT normal, a la potencia de ISI

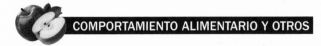

— Específicamente hay un grupo de doce alimentos que tienen un alto contenido en vitamina K y son: el aguacate, brócoli, las coles de Bruselas, las coles, los guisantes, la lechuga, el repollo, las espinacas, las berenjenas, las acelgas, las berzas y el hígado. La interacción con esos alimentos interfiere con el INR; igualmente interfieren las comidas muy abundantes con grasa y picante o las grandes comilonas en general.

— Debe vigilarse el sangrado de las encías al cepillarse los dientes.

— Dormir un mínimo de ocho horas.

— Evite cualquier contusión, corte o accidente que pueda aparecer sangre.

— Compruebe con especial cuidado la posibilidad de sangre en las heces, que es un síntoma de alarma para los pacientes que están anticoagulados.

— Vigile su estrés.

— Consuma aceite de oliva virgen extra.

■ LUPUS

Es una enfermedad inflamatoria crónica que puede afectar a muchos órganos del cuerpo. Se trata de una enfermedad autoinmune, es decir, se presenta cuando los mecanismos del sistema inmunológico crean anticuerpos para combatir los tejidos del propio organismo. Muchos expertos en este tema creen que la causa del lupus es un virus aun no identificado. Según esta teoría, el sistema inmunológico desarrolla anticuerpos en reacción al virus; esos anticuerpos después atacan a los propios órganos y tejidos del organismo. Esto produce inflamación de la piel, los vasos sanguíneos, las articulaciones y otros tejidos. Otros dos factores que posiblemente inciden en el lupus son la herencia y las hormonas sexuales.

Esta enfermedad se denominó lupus, lo cual significa «lobo», porque a muchas personas aquejadas por ella les aparece en las mejillas y en la nariz un sarpullido en forma de mariposa que les da una apariencia de lobo. Por lo menos el 90% de los pacientes de lupus son mujeres; las mujeres de ascendencia asiática son las que mayor riesgo tienen de contraer lupus. Esta enfermedad se suele desarrollar entre los quince y los treinta y cinco años, aunque se puede presentar a cualquier edad.

Hay dos clases de lupus: lupus eritematoso sistémico (SLE), y lupus eritematoso discoide (DEL). Como su nombre implica, el SLE es una enfermedad sistémica que afecta a muchas partes del organismo. Puede ser leve o puede ser severa y representar una amenaza para la vida del paciente. Los primeros síntomas de SLE se parecen a los de la artritis, cuando los dedos y las articulaciones se hinchan y duelen. Esta enfermedad casi siempre aparece de manera súbita y con fiebre alta. El sarpullido rojo característico se suele presentar en las mejillas. Además, en la boca se pueden presentar úlceras y en cualquier parte del cuerpo pueden aparecer lesiones rojas y escamosas. Por lo regular también se afectan los pulmones y los riñones. Alrededor del 50% de todos los pacientes de SLE desarrollan nefritis, es decir, inflamación de los riñones. En casos graves, también se afectan el cerebro, los pulmones, el bazo y/o el corazón. El lupus eritematoso sistémico puede ocasionar anemia e inflamación de la superficie de las membranas del corazón y de los pulmones Así mismo, puede producir sangrado excesivo y aumentar la susceptibilidad a las infecciones. Cuando hay compromiso del sistema nervioso central, se pueden presentar convulsiones, amnesia, psicosis y depresión profunda.

El DEL, o lupus eritematoso discoide, es una enfermedad menos grave y afecta fundamentalmente a la piel. El típico sarpullido en forma de mariposa se desarrolla en la nariz y en las mejillas. También pueden presentarse lesiones en otros sitios, especialmente en los oídos y en el cuero cabelludo. Esas lesiones pueden ser recurrentes o pueden persistir durante años. Las lesiones son pequeñas protuberancias blandas y amarillentas. Cuando desaparecen, suelen dejar cicatriz. Las cicatrices en el cuero cabelludo pueden originar áreas de calvicie permanente. Aun cuando la DEL no es necesariamente peligrosa para la salud general, se trata de una enfermedad cutánea crónica que afea al paciente. Algunos expertos piensan que esta enfermedad puede ser una reacción a la infección con el bacilo de la tuberculosis.

Los dos tipos de lupus siguen un patrón en el cual alternan los episodios de exacerbación y los periodos de remisión. La exposición a los rayos ultravioleta del sol puede exacerbar el lupus eritematoso discoide y hasta precipitar el primer ataque. La fatiga, el embarazo, el parto, las infecciones, algunos medicamentos, el estrés, las infecciones virales no identificadas y los productos químicos también pueden exacerbar la enfermedad. Los casos de DEL inducidos por drogas suelen solucionarse al descontinuar la droga.

Para poder diagnosticar la enfermedad es necesario que se presenten cuatro de los síntomas siguientes, bien de manera seriada o bien al mismo tiempo: células anormales en la orina, artritis, sarpullido en forma de mariposa en las mejillas, sensibilidad al sol, úlceras en la boca, convulsiones o psicosis, bajo recuento de glóbulos blancos, bajo recuento de plaquetas o anemia hemolíltica, presencia en la sangre de un anticuerpo específico que se encuentra en el 50% de las personas que tienen lupus.

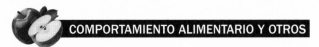

COMPORTAMIENTO ALIMENTARIO Y OTROS

— Utilice solamente aceite de oliva virgen extra. Haga una dieta baja en grasa, en sal y en proteínas de origen animal. Esta clase de dieta es suave para los riñones. Consuma sardinas a menudo pues son buena fuente de ácidos grasos esenciales.

— Consuma espárragos, huevos, ajo y cebolla. Estos alimentos contienen azufre, que favorece la absorción del calcio y se necesita para reparar y reconstruir los huesos, los cartílagos y el tejido conectivo.

— Incluya en su dieta arroz integral, pescado, vegetales de hoja de color verde y frutas frescas no ácidas.

— Consuma con frecuencia piña fresca (no enlatada). La bromelina, una enzima de la piña, es excelente para reducir la inflamación.

— Consuma diariamente algún tipo de fibra.

— No consuma leche, productos lácteos ni carne roja. Evite también la cafeína, las frutas cítricas, la paprika, la sal, el tabaco y todo lo que contenga azúcar.

— Evite los vegetales solanáceos (pimiento, berenjena, tomate y patata blanca). Estos alimentos contienen una sustancia llamada solanina, que contribuye a la inflamación y al dolor.

— Obtenga hierro de los alimentos, no de los suplementos. Tomar hierro en suplemento puede contribuir al dolor, al edema y a la destrucción de las articulaciones.

— Descanse mucho y haga ejercicio con moderación, pero con regularidad.

— No salga al aire libre cuando la luz del sol es más fuerte y utilice protección antisolar. No se exponga al sol salvo cuando sea absolutamente necesario.

— Evite los grupos grandes de gente y las personas que estén resfriadas o que tengan cualquier otra infección viral. Las enfermedades autoinmunes, como el lupus, vuelven a la gente más susceptible a contraer infecciones virales.

■ LEUCEMIA

Es el cáncer de los tejidos que forman la sangre en el organismo, incluso la médula ósea y el sistema linfático.

Existen muchos tipos de leucemia. Algunas formas de leucemia son más frecuentes en niños. Otras tienen lugar, principalmente, en adultos.

La leucemia, por lo general, involucra a los glóbulos blancos. Los glóbulos blancos son poderosos combatientes de infecciones; por lo general, crecen y se dividen de manera organizada, a medida que el cuerpo los necesita. Pero en las personas que tienen leucemia, la médula ósea produce glóbulos blancos anormales que no funcionan correctamente.

Los síntomas varían según el tipo: fiebre o escalofríos; fatiga persistente, debilidad; infecciones frecuentes o graves; ganglios linfáticos inflamados, agrandamiento del hígado o del bazo; tendencia al sangrado y a la formación de moretones; sangrados nasales recurrentes; pequeñas manchas rojas en la piel (petequia); sudoración excesiva, sobre todo por la noche; y dolor o sensibilidad en los huesos.

No se conocen con exactitud las causas de la leucemia. En general, se cree que la leucemia aparece cuando algunas células sanguíneas adquieren mutaciones en el ADN (la información que se encuentra dentro de cada célula y que dirige su función). Puede haber otros cambios en las células que todavía no se comprenden cabalmente y que podrían contribuir a provocar la leucemia.

Algunas anomalías hacen que la célula crezca y se divida con mayor rapidez, y que siga viviendo cuando las células normales ya murieron. Con el tiempo, esas células anormales pueden desplazar a las células sanguíneas sanas de la médula ósea, lo que disminuye la cantidad de plaquetas, glóbulos blancos y glóbulos rojos sanos, y causa los signos y síntomas de la leucemia.

La clasificación de la leucemia se hace en función de la velocidad de su evolución y de sus tipos de células involucradas.

El primer tipo incluye la leucemia aguda, en la que las células sanguíneas anormales son células sanguíneas inmaduras (blastos). No pueden cumplir sus funciones normales y se multiplican rápido; por lo tanto, la enfermedad empeora con rapidez. La leucemia aguda exige un tratamiento oportuno y agresivo; y la leucemia crónica, de la que existen muchos tipos. Algunas producen demasiadas células y otras, muy pocas. La leucemia crónica comprende células sanguíneas más maduras. Esas células sanguíneas se replican y acumulan muy lentamente, y pueden funcionar con normalidad durante un tiempo. Algunas formas de leucemia crónica, al principio, no producen síntomas tempranos, por lo que pueden pasar desapercibidas o no diagnosticarse durante años.

El segundo tipo tiene en cuenta el tipo de glóbulo blanco afectado e incluye: la leucemia linfocítica, que afecta a las células linfoides (linfocitos) que forman el tejido linfoide o linfático. El tejido linfático forma el sistema inmunitario; y la leucemia mielógena, que afecta las células mieloides. Estas originan los glóbulos rojos, los glóbulos blancos y las células que producen plaquetas.

Los tipos de leucemia son: leucemia linfocítica aguda; leucemia mielógena aguda; leucemia linfocítica crónica; leucemia mielógena crónica y otros tipos de leucemia.

Entre los factores de riesgo están: tratamientos oncológicos previos, tratamientos genéticos, exposición a diversas sustancias químicas, exposición al tabaco y antecedentes familiares de leucemia

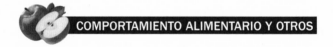 COMPORTAMIENTO ALIMENTARIO Y OTROS

— Tome frutas y verduras frescas a diario. Pescados, carnes de pollo, pavo y conejo, pasta, arroz, legumbres, huevos y cereales integrales.
— Agua mineral e infusiones.
— No tome café ni bebidas carbónicas.
— No tome sal ni azúcar refinada.
— Consuma aceite de oliva virgen extra (50 ml diarios).
— Alcohol con moderación o no tome alcohol.
— Camine diariamente 30 minutos.

◼ MONONUCLEOSIS: LA ENFERMEDAD «DEL BESO»

Es una enfermedad viral infecciosa. La gran mayoría de los casos son producidos por el virus de Epstein-Barr, un miembro de la familia de los virus del herpes. Con menos frecuencia, esta enfermedad es producida por citomegalovirus. Cuando el virus entra en el organismo, se multiplica en los linfocitos (glóbulos blancos sanguíneos).

La mononucleosis afecta al sistema respiratorio, al tejido linfático y a las glándulas del cuello, la ingle, las axilas, los bronquios, el bazo y el hígado. Entre sus síntomas están la depresión, fatiga, fiebre, dolor generalizado, dolor de cabeza, ictericia, dolor de garganta, inflamación de las glándulas y, a veces, sarpullido rojo. Esta enfermedad puede hacer que el bazo aumente de tamaño y que la función hepática se altere.

El virus que produce mononucleosis es contagioso y se puede transmitir mediante el contacto estrecho entre personas. Por ejemplo, se puede transmitir a través de un beso o compartiendo alimentos o utensilios. También se puede transmitir durante la relación sexual o en el aire, como ocurre con el resfriado común. El periodo de incubación es de aproximadamente diez días en los niños y de treinta a cincuenta días en los adultos. Esta enfermedad es más común entre los niños y los adolescentes.

Debido a que los síntomas son tan parecidos, la mononucleosis a menudo se confunde con la influenza. Sin embargo, los síntomas agudos suelen durar entre dos y cuatro semanas, y la fatiga puede durar entre tres y ocho semanas después de que los demás síntomas han desaparecido. Algunas personas presentan una forma más crónica de la enfermedad y los síntomas les duran meses o, incluso, años.

El diagnóstico de la mononucleosis se hace con un examen de sangre llamado Test Heterófilo de Antivirus. Este examen detecta la presencia de anticuerpos específicos contra el EBV y confirma la presencia de la mononucleosis. Para reforzar el diagnóstico es útil hacerse un examen de funcionamiento hepático.

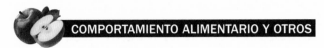

— La dieta consiste en un 50% de frutas y verduras. En lo posible consuma crudos sus alimentos. Tome muchas sopas nutritivas, vegetales de raíz y granos enteros, incluyendo arroz integral.

— Tome todos los días ocho vasos de agua mineral, además de zumos frescos.

— No consuma café, alimentos fritos ni procesados, bebidas gaseosas, estimulantes, azúcar, té ni productos hechos con harina blanca. Estos alimentos disminuyen la actividad funcional del sistema inmunológico.

— Consuma aceite de oliva virgen extra.

— Haga cada día entre cuatro y seis comidas pequeñas. Evite comer en exceso durante cualquier comida.

— Descanse mucho. Durante la fase aguda de la enfermedad le conviene descansar en cama las veinticuatro horas del día.

— Utilice algún suplemento proteínico de origen vegetal.

— No se estrese cuando vaya a evacuar el vientre pues el esfuerzo puede lesionar un bazo ya agrandado.

— No le dé aspirina a un niño o a un adolescente que tengan mononucleosis, pues puede derivar en el síndrome de Reye.

— Si tiene mononucleosis evite al máximo el contacto físico con otras personas. Deshágase de todos los pañuelos de papel después de utilizarlos y no comparta alimentos, utensilios de comer ni toallas. Lávese las manos a menudo.

◼ RINITIS ALÉRGICA: EL POLEN ES EL PROBLEMA

Es una reacción alérgica al polen que afecta a las membranas mucosas de la nariz, los ojos y las vías respiratorias. Entre sus síntomas están el ardor en los ojos, secreción acuosa de la nariz y de los ojos, estornudos e irritabilidad nerviosa. Muchos de los síntomas de este mal son similares a los del resfriado común. No obstante, mientras que las secreciones producidas por las alergias son transparentes y acuosas, las secreciones producidas por el resfriado suelen adquirir una consistencia espesa y un color amarillo verdoso a medida que la enfermedad avanza. Además, mientras que el resfriado se asocia con fiebre baja y suele curarse después de una semana, las personas que sufren de alergia se sienten agotadas y sin energía durante semanas enteras.

Hay tres estaciones en las cuales se presenta esta enfermedad y se distinguen por el tipo de polen que predomina. Dependiendo del clima de la localidad, entre febrero y mayo aparece el polen de los árboles. Los problemas más serios vienen después, durante la primavera y el verano, cuando la gente está más expuesta tanto al polen de los árboles como al polen del césped. Dependiendo del tipo de polen al cual sea alérgico el individuo, puede presentar rinitis en una sola época o en las tres.

La gente que la sufre suele presentar también los llamados trastornos atópicos, como asma y dermatitis. Se dice que las personas que sufren de síntomas de rinitis alérgica durante todo el año tienen *rinitis perenne*. Los síntomas pueden ser desencadenados por pelo de animal, polvo, plumas, esporas de hongos o agentes del medio ambiente.

La gente que sufre de alergias por lo general sabe qué época del año y qué condiciones aumentan su sensibilidad.

En España está muy presente el olivo, cada vez con más frecuencia. Es en los test de alergia es el más llamativo.

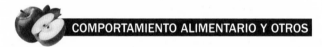

COMPORTAMIENTO ALIMENTARIO Y OTROS

— Consuma más frutas (especialmente plátano), verduras, granos, semillas y nueces crudas. Haga una dieta alta en fibra.

— Tome yogur o algún producto agrio tres veces por semana. El mejor yogur es el que se hace en casa. Sin embargo, tenga cuidado pues podría ser alérgico a la caseína, la principal proteína de la leche.

— No consuma bollería ni tartas, chocolate, café, productos lácteos (excepto yogur), alimentos empaquetados o enlatados, bebidas gaseosas, azúcar, tabaco y productos con harina blanca.

— Consuma aceite virgen extra.

— En la estación climática en la cual sufre de alergia, pase la menor cantidad de tiempo al aire libre. Mantenga cerradas las ventanas durante el día. Debe evitar especialmente salir de su casa durante la tarde. Si le gusta hacer deporte o ejercicio al aire libre, hágalo en horas de la mañana porque la polinización del césped se realiza al medio día y el viento transporta el polen hasta que cae al suelo por la noche.

— Después de pasar ratos al aire libre, dese una ducha y cámbiese de ropa. El polen se pega al cabello, especialmente cuando hay mucho viento. Lavarse el cabello impide que el polen se introduzca en los ojos.

— Mantenga a las mascotas ya sea dentro de la casa o por fuera de ella. Los perros y los gatos atrapan polen en su piel y lo introducen en la casa.
— Utilice un purificador de aire. Cree una barrera invisible de aire puro que le proteja contra los microorganismos (como virus, bacterias y mohos) y las micropartículas (como polvo, polen y agentes contaminantes) que se encuentran en el aire. Además, elimine del aire emanaciones, olores y compuestos volátiles dañinos.

■ SIDA: VIH

Enfermedad del sistema inmunológico por la cual disminuye la capacidad del organismo de defenderse a sí mismo. Cuando el VIH (Virus de Inmunodeficiencia Humana), el virus que produce SIDA, invade las células inmunológicas clave (llamadas linfocitos T) y se multiplica, produce el colapso del sistema inmunológico. Esta situación conduce a innumerables infecciones y/o cáncer y, por último, a la muerte. La muerte de los pacientes de SIDA no suele deberse a la enfermedad en sí misma, sino a alguna de las muchas infecciones o cánceres a los cuales el síndrome hace vulnerable al individuo.

El origen del VIH es desconocido. El primer caso se dio a conocer en 1981, pero los investigadores afirman que ya en la década de los años setenta probablemente había casos sin identificar. Algunos investigadores se preguntan si el VIH es el resultado de un error de la ingeniería genética. Sea cual sea su origen, el VIH es un tipo de virus conocido como retrovirus, que se propaga básicamente a través del contacto sexual o del contacto con sangre de personas infectadas, como ocurre cuando los usuarios de drogas comparten agujas intravenosas.

También se puede propagar mediante transfusión sanguínea o uso de productos sanguíneos –como factores de coagulación– cuando la sangre utilizada está infectada. Entre las personas más vulnerables al VIH están las que sufren de hemofilia y requieren un factor de coagulación específico de concentrados sanguíneos.

Los anticuerpos del VIH se manifiestan en la sangre solo entre tres y seis meses después de adquirida la infección; su presencia en la sangre de un individuo infectado recientemente puede pasar inadvertida. Aunque hoy en día los productos sanguíneos son sometidos a altas temperaturas para destruir los virus, existe la preocupación de que este proceso no sea totalmente eficaz.

En ciertas circunstancias, los dentistas y profesionales de la salud que entran en contacto con fluidos corporales de personas infectadas pueden resultar infectados también. Para evitar el contacto con sangre y saliva de personas que pueden estar infectadas, en la actualidad los técnicos en emergencias médicas, los odontólogos e higienistas dentales, y el personal de hospitales, clínicas y salas de emergencia –sin excluir a la policía– utilizan guantes de caucho-plástico. La utilización de guantes de plástico también protege a los pacientes.

Los bebés de madres con VIH pueden contraer el virus durante el embarazo, el parto o la lactancia, aunque esto es evitable. De hecho, datos estadísticos revelan que la mayoría de los bebés de madres portadoras del VIH no contraen el virus. Aproximadamente el 25% de los bebés resultan infectados antes o durante el parto. Dos factores que reducen significativamente la probabilidad de que la madre le transmita la infección al bebé son someterse durante el embarazo a una terapia de medicamentos y alimentar al bebé con biberón después del nacimiento.

Mucha gente que está infectada con el VIH ni siquiera lo sabe. A pesar de que algunas personas experimentan molestias parecidas a las de una gripe, entre dos y cuatro semanas después de la exposición al virus, la aparición de los síntomas de la infección suele demorar entre dos y cinco años, por lo menos. En muchos casos, los primeros síntomas son inespecíficos y variables e incluyen diarrea, fiebre, fatiga, inflamación de las encías, inapetencia, pérdida de peso, úlceras en la boca, sudor nocturno, problemas cutáneos, inflamación de los nódulos linfáticos e hipertrofia del hígado y/o del bazo.

En algunos casos, el primer indicio de la existencia del VIH es el desarrollo de uno o más de los cánceres o infecciones oportunistas que se relacionan con el SIDA. Uno de los males más frecuentes son protuberancias blanquecinas que cubren la lengua. Se trata de candidiasis. La candidiasis indica compromiso del sistema inmunológico. Los parásitos intestinales son otro problema frecuente.

Otras enfermedades que a menudo se relacionan con el SIDA son la *pneumocystis*, producida por un parásito que se encuentra en aproximadamente el 60% de los pacientes de SIDA, el sarcoma de Kaposi, un cáncer de piel poco común, el virus de Epstein-Barr, el citomegalovirus (CMV), herpes simples, salmonelosis, toxoplasmosis y tuberculosis.

Los criterios médicos para los diagnósticos de SIDA son bastantes específicos y requieren que haya una o más infecciones oportunistas o cánceres asociados con la infección por VIH. Un resultado VIH positivo *no* significa que la persona tenga SIDA. Lo que significa es que estuvo expuesta al virus de inmunodeficiencia humana, como lo demuestra la presencia de anticuerpos del virus en su sangre. Sin embargo, un resultado VIH positivo, ya confirmado, suele ser la primera indicación de que la persona podría llegar a desarrollar eventualmente SIDA.

Los epidemiólogos han observado que en personas infectadas, tanto con VIH como con células T humanas y virus del linfoma (HTLV), otro retrovirus menos frecuente pero que se transmite de manera similar, la enfermedad se desarrolla muchísimo más rápido que en las personas infectadas solamente con VIH. A la inversa, individuos con signos clarísimos de deficiencia inmunológica generalizada compatibles con un diagnóstico de SIDA obtienen resultados *negativos* en pruebas de anticuerpos del VIH.

En la actualidad, solo entre el 50 y el 60% de las personas expuestas al VIH –como lo comprueba un examen de anticuerpos– han desarrollado SIDA. Esto se puede deber, en parte, al largo periodo de incubación de la enfermedad, aunque hay algunas personas cuyas pruebas fueron positivas hace muchos años y nunca desarrollaron síntomas de deficiencia inmunológica. El riesgo de que se desarrolle la enfermedad es proporcional al grado de supresión inmunológica y a la cantidad y duración de la exposición al virus de inmunodeficiencia humana (VIH). Aunque la persona pertenezca a un grupo de alto riesgo, si su sistema inmunológico está funcionando bien es posible que no contraiga la enfermedad. Algunas investigaciones han demostrado repetidamente que las personas con compromiso inmunológico tienen un riesgo mayor de contraer SIDA.

Por otra parte, estudios realizados en el Instituto Pasteur indican que el virus podría ser mucho más resistente y virulento de lo que nos hemos imaginado. Al parecer, el VIH no es tan frágil como se creía. Pese a los diferentes puntos de vista, es factible que el virus viva fuera del organismo, incluso en estado de inactividad, y que después vuelva a adquirir su carácter infeccioso.

En la actualidad no existe cura para el SIDA. En general afecta a miembros de grupos minoritarios, en especial afroamericanos, hispánicos y hombres que mantienen relaciones sexuales con otros hombres. Otros individuos con alto riesgo de contraer SIDA son los que abusan de las drogas y los que han tenido o tienen múltiples parejas sexuales.

Así mismo, los que tienen relaciones sexuales (anales, orales o vaginales) o bien con personas cuyos antecedentes sexuales o de consumo de drogas las ponen en riesgo de resultar infectadas, o bien con personas cuya historia sexual o de consumo de drogas es desconocida

En todos los grupos de población, los hombres jóvenes son los que tienen mayores probabilidades de contraer el VIH.

Cualquier persona con VIH o SIDA puede contribuir de manera importante a su propia supervivencia y a la calidad de su vida siguiendo desde los inicios un programa de tratamiento, pero, fundamentalmente, un tratamiento que se base en fortalecer el sistema inmunológico. Los pacientes de SIDA necesitan cantidades mayores de lo normal de todos los nutrientes porque suelen sufrir de malabsorción. Para mejorar la absorción, recomendamos que todos los suplementos nutricionales se administren en inyección o en forma sublingual.

Aunque la mayoría de las personas con VIH o SIDA en el mundo occidental son hombres, la incidencia entre las mujeres está aumentando casi seis veces más rápido que entre los hombres. La epidemia de SIDA afecta de manera desproporcionada a mujeres de minorías raciales y étnicas.

Según el Centro para el Control de Enfermedades de Estados Unidos, una de cada noventa y ocho mujeres de raza negra, y una de cada doscientas veintidós mujeres hispanas entre los veintisiete y los treinta y nueve años están infectadas, en comparación con la cifra correspondiente a las mujeres blancas: una de cada mil seiscientas sesenta y siete mujeres. Pertenecer a un grupo racial o étnico particular no significa que una mujer sea más susceptible a contraer SIDA. Lo que sucede es que los miembros de grupos minoritarios tienen más probabilidades de vivir en lugares donde la incidencia de infección por VIH es alta. En los primeros años de la epidemia, la mayoría de las mujeres contrajeron la enfermedad mediante el uso de drogas intravenosas; no obstante, el contacto sexual ha sobrepasado el uso de estas drogas como medio principal de transmisión de la enfermedad entre las mujeres.

La mayoría de las mujeres no obtienen el diagnóstico positivo de VIH mientras no comiencen los síntomas de la enfermedad o mientras no dan a luz un bebé con VIH que se enferma.

Hoy en día, gracias a tratamientos antivirales más eficaces, la mayoría de las personas con VIH no tienen SIDA. Por lo general, si no se trata, el VIH se convierte en SIDA en aproximadamente diez años.

Para cuando se presenta el SIDA, el sistema inmunitario ya está dañado. Es posible que te vuelvas más propenso a contraer infecciones o tipos de cáncer oportunistas, es decir, enfermedades que, por lo general, no afectarían a una persona con un sistema inmunitario saludable. Enunciamos algunas de estas infecciones: fiebre recurrente, sudoraciones nocturnas, diarrea crónica, lesiones de boca y lengua, fatiga persistente, adelgazamiento constante, erupciones cutáneas y bultos o quistes.

Como mayores factores de riesgo siguen siendo: la relaciones sexuales sin protección, infecciones de transmisión sexual y el uso de drogas intravenosas.

En cuanto a las complicaciones: tuberculosis, citomegalovirus, infección por cándidas, meningitis criptocócica, toxoplasmosis y criptosporidiosis.

Tipos de cáncer asociados al VIH: Sarcoma de Kaposi y Linfoma.

Como resumen debemos recapitular:

— **La infección primaria:** dura unas semanas con los siguientes síntomas: fiebre, dolor de cabeza, dolor muscular y articular, dolor de garganta y aftas en la boca, erupción cutánea y ganglios linfáticos inflamados, principalmente en el cuello. En ese momento existe una carga viral ya muy alta, aunque no se note. Consecuencia de ello el contagio es mayor durante la «infección Primaria».

— **La infección clínica latente:** la inflamación de los ganglios linfáticos acontece en esta etapa. Pero no hay síntomas específicos. La infección continua en el cuerpo y en los glóbulos blancos infectados. La etapa de infección dura alrededor de 10 años si no se instaura el tratamiento antirretroviral. A menudo el tratamiento puede durar muchos años, incluso décadas.

— **La infección sintomática:** conforme la enfermedad avanza se registran los siguientes síntomas: fiebre, fatiga, inflamación de ganglios linfáticos, diarrea, adelgazamiento, candidiasis y herpes zona.

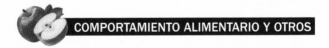 **COMPORTAMIENTO ALIMENTARIO Y OTROS**

— Seguir una dieta correcta, tomar los suplementos apropiados, hacer ejercicio, reducir el estrés, vivir en un ambiente adecuado y tener una actitud mental sana son aspectos fundamentales para que el sistema inmunológico trabaje correctamente.

— Preste atención a los requerimientos nutricionales, y tenga en cuenta que probablemente necesita consumir cantidades de nutrientes más altas de lo normal.

— Aumente su consumo de frutas y verduras frescas. Siga una dieta que consista en un 75% de alimentos frescos, mejor cultivados orgánicamente (evite los productos que han sido tratados con pesticidas y otros fumigantes), además de lentejas, judías, semillas, nueces y granos enteros, entre ellos arroz integral. Los alimentos frescos tienen especial importancia, porque la cocción acaba con las enzimas vitales de los alimentos.

— Consuma abundantes vegetales crucíferos, como brócoli, coles de Bruselas, calabaza y coliflor. También debe consumir verduras de color amarillo y anaranjado oscuro, como zanahoria y batata.

— Tome grandes cantidades de zumos frescos. Los zumos son beneficiosos porque suministran muchísimos nutrientes. Su dieta diaria debe incluir «bebidas verdes» preparados con vegetales de hoja de color verde (como espinacas y hojas de remolacha), jugo de zanahoria y de raíz de remolacha, y ajo y cebolla.

— Tome solamente agua mineral y en gran cantidad –ocho o más vasos de agua- para eliminar las toxinas del organismo. Todas las células y los sistemas orgánicos necesitan agua. Tome mucha agua incluso si no tiene sed. Los órganos, en especial el cerebro, se deshidratan mucho antes de que se experimente sed.

— Coma con frecuencia piña fresca. Este alimento es buena fuente de enzimas proteolíticas, esenciales para la buena digestión de los alimentos y la asimilación de los nutrientes. La falta de enzimas priva al organismo de la energía que requiere para sus actividades. Esos suplementos coadyuvan en la digestión de la porción inferior del estómago y del tracto intestinal.

— Coma cebolla y ajo, o consuma ajo en suplemento.

— Consuma aceite de oliva virgen extra.

— Tome todos los días fibra en suplemento.

— Elija cuidadosamente sus alimentos. El envenenamiento con alimentos reviste particular peligro para la gente que tiene SIDA o que está infectada con VIH.

— No fume y evite los ambientes donde haya humo de tabaco.

— Evite el alcohol, los químicos nocivos y todo aquello que pueda perjudicar al hígado.

— Pruebe la jalea real para combatir las infecciones bacterianas de pulmones, boca, garganta y membranas mucosas.

— Tome todo el aire fresco que pueda y descanse mucho. Tome el sol con moderación.

— Identifique qué alergias alimentarias tiene, o a que alimentos es especialmente sensible. Es importante eliminar de la dieta alimentos alergénicos porque afectan al organismo y, en particular, al sistema inmunológico.

— *Siempre* debe utilizar condón (no de piel de oveja sino de látex) y un espermicida (estos productos matan el VIH) para cualquier contacto sexual. Si acostumbra a utilizar lubricante con condón de látex, use solamente cremas espermicidas. No utilice vaselina, loción de manos, ni aceites, pues esas sustancias pueden romper el látex en cuestión de minutos. Sin embargo, tenga presente que ni siquiera utilizar condón correctamente es garantía contra la transmisión del VIH.

■ SÍNDROME ANTIFOSFOLIPÍDICO

El síndrome antifosfolípidico ocurre cuando el sistema inmunitario crea por error anticuerpos que hacen que la sangre sea más propensa a coagularse.

Esto puede causar coágulos de sangre peligrosos en las piernas, los riñones, los pulmones y el cerebro. En mujeres embarazadas, el síndrome antifosfolípidico también puede provocar aborto espontáneo y muerte fetal.

No existe cura para el síndrome antifosfolípidico, pero los medicamentos pueden reducir el riesgo de coágulos de sangre.

Entre los signos y síntomas del síndrome antifosfolípidico se pueden incluir los siguientes: coágulos de sangre en las piernas (TVP) (los signos de una trombosis venosa profunda incluyen dolor, inflamación y enrojecimiento. Estos coágulos pueden viajar hasta los pulmones [embolia pulmonar]); abortos o fetos muertos reiterados (otras complicaciones del embarazo incluyen presión arterial extremadamente alta (preeclampsia) y parto prematuro); accidente cerebrovascular (puede ocurrir un accidente cerebrovascular en una persona joven que tiene síndrome antifosfolípidico pero que no tiene factores de riesgo conocidos de enfermedades cardiovasculares; accidente isquémico transitorio (AIT) (similar a un accidente cerebrovascular, un accidente isquémico transitorio suele durar solo unos minutos y no causa daño permanente); sarpullido (algunas personas desarrollan un sarpullido rojo y reticulado, con un patrón de red).

Entre los signos y síntomas menos frecuentes se incluyen los siguientes: síntomas neurológicos (dolores de cabeza crónicos, incluidas migrañas; es posible la presencia de demencia y convulsiones cuando un coágulo de sangre bloquea el flujo sanguíneo a algunas partes del cerebro); enfermedad cardiovascular (el síndrome antifosfolipídico puede dañar las válvulas del corazón); sangrado (algunas personas tienen una disminución en la cantidad de glóbulos necesarios para la coagulación; esto puede causar episodios de sangrado, en particular por la nariz y las encías. También se puede sangrar dentro de la piel, lo que aparecerá como parches de pequeñas manchas rojas).

Se produce cuando el sistema inmunitario produce por error anticuerpos que aumentan las probabilidades de que se presenten coágulos en la sangre. Los anticuerpos habitualmente protegen al cuerpo frente a invasores como los virus y las bacterias.

El síndrome puede producirse debido a una enfermedad no diagnosticada, como un trastorno autoinmune, una infección o determinados medicamentos. También se puede desarrollar el síndrome sin una causa preexistente.

Entre los factores de riesgo: el sexo (este trastorno es más común en las mujeres que en los hombres); trastornos del sistema inmunitario (tener otro trastorno autoinmune, como el lupus o el síndrome de Sjogren, aumenta el riesgo de sufrir el síndrome antifosfolípido); infecciones (este trastorno es más común en personas que tienen ciertas infecciones, como la sífilis, el VIH/SIDA, la hepatitis C o la enfermedad de Lyme); medicamentos (ciertos medicamentos se relacionaron con el síndrome antifosfolípido. Incluyen la hidralazina para la presión arterial alta, la quinidina, un medicamento que regula la frecuencia cardíaca, la fenitoína, un medicamento anticonvulsivo (Dilantin) y el antibiótico amoxicilina); antecedentes familiares (en ocasiones, el trastorno puede ser hereditario).

Es posible tener los anticuerpos asociados con el síndrome antifosfolípido sin desarrollar signos o síntomas. Sin embargo, tener estos anticuerpos aumenta el riesgo de desarrollar coágulos de sangre, especialmente si ocurre lo siguiente: embarazo; permanecer inmóvil por un tiempo, por ejemplo, estando en la cama o sentado durante un vuelo largo; someterse a una cirugía; fumar cigarrillos; tomar anticonceptivos orales o realizar terapia de estrógenos para la menopausia.; y tener niveles altos de colesterol y triglicéridos.

Las complicaciones dependen de cuál sea el órgano afectado por un coágulo de sangre y de la gravedad de la obstrucción del flujo sanguíneo hacia ese órgano; el síndrome antifosfolipídico no tratado puede causar un daño permanente en el órgano o la muerte. Las complicaciones incluyen: insuficiencia renal (se puede producir como consecuencia de la disminución del flujo sanguíneo a los riñones); accidente cerebrovascular hemorrágico (la disminución del flujo sanguíneo a una parte del cerebro puede provocar un accidente cerebrovascular hemorrágico, lo que puede causar un daño neurológico permanente, como parálisis parcial o pérdida del habla); problemas cardiovasculares (un coágulo de sangre en la pierna puede dañar las válvulas de las venas, que mantienen el flujo de sangre hacia el corazón; este trastorno puede provocar inflamación crónica y decoloración en la parte inferior de las piernas, y otra complicación posible es el daño cardíaco); problemas pulmonares (este trastorno puede incluir presión arterial alta en los pulmones y embolia pulmonar); complicaciones durante el embarazo (estas complicaciones pueden incluir abortos espontáneos, nacimiento de fetos muertos, parto prematuro, crecimiento fetal lento y presión arterial alta durante el embarazo [preeclampsia]). Rara vez, una persona puede tener eventos repetidos de coagulación en un corto período, lo que provoca daño progresivo en múltiples órganos.

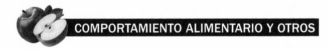

COMPORTAMIENTO ALIMENTARIO Y OTROS

— Atención porque depende del nivel de INR que puedan tomarse menos o más verduras de hoja verde oscura porque contienen vitamina K.
— Consuma aceite de oliva virgen extra.
— Tome frutas, pescados, carne de pollo y pavo, legumbres, huevos, cereales integrales. Arroz, pasta, yogures, quesos y leche.
— Beba agua mineral.
— Evite la sal y el azúcar moreno, el café y el alcohol.
— Haga ejercicio moderado.
— Evite el estrés.

■ SISTEMA INMUNOLÓGICO: CUIDAR LAS DEFENSAS

En medicina se combate la enfermedad directamente por medio de medicamentos, cirugía, radiación y otra clase de terapias. Sin embargo, podemos gozar de buena salud únicamente conservando saludable nuestro sistema inmunológico para que funcione de manera adecuada. El sistema inmunológico es responsable tanto de combatir los microorganismos que causan las enfermedades como de manejar el proceso de curación. Este sistema es la clave para combatir todas las agresiones que sufre nuestro organismo, desde la pequeña cortadura al afeitarnos hasta la multitud de virus que, al parecer, hay en estos días. Incluso el proceso de envejecimiento podría relacionarse más con el funcionamiento del sistema inmunológico que con el paso del tiempo.

El debilitamiento del sistema inmunológico se traduce en mayor susceptibilidad a prácticamente cualquier clase de enfermedad. Entre las señales de que la función inmunológica está alterada se cuenta la fatiga, desgana, infecciones frecuentes, inflamación, reacciones alérgicas, cicatrización lenta de las heridas, diarrea crónica e infecciones que demuestran que algún microorganismo normal del cuerpo está proliferando, como, candidiasis sistémica o infección vaginal por hongos. Las personas que contraen un número significativamente más alto de resfriados y enfermedades infecciosas posiblemente tienen algún problema inmunológico. Entender algunos aspectos básicos del sistema inmunológico y su funcionamiento, así como también el papel que desempeña en nuestra salud, nos permite asumir la responsabilidad de nuestra propia salud.

En términos sencillos, la tarea de sistema inmunológico consiste en identificar las cosas que son «propias» (es decir, que de manera natural le pertenecen al organismo) y las que son «ajenas» (es decir, todo lo que es extraño o peligroso) y luego neutralizar o destruir lo que es ajeno al organismo. El sistema inmunológico se diferencia de los demás sistemas del organismo en que no es un grupo de estructuras físicas, sino un sistema de interacciones complejas que involucra muchos y diferentes órganos, estructuras y sustancias, entre ellas los glóbulos blancos de la sangre, la médula ósea, los vasos y órganos linfáticos, las células especializadas de varios tejidos corporales y las sustancias especializadas presentes en la sangre.

El sistema inmunológico humano es funcional en el momento del nacimiento, pero aún no se desenvuelve bien. Esto se debe, en gran parte, a que la inmunidad se desarrolla a medida que el sistema madura y que el organismo aprende a defenderse contra diversos invasores: los antígenos. El sistema inmunológico tiene la capacidad de identificar y recordar antígenos específicos con los cuales ha estado en contacto, y lo hace a través de dos mecanismos fundamentales: inmunidad mediada por células e inmunidad humoral.

En la inmunidad mediada por células, los glóbulos blancos llamados linfocitos T identifican y luego destruyen células cancerosas, virus y microorganismos como bacterias y hongos. Los linfocitos T, o células T, maduran en la glándula del timo (de ahí la letra T). En esa glándula aprenden a distinguir lo que es «propio» y, por tanto, lo que deben tolerar, de lo que es «ajeno» y, en consecuencia, lo que deben destruir. El timo, pequeña glándula ubicada detrás del esternón, es una de las principales glándulas del sistema inmunológico. En el timo, todas las células T se programan para identificar clases particulares de invasores enemigos. Pero el timo no convierte en células T absolutamente a todas las que podrían llegar a serlo. Aquellas cuya programación es imperfecta (por ejemplo, las que se equivocan y toman como «propio» lo que es «ajeno») son eliminadas. Las que tienen éxito son liberadas en el torrente sanguíneo para buscar y destruir antígenos que correspondan a su programación. En parte, esas células atacan a los antígenos mediante la secreción de citoquinas, una clase de proteínas. El interferón es una de las citoquinas más conocidas.

La inmunidad humoral implica la producción de anticuerpos. Los anticuerpos no son células sino proteínas especiales cuya estructura química encaja en la superficie de antígenos específicos. Cuando encuentran sus antígenos específicos, los anticuerpos les causan daño a las células invasoras o alertan a los glóbulos blancos para que las ataquen. Los anticuerpos son producidos por otro grupo de glóbulos blancos, los linfocitos B, que son fabricados por la médula ósea, donde también maduran. Cuando un linfocito B encuentra un antígeno particular, crea un anticuerpo para combatirlo y guarda una copia de ese anticuerpo para poder reproducirlo en caso de que se vea expuesto al mismo antígeno en el futuro. Para que esto funcione es necesario que todas las células B tengan la capacidad de producir una cantidad casi infinita de anticuerpos distintos para atacar cualquier antígeno que encuentren. Dentro de las células B, los genes que definen la estructura química de la proteína que se va a producir se barajan y se mezclan en una cantidad astronómica de combinaciones distintas.

En consecuencia, cualquier célula B puede producir una molécula de anticuerpo para combatir prácticamente a cualquier invasor. El fenómeno de la inmunidad humoral es lo que hace posible la inmunización.

Por el papel crucial que desempeñan en todos los aspectos de la inmunidad, tanto mediada por células como humoral, los glóbulos blancos de la sangre son considerados la primera línea defensiva del organismo. Los glóbulos blancos son más grandes que los glóbulos rojos. Además, se pueden mover independientemente en el torrente sanguíneo y pueden atravesar las paredes celulares. Esto les permite movilizarse rápidamente hasta el lugar de la lesión o de la infección.

Los glóbulos blancos tienen varias categorías y a cada una le corresponde una función específica. Entre ellas están:

— Granulocitos. Hay tres clases de granulocitos.

• Neutrófilos. Son los glóbulos blancos más abundantes y su función es ingerir y destruir microorganismos, como bacterias.

• Eosinófilos. Ingieren y destruyen combinaciones antígeno-anticuerpo (que se forman cuando los anticuerpos interceptan antígenos) y moderan la hipersensibilidad (reacciones alérgicas) produciendo una enzima que descompone la histamina. Las personas que sufren de alergias suelen presentar niveles altos de eosinófilos en la sangre, quizás porque su organismo está intentando dominar la reacción alérgica.

• Basófilos. Al entrar en contacto con antígenos segregan compuestos como heparina o histamina.

— Linfocitos. La tarea de los linfocitos es desarrollar clases específicas de inmunidad. Tres clases importantes de linfocitos son las células T, las células B y las células NK:

• Células T. Maduran en el timo y desempeñan una importante función en la inmunidad mediada por células.

• Células B. Maduran en la médula ósea y su labor es producir anticuerpos.

• Células NK (*natural killer*, o destructoras naturales). Destruyen células del organismo que se han infectado o que se han vuelto cancerosas.

— Monocitos. Los monocitos son las células más grandes de la sangre y actúan como «recolectores de basura» del organismo. Estas células se tragan y digieren las partículas extrañas y las células deterioradas o viejas, incluyendo células tumorales. Después de circular en el torrente sanguíneo alrededor de veinticuatro horas, la mayoría de los monocitos entran en los tejidos, donde cumplen funciones similares. En ese momento se denominan macrófagos.

El sistema linfático es otro importante componente de la inmunidad. Este sistema está constituido por órganos (entre ellos el bazo, el timo, las amígdalas y los nódulos linfáticos) y por fluido, llamado linfa, que circula por los vasos linfáticos y baña las células del organismo. El sistema linfático realiza una especie de labor de limpieza continua a nivel celular. El sistema linfático drena el fluido de los espacios intercelulares llevándose los productos de desecho y las toxinas de los tejidos. Antes de regresar a la circulación venosa, la linfa fluye por los nódulos linfáticos, donde los macrófagos filtran el material indeseable.

Muchos elementos del medio ambiente en que vivimos comprometen la capacidad defensiva de nuestro sistema inmunológico. Los productos químicos para la limpieza del hogar, el uso exagerado de antibióticos y otros medicamentos, pesticidas y aditivos de los alimentos que consumimos, y la exposición a contaminantes ambientales son factores que le imponen grandes exigencias al sistema inmunológico. Otro factor que afecta adversamente al sistema inmunológico es el estrés. El estrés desencadena una serie de reacciones bioquímicas que, al fin y al cabo, suprime la actividad normal de los glóbulos blancos, le exigen demasiado esfuerzo al sistema endocrino y terminan por agotar las reservas de valiosos nutrientes del organismo. Todo esto altera la capacidad curativa del organismo y le resta capacidad defensiva contra las infecciones.

Aunque una inmunidad deficiente nos predispone a contraer enfermedades infecciosas de toda clase, también es posible enfermarse cuando la respuesta inmunológica es demasiado fuerte o va dirigida a un objetivo inapropiado. Distintas enfermedades se relacionan con una actividad inadecuada del sistema inmunológico, entre ellas alergias, lupus, anemia perniciosa, enfermedad cardiaca reumática, artritis reumatoide y, posiblemente, diabetes. Por tanto, se conocen como enfermedades autoinmunes, es decir, enfermedades en las cuales el organismo se ataca a sí mismo.

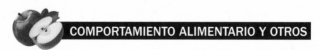

COMPORTAMIENTO ALIMENTARIO Y OTROS

— Dos de los principales supresores de la función inmunológica son el estrés y una dieta inadecuada, especialmente una dieta alta en grasa y en alimentos procesados y refinados.

— Proporciónele a su sistema inmunológico cantidades apropiadas de nutrientes para promover su correcto funcionamiento. Entre los más importantes están:

— Vitamina A. Es la vitamina anti-infecciones. Cuando se utiliza bien y en dosis moderadas, esta vitamina raras veces es tóxica y es muy importante para el sistema defensivo del organismo.

— Vitamina C. Es probablemente la vitamina más importante para el sistema inmunológico. Es esencial para la formación de hormonas adrenales y la producción de linfocitos. También tiene efectos directos sobre las bacterias y los virus. La vitamina C se debe tomar con bioflavonoides, sustancias vegetales naturales que aumentan la absorción de la vitamina C y refuerzan su acción.

— Vitamina E. Es un antioxidante fundamental y neutralizador de los nocivos radicales libres que interactúa con el mineral selenio y con las vitaminas A y C. La actividad de la vitamina E forma parte integral del sistema defensivo del organismo.

— El cinc intensifica la respuesta inmunológica y promueve la curación de las heridas cuando se utiliza en dosis adecuadas (100 miligramos o menos al día). También sirve para proteger el hígado. Dosis diarias superiores a 100 miligramos deprimen la función inmunológica.

— Empiece una dieta a base de frutas y verduras frescas, nueces, semillas, granos y otros alimentos ricos en fibra.

— Incluya en su dieta ajo. Este alimento contiene germanio, un microelemento beneficioso para el sistema inmunológico.

— Evite los productos de origen animal, los alimentos procesados, el azúcar y las bebidas gaseosas.

— Duerma todas las noches un número suficiente de horas. En lo posible, evite el estrés.

— Haga ejercicio con regularidad y moderación. El ejercicio reduce el estrés y mejora el estado de ánimo, lo cual es beneficioso para la respuesta inmunológica. Además, el ejercicio estimula la producción de linfocitos T.

— Coma con moderación.

— No fume ni tome bebidas que contengan alcohol o cafeína.

— Consuma aceite de oliva virgen extra.

CAPÍTULO 8

SISTEMA NERVIOSO

■ AUTISMO

Es un trastorno cerebral que se empieza a comprender, que afecta aproximadamente a cuatro de cada diez mil personas. El autismo se diagnostica habitualmente en la primera infancia (antes de los tres años) y se caracteriza por una marcada indiferencia ante los demás y ante el medio que rodea a la persona. Desde el punto de vista físico, el individuo autista es igual a los demás; sin embargo, desde muy temprana edad presenta conductas evidentemente distintas. Mientras que la mayoría de los bebes disfrutan cuando los levantan y los acarician, los bebés autistas no muestran ningún interés ante las manifestaciones de afecto de los demás. Al ir creciendo no forman vínculos con otras personas como la mayoría de los niños; en cambio, da la sensación de que se refugiaran dentro de sí mismos.

Muchos niños autistas también presentan conductas inusuales e impredecibles, como mecerse ininterrumpidamente, golpear con los pies mientras están sentados o permanecer sentados durante largos periodos en perfecto silencio. Algunos presentan episodios de hiperactividad durante los cuales se muerden y se golpean.

Los niños autistas tienen dificultades de aprendizaje; además, no es raro que presenten discapacidad mental. El desarrollo del lenguaje suele ser demorado y, en muchos casos, no existe o está limitado a balbuceos o repetición de sonidos semejantes y carentes de sentido. Mientras que la inteligencia de algunos niños autistas en inferior a lo normal, la de otros se ajusta al rango normal. Algunos niños autistas con un nivel bajo de inteligencia en la mayoría de las áreas son casi superdotados en otras como matemáticas o música. La mayoría de los niños autistas manifiestan una gran resistencia ante cualquier cambio de ambiente o en las rutinas familiares.

La causa del autismo es desconocida. Estudios comparativos con hermanos mellizos indican que puede haber un componente hereditario en este trastorno. Algunos expertos opinan que se debe a un desequilibrio neurológico o a una alteración que vuelve al individuo autista exageradamente sensible a los estímulos externos. Se sabe que el autismo no es causado por el abandono de los padres ni por su conducta, como se creía.

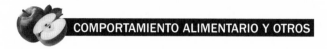

COMPORTAMIENTO ALIMENTARIO Y OTROS

— Dieta alta en fibra que conste del 50% de alimentos frescos, entre ellos muchas frutas y verduras, además de lentejas y patatas. Para obtener proteína, consuma judías y legumbres, pescado, nueces y semillas crudas, carne blanca de pavo sin piel o pechuga de pollo y yogur desnatado.
— Elimine de su dieta el alcohol, la cafeína, los alimentos enlatados, las bebidas carbonatadas, el chocolate, los alimentos refinados y procesados, la sal, el azúcar, los dulces, las grasas saturadas, las bebidas gaseosas y la harina blanca. Evite los alimentos que contienen colorantes o preservativos artificiales. De igual modo, evite productos como bacón, fiambres variados, alimentos fritos, jamón, salchichas y todos los productos lácteos, excepto yogures con bajo contenido de grasa.
— No consuma trigo y productos a base de trigo.
— Tome aceite de oliva virgen extra.
— No tome café ni té, solo de hierbas.
— No tome bebidas alcohólicas.
— Beba agua mineral.
— Haga ejercicio con regularidad y moderación.
— Trate de incrementar el suministro de oxígeno hacia el cerebro haciendo ejercicios de respiración profunda. Inspire y sostenga el aire durante treinta segundos cada media hora durante treinta días. Esto promueve una respiración aún más profunda y ayuda a elevar el nivel de oxígeno en el tejido cerebral.
— No pase largos periodos sin comer. Hacer comidas pequeñas con frecuencia durante el día es mejor que hacer dos o tres comidas grandes.

■ BULIMAREXIA: BULIMIA Y ANOREXIA

Estos son dos conceptos que padecen las personas que, a pesar de estar delgadas y débiles, insisten en que deben bajar de peso y dejan de consumir la cantidad de alimentos necesarios para seguir con vida.

La anorexia nerviosa es un trastorno de la alimentación que se caracteriza por el rechazo a la comida hasta el punto de llegar a la inanición. Otros síntomas son un temor intenso a engordar que nunca abandona a la persona, no importa lo delgada que esté, exceso de actividad y obsesión con el ejercicio físico, sentimientos negativos acerca del propio cuerpo, profundos sentimientos de vergüenza, y abuso del alcohol y/o de las drogas. El 95% de quienes sufren de anorexia nerviosa son mujeres, condición que suele presentarse por primera vez en la adolescencia. De hecho, entre el 1 y el 2% de la población femenina entre doce y dieciocho años tiene esta enfermedad.

Las personas aquejadas sencillamente dejan de comer; otras se inducen al vómito o toman laxantes inmediatamente después de comer, y otras hacen las tres cosas. La mayoría de las personas que presentan anorexia experimentan una sensación normal de hambre al principio de la enfermedad, pero aprenden a pasarlo por alto. A pesar de que rehúsan comer, suelen vivir obsesionadas por la comida y pueden pasar largas horas fantaseando acerca de ella., leyendo recetas de cocina o incluso preparando complicados platos para los demás. Otra característica de la anorexia nerviosa es que las personas que sufren de ella no solo niegan que tienen un problema, sino que insisten en que no comen porque «no tienen hambre» y en que necesitan perder todavía más peso. Muchas mujeres anoréxicas también son bulímicas.

La *bulimia nerviosa* se define como el consumo de cantidades excesivamente grandes de comida durante lapsos cortos, lo cual va seguido de vómito autoinducido o del uso de diuréticos o purgantes. Cuando la persona sufre tanto de anorexia como de bulimia se dice que tiene bulimarexia.

La anorexia puede producir falta de peso, debilidad extrema, vahídos o desvanecimientos, fin de la menstruación, inflamación del cuello, úlceras y corrosión del esófago, desgaste del esmalte de los dientes posteriores a causa del vómito, ruptura de vasos sanguíneos en la cara, pulso lento y presión arterial baja. En algunos casos excepcionales cucharas y elementos utilizados para inducir el vómito se han atascado en el tracto digestivo, haciendo inevitable una intervención quirúrgica. Entre los cambios fisiológicos sistémicos que se pueden presentar en las personas anoréxicas están los problemas de las glándulas tiroides, alteración de la frecuencia cardiaca y secreción irregular de la hormona del crecimiento y de las hormonas cortisol, gonadotropina y vasopresina.

Cuando la conducta anoréxica se prolonga, se presentan complicaciones relacionadas con la inanición. Los desequilibrios electrolíticos generados por los bajos niveles de potasio y sodio producen deshidratación, espasmos musculares y, por último, paro cardiaco. Los laxantes agotan el potasio del organismo. La hipokaliemia (deficiencia de potasio en la sangre) es uno de los problemas más graves que afronta la persona anoréxica. La hipokaliemia crónica puede alterar la frecuencia cardiaca, lo que a su vez puede ocasionar insuficiencia cardiaca y, por último, la muerte.

Aunque la ciencia hace cada vez más descubrimientos sobre los aspectos fisiológicos de la anorexia nerviosa, los componentes psicológicos de este trastorno siguen siendo importantes. La burla de los compañeros y los padres es un factor de suma importancia en la obsesión de algunas personas con su peso. Muchas personas anoréxicas sienten un gran temor ante la perspectiva de crecer, y las dificultades en la relación madre/hija son muy frecuentes entre las niñas que tienen este problema. Algunas tratan de estar a la altura de lo que sus padres quieren que sean, pero se sienten inferiores, es decir, consideran que no son tan bonitas ni tan inteligentes como sus padres desearían que fueran. Por tanto, las niñas que tienen anorexia pueden desarrollar complejos de inferioridad que las llevan a verse gordas y/o feas, y ninguna cantidad de sentido común o de persuasión logra alterar su imagen mental distorsionada.

Aproximadamente el 30% de las personas que sufren anorexia lucha con su problema toda la vida, y mientras que otro 30% presenta por lo menos un episodio en que su vida corre peligro, el 40% restantes supera el problema. Aunque el individuo se recupere por completo de la fase aguda del trastorno, es posible que le haya causado a su organismo un grave daño.

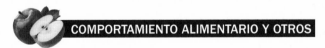

COMPORTAMIENTO ALIMENTARIO Y OTROS

— Siga una dieta bien balanceada y alta en fibra. Consuma abundante fruta y vegetales frescos. Estos alimentos limpian el organismo. Cuando el organismo esté limpio, el apetito tiende a normalizarse.

— No consuma azúcar y evite los productos elaborados con harina blanca.

— Evite los alimentos procesados porque sus aditivos tienden a aumentar la aversión a la comida.

— Busque ayuda de uno o más especialistas en trastornos de la alimentación que conozcan el manejo de los aspectos físicos y sicológicos de la anorexia nerviosa. Además del aspecto nutricional, para que el paciente se recupere, por lo general se requiere la ayuda de un psicólogo especializado.

— Analice si su autoestima es baja. Las mujeres con baja autoestima tienden a presentar conductas autodestructivas, como involucrarse en relaciones abusivas, presentar trastornos de la alimentación y tener un comportamiento sexual compulsivo. Cultive relaciones positivas, es decir, con personas que le hagan sentir importante, que le apoyen y admiren sus logros e intereses. En lo posible, excluya de su vida todo y a todos los que le hagan sentirse menospreciado, y busque ayuda para aprender a manejar las situaciones negativas que son inevitables en la vida.

— **Alimentos preferidos:** Leche desnatada, queso tipo burgos y desnatados, yogur desnatado, pollo sin piel, ternera y vaca magra, jamón de york, pescadilla, merluza, lenguado, gallo y todos los pescados en general, pan con fibra, todas las verduras y hortalizas, las frutas frescas dependiendo de su valor energético, sacarinas, caldos vegetales sin grasa, café y café descafeinado, infusiones, bebidas bajas en calorías, agua mineral, vinagre, limón y perejil.

— **Alimentos tolerados:** pan integral, patatas cocidas sin aceite, zumos naturales sin azúcar, hierbas.

— **Alimentos rechazados:** leche entera, quesos grasos y extragrasos, quesos fermentados, quesos en porciones y en lonchas, yogur enriquecido, nata, cuajada, flan, natillas, mousses, aves con piel, cerdo y derivados, carnes grasas, vísceras y despojos, embutidos como chorizo, mortadela salchichón y patés, conservas y adobos, huevos, pan blanco, arroces, pasta, bollería, bizcochos, galletas y cereales, patatas fritas de bolsa, bravas o fritas, legumbres, higos, plátanos y uvas con gran valor calórico, frutos secos, grasas, azúcar, mermelada y cacao, chocolate caliente y bebidas azucaradas, salsas.

■ DEPRESIÓN: CAMBIOS DE ÁNIMO

Es una enfermedad que se caracteriza por comprometer a todo el organismo: el cuerpo, el sistema nervioso, el estado de ánimo, los pensamientos y el comportamiento. Afecta a la manera en que comemos y dormimos, a lo que sentimos sobre nosotros mismos y a nuestras reacciones y pensamientos acerca de los demás y de las cosas que nos rodean. Los síntomas pueden durar semanas, meses o, incluso, años. Hay muchas clases de depresión y difieren en número de síntomas, severidad y persistencia.

Las personas deprimidas suelen aislarse de los demás. Se vuelven indiferentes a todo lo que les rodea y pierden la capacidad de experimentar placer. Entre los síntomas de la depresión están la fatiga crónica, alteraciones del sueño (insomnio o exceso de sueño), cambios en los patrones de alimentación, dolor de cabeza, dolor de espalda, trastornos digestivos, desasosiego, irritabilidad, pérdida de interés en los pasatiempos favoritos y sentimientos de inferioridad. Muchas personas deprimidas piensan en la muerte y consideran la posibilidad de suicidarse. Todo se percibe sombrío y se tiene la sensación de que el tiempo pasa muy despacio. La persona deprimida puede o bien sentir ira, irritabilidad, tristeza y desesperación de manera crónica, o bien manifestar muy pocas o ninguna emoción. Algunas personas deprimidas tratan de «dormir» la depresión, o pasan el tiempo sentadas o acostadas, indiferentes ante todo.

La depresión tiene dos grandes clasificaciones: *unipolar* y *bipolar*. El trastorno unipolar se caracteriza por episodios depresivos que se repiten varias veces durante la vida. El trastorno bipolar suele empezar con episodios depresivos que van evolucionando hasta que la depresión empieza a alternar con episodios de manía. Por esta razón, la depresión bipolar se conoce comúnmente como *trastorno maniaco-depresivo*.

Las causas de la depresión no se conocen completamente, pero es muy probable que sean muchas y muy variadas. Diversos factores pueden precipitar la depresión, entre ellos tensión, estrés, acontecimientos traumáticos, desequilibrios químicos del cerebro, disfunción tiroidea, problemas estomacales, dolor de cabeza, deficiencias nutricionales, dieta inadecuada, consumo de azúcar, mononucleosis, falta de ejercicio, endometriosis, cualquier problema físico grave o alergias. Entre las causas más frecuentes de depresión están las alergias a los alimentos y la hipoglucemia.

La herencia desempeña un papel importantísimo en esta enfermedad. Los padres de hasta el 50% de quienes presentan episodios depresivos recurrentes han sufrido también de depresión.

Cualquiera que sea el factor que desencadene la depresión, esta empieza con una alteración en el área del cerebro que controla el estado de ánimo. La mayoría de la gente es capaz de manejar las fuentes de estrés de la vida diaria y su organismo se ajusta a esas presiones. Pero cuando el estrés es demasiado intenso para el individuo y su mecanismo de ajuste no reacciona, puede presentarse un episodio depresivo.

Quizás la depresión más común es la *distimia*, un tipo de depresión crónica y de baja intensidad. La distimia se caracteriza por síntomas depresivos recurrentes y/o de larga duración, que a pesar de no ser necesariamente incapacitantes, sí impiden que la persona se desempeñe normalmente e interfieren sus relaciones sociales y su capacidad de disfrutar de la vida. Estudios han encontrado que esta clase de depresión suele originarse (de modo inconsciente) en un estilo de pensamiento negativo. La *depresión doble* es una forma de distimia en la cual el individuo con depresión crónica de baja intensidad presenta periódicamente episodios de depresión severa, después de los cuales vuelve a su estado «normal» de depresión leve.

Algunas personas se deprimen más durante el invierno, cuando los días son más cortos y oscuros. Este trastorno se conoce como *trastorno afectivo estacional*. Las mujeres son más propensas a sufrir de este tipo de depresión que los hombres. Las personas que presentan este trastorno en los meses de invierno pierden la energía, sufren ataques de pánico, aumentan de peso como resultado de los antojos incontrolables de alimentos inadecuados, duermen demasiado y pierden parte del impulso sexual. Muchas personas se deprimen en la época de las fiestas de fin de año. Los suicidios tienden a aumentar en esa época del año.

Los transmisores de su estado de ánimo pueden controlar el estado anímico de toda su familia o del grupo de compañeros de trabajo con solo estar en la misma habitación. Por su parte, los receptores son muy susceptibles a los cambios de ánimo de quienes los rodean. Esta interacción subconsciente es perjudicial, sobre todo cuando el transmisor manifiesta su depresión con mal humor, ira, ansiedad o tristeza permanente. En esos casos, la persona que transmite su estado emocional les «contagia» a los demás su depresión.

El número de casos de depresión entre las mujeres es el doble que entre los hombres. Una inmensa cantidad de investigaciones están dedicadas a estudiar esta compleja enfermedad, y a medida que se sepa más sobre ella quizás se deje de lado la categoría general llamada depresión y se empiece a diagnosticar a la gente de acuerdo con sus desequilibrios químicos particulares.

Los alimentos que consumimos influyen notablemente en el comportamiento de nuestro cerebro. Nosotros creemos que una dieta inadecuada, en especial consumir constantemente comida rápida, es una causa frecuente de depresión. Los alimentos que consumimos controlan el nivel de los neurotransmisores, las sustancias químicas del cerebro que regulan nuestra conducta y que se relacionan estrechamente con nuestro estado de ánimo. Los neurotransmisores que más se asocian con el estado de ánimo son dopamina, serotonina y norepinefrina. Cuando el cerebro produce serotonina, la tensión disminuye. Cuando produce dopamina o norepinefrina, tendemos a pensar y a actual con más rapidez y, en general, a estar más alerta.

Los neurotransmisores revisten la mayor importancia desde los puntos de vista neuroquímico y fisiológico. Estas sustancias conducen los impulsos entre las células nerviosas. La sustancia que procesa el neurotransmisor llamado serotonina es el aminoácido triptófano. Consumir triptófano aumenta la cantidad de serotonina que produce el cerebro. Como los carbohidratos complejos elevan el nivel de triptófano en el cerebro y, por tanto, la producción de serotonina, consumir este tipo de carbohidratos produce efectos calmantes. Por otra parte, los alimentos ricos en proteína estimulan la producción de dopamina y de norepinefrina, neurotransmisores que promueven el estado de alerta.

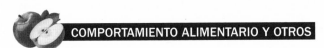

COMPORTAMIENTO ALIMENTARIO Y OTROS

— Adopte una dieta en la cual abunden las frutas y verduras frescas, el arroz integral, las legumbres y el aceite de oliva virgen extra. Las dietas muy bajas en carbohidratos complejos pueden agotar la serotonina del organismo y causar depresión.

— Si se siente nervioso y quiere relajarse, consuma más carbohidratos complejos. Para aumentar el estado de alerta, consuma alimentos proteínicos que contengan ácidos grasos esenciales, como salmón y pescado blanco. Si desea sentirse más animado, le convienen los alimentos ricos en triptófano y proteína, como pavo y salmón.

— Excluya de su dieta los productos que contienen trigo. El gluten del trigo se ha relacionado con algunos trastornos depresivos.

— Limite el consumo de suplementos que contengan el aminoácido fenilalanina. Este aminoácido contiene el químico fenol, que es altamente alergénico. La mayoría de las personas que se deprimen son alérgicas a determinadas sustancias. Si usted toma algún suplemento que combina diversos aminoácidos en estado libre, busque un producto que no contenga fenilalanina. También debe evitar el edulcorante artificial aspartame ya que uno de sus principales componentes es el aminoácido fenilalanina.

— Evite los alimentos ricos en grasas saturadas. Consumir carne o alimentos fritos, como hamburguesas y patatas fritas, produce pereza, lentitud mental y fatiga. Esas grasas interfieren el flujo sanguíneo, vuelven pegajosas las células sanguíneas y hacen que tiendan a aglomerarse, lo que afecta a la circulación, especialmente hacia el cerebro.

— Evite el azúcar en todas sus formas. El organismo reacciona más rápido ante el azúcar que ante los carbohidratos complejos. El aumento de energía que se experimenta tras consumir carbohidratos simples (azúcares) va seguido rápidamente de fatiga y depresión.

— Evite el alcohol, la cafeína y los alimentos procesados.

— Hágase algunos exámenes para saber si tiene alguna alergia alimentaria que pudiera contribuir a su depresión.

— Mantenga activa su mente, descanse mucho y haga ejercicio con regularidad. Estudios han demostrado que el ejercicio –como caminar, nadar o cualquier actividad que la persona disfrute– es muy importante para todas las clases de depresión. Evite las situaciones estresantes.

— Aprenda a reconocer y a «reestructurar» sus patrones negativos de pensamiento.

— Si su depresión se relaciona con la estación del año, la terapia a base de luz puede ser beneficiosa para usted. La exposición al sol y a la luz brillante al parecer regula la producción de melatonina, una hormona producida por la glándula pineal que es responsable en parte de prevenir la depresión. Cuando el día esté oscuro, trate de permanecer en una habitación bien iluminada. Mantenga abiertas las cortinas y las persianas y utilice en su hogar fluorescentes que imiten luz natural.

■ DOLOR CRÓNICO

El dolor crónico es una afección grave que, a menudo, conlleva complicaciones que van más allá de los síntomas físicos, como la depresión nueva o agravada, la ansiedad y la dificultad para dormir. El dolor crónico puede hacer que te resulte más difícil mantenerte al día en el trabajo, administrar las tareas en el hogar y asistir a reuniones sociales, lo que genera problemas en tus relaciones e inestabilidad financiera. Algunas investigaciones sugieren que cuanto más fuerte sea tu dolor, más graves serán estos problemas.

Las importantes consecuencias del dolor crónico hacen que encontrar un tratamiento eficaz sea un objetivo fundamental. Desafortunadamente, este proceso es complejo y muy personal. Lo que funciona para tratar el dolor lumbar crónico en una persona podría no ser un alivio para tu osteoartritis, por varios motivos. Tanto tu diagnóstico como tu biología y tus antecedentes personales influyen, y encontrar terapias para el dolor que te brinden el alivio adecuado puede llevar mucho tiempo.

El enfoque que elijas debe incluir algo más que solo medicamentos, pero es probable que los analgésicos también influyan. Conoce los riesgos y los beneficios de los analgésicos comunes para que puedas elegir de forma segura mientras buscas tu solución.

—Antiinflamatorios no esteroideos (AINE).
Son más eficaces para el dolor de leve a moderado acompañado por hinchazón e inflamación. Estos medicamentos se usan normalmente para la artritis y para el dolor causado por esguinces musculares, distensión muscular, lesiones en la espalda y en el cuello y calambres menstruales.

• Ibuprofeno, naproxeno sódico y otros. Los AINE inhiben ciertas enzimas del cuerpo, llamadas «ciclooxigenasas», que se liberan durante el daño del tejido. Al bloquear los diferentes tipos de ciclooxigenasas (COX), entre ellas, la COX-1 y la COX-2, los AINE pueden ayudar a reducir el dolor y la inflamación causados por una lesión. Cuando toman siguiendo las indicaciones, los AINE normalmente son seguros. Sin embargo, si se toma más de la dosis recomendada (a veces incluso si se toma la dosis adecuada), los AINE pueden causar náuseas, dolor estomacal, sangrado estomacal o úlceras. Las dosis altas también pueden causar problemas renales, retención de líquidos y presión arterial alta. El riesgo de estas afecciones aumenta con la edad y con la presencia de otros problemas de salud, como diabetes, un antecedente de úlceras estomacales o reflujo, y enfermedad renal. Si toma los AINE con regularidad, hable con su médico para que pueda detectar los posibles efectos secundarios. Tenga en cuenta que los AINE también tienen un límite respecto a cuánto dolor pueden controlar. Es decir, que más allá de una dosis determinada, no aportan beneficios adicionales. Excederse de la dosis recomendada podría no aliviar el dolor e incluso podría aumentar el riesgo de sufrir efectos secundarios graves.

— Acetaminofeno (Paracetamol).

El paracetamol (acetaminofeno) suele recomendarse como tratamiento de primera línea para el dolor de leve a moderado, como el causado por una lesión cutánea, un dolor de cabeza o una afección musculoesquelética. A menudo, el paracetamol (acetaminofeno) se receta para ayudar a controlar la osteoartritis y el dolor de espalda. También puede combinarse con opioides para reducir la cantidad necesaria de estos últimos.

• Paracetamol/acetaminofeno (Tylenol, otros). Los médicos no saben con seguridad cómo funciona el paracetamol (acetaminofeno). Algunos científicos consideran que podría existir un tercer tipo de ciclooxigenasa, la COX-3, que el paracetamol (acetaminofeno) bloquea. El paracetamol (acetaminofeno) no afecta las otras dos enzimas ciclooxigenasas, y no trata la inflamación, solo el dolor. Puede ser menos eficaz que los AINE. Por lo general, se considera que el paracetamol (acetaminofeno) es más seguro que otros analgésicos no opioides debido a que no causa efectos secundarios tales como dolor estomacal y sangrado. Sin embargo, tomar más de la dosis recomendada, o tomar paracetamol (acetaminofeno) con alcohol, aumenta el riesgo de sufrir daño en los riñones o insuficiencia hepática con el transcurso del tiempo. Generalmente, el paracetamol (acetaminofeno) es una primera opción segura para tratar muchos tipos de dolor, como el dolor crónico. Pídale orientación a su médico sobre otros medicamentos que deba evitar cuando tome paracetamol (acetaminofeno). El paracetamol (acetaminofeno) no es tan eficaz como los AINE para el tratamiento del dolor de rodilla y de cintura relacionado con la osteoartritis.

— Inhibidores selectivos de la COX-2.

Se elaboraron con el objetivo de reducir los efectos secundarios frecuentes asociados con los antiinflamatorios no esteroideos (AINE) tradicionales. Los inhibidores selectivos de la COX-2 se usan normalmente para tratar la artritis y el dolor causado por esguinces musculares, distensión muscular, lesiones en la espalda y en el cuello y cólicos menstruales. Son tan eficaces como los antiinflamatorios no esteroideos y podrían ser la opción correcta si se necesita controlar el dolor a largo plazo sin aumentar el riesgo de sufrir daño estomacal.

• Celebrex (Celecoxib). Los inhibidores selectivos de la COX-2, otro tipo de antiinflamatorios no esteroideos, funcionan ligeramente diferente que los AINE tradicionales. Los inhibidores selectivos de la ciclooxigenasa 2 (COX-2) solo bloquean la enzima COX-2, aquella que es más probable que cause dolor e inflamación. Las enzimas COX-1 ayudan a proteger el revestimiento del estómago. Los AINE, que bloquean la enzima COX-1, pueden causar efectos secundarios tales como dolor y sangrado estomacal. Por otra parte, los inhibidores selectivos de la COX-2 ayudan a proteger el estómago al actuar solo sobre las enzimas COX-2 y al permitir que las enzimas COX-1 funcionen normalmente.

Si bien el riesgo de tener sangrado estomacal suele ser menor si se toma un inhibidor selectivo de la COX-2 en lugar de un AINE, el sangrado puede ocurrir lo mismo, sobre todo cuando se toman dosis más altas. Estos medicamentos podrían provocar efectos secundarios como dolor de cabeza y mareos, y pueden causar problemas renales, retención de líquidos y presión arterial alta.

En comparación con los adultos jóvenes, los adultos mayores pueden correr mayor riesgo de sufrir los efectos secundarios frecuentes de la enzima COX-2. Si estos medicamentos le ayudan a controlar el dolor crónico, intente tomar la dosis eficaz más baja durante el menor tiempo posible, y haga un seguimiento minucioso con su médico.

— **Antidepresivos y medicamentos anticonvulsivos.**
Algunos medicamentos recetados con frecuencia para controlar la depresión y para prevenir las convulsiones epilépticas también ayudan a aliviar el dolor crónico, como el dolor de espalda, la fibromialgia y la neuralgia relacionada con la diabetes (neuropatía diabética). El dolor crónico, por lo general, también empeora la depresión, es por eso por lo que los antidepresivos pueden ayudar con los síntomas del dolor y del estado de ánimo.

• Los antidepresivos tricíclicos utilizados para el tratamiento del dolor crónico son, entre otros, Pamelor (amitriptilina y la nortriptilina). Los medicamentos anticonvulsivos que se usan ampliamente para el tratamiento de la neuralgia crónica, incluidas la neuralgia posherpética y la neuropatía diabética, son, entre otros, gabapentina (Gralise, Neurontin) y pregabalina (Lyrica). Puede tardar varias semanas en notar los efectos. Los medicamentos anticonvulsivos alivian las señales de dolor de las neuronas, y pueden ser útiles, principalmente, para el dolor punzante o intenso ocasionado por la lesión a los nervios. Los efectos secundarios de estos medicamentos, que por lo general son leves, pueden ser náuseas, mareos o somnolencia. En conjunto, los antidepresivos y los medicamentos anticonvulsivos pueden, en raras ocasiones, empeorar la depresión o provocar pensamientos suicidas. Si observa cambios en sus patrones de pensamiento o en su estado de ánimo mientras toma estos medicamentos, hable con su médico de inmediato. Para reducir el riesgo de padecer efectos secundarios, el médico puede comenzar por recetarte una dosis baja de estos medicamentos e incrementarla progresivamente. Los antidepresivos tricíclicos pueden provocar somnolencia, por lo que es posible que el médico le recomiende que los tome antes de acostarse.

— **Opioides.**

Son primos sintéticos del opio y de los medicamentos derivados de este, como la heroína y la morfina. Estos medicamentos suelen recetarse para el dolor agudo que deriva de una lesión traumática, como una cirugía o una fractura de huesos. Actualmente, en los Estados Unidos, los opioides provocan la mayor cantidad de muertes por sobredosis relacionadas con el consumo de medicamentos recetados; y esa tasa sigue en aumento. Por el gran riesgo que conllevan, se receta la menor cantidad posible de opioides y, por lo general, solo por unos pocos días. Los opioides, al igual que el opio real, imitan las sustancias químicas naturales que alivian el dolor, llamados «endorfinas», producidos por el cerebro. Estos medicamentos «bajan el volumen» de las señales de dolor que el sistema nervioso envía a través del cuerpo. También amortiguan otras funciones de las células nerviosas, como la respiración, la frecuencia cardíaca y los niveles de estado de alerta. Las investigaciones demuestran que, con el tiempo, el cuerpo se adapta a los medicamentos, por lo que estos alivian cada vez menos el dolor. Este fenómeno, conocido como «tolerancia», significa que se va a necesitar más de la misma medicación para alcanzar el mismo grado de alivio del dolor. El uso a largo plazo de los opioides puede provocar dependencia y, con el tiempo, adicción. Cuanto más tiempo se consuman, mayor será el riesgo que corra de convertirse en adicto. Sin embargo, incluso utilizar opioides para controlar el dolor por más de unos pocos días, aumenta el riesgo. Los investigadores de Mayo Clinic han descubierto que las probabilidades de que aún se continúe tomando opioides a un año de haber comenzado un ciclo corto aumentan después de solo cinco días de haber comenzado a usarlos. Los opioides son el último recurso para el control del dolor crónico. Pueden ser la elección correcta para dolores a largo plazo relacionados con el cáncer y su tratamiento o, en casos excepcionales, para el dolor no relacionado con el cáncer pero que no ha respondido a otros medicamentos. Si utiliza opioides a largo plazo, necesitará un seguimiento médico cuidadoso y frecuente porque los riesgos son muy graves.

Si bien no existe una cura para el dolor crónico, hay muchos analgésicos eficaces disponibles que le ayudan a desenvolverse y a disfrutar de sus días. A medida que pruebe diferentes medicamentos, solos o en combinación con otros, trabaje con tu médico para encontrar la solución más simple posible a largo plazo.

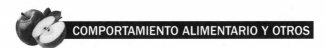

COMPORTAMIENTO ALIMENTARIO Y OTROS

Como estos medicamentos se utilizan para tratar el dolor crónico, no haremos ningún comentario sobre la alimentación ni otros.

■ DOLOR DE CABEZA

¿A quién no le ha dolido la cabeza alguna vez? Entre las causas más frecuentes del dolor de cabeza están el estrés, tensión, ansiedad, alergias, estreñimiento, consumo de café, fatiga ocular, hambre, presión en los senos nasales, tensión muscular, desequilibrios hormonales, trauma en la cabeza, deficiencias nutricionales, consumo de alcohol, medicamentos o tabaco, fiebre y exposición a agentes irritantes como polución, perfumes y lociones para después de afeitarse.

Expertos en este problema calculan que alrededor del 90% de todos los dolores de cabeza son producidos por tensión y que el 6% son migrañas. Desde luego, la causa de los dolores de cabeza por tensión es la tensión muscular. Las migrañas, en cambio, son producidas por mala circulación sanguínea hacia el cerebro.

Los dolores de cabeza frecuentes suelen ser señal de que existe un problema de salud latente. La gente que a menudo experimenta dolor de cabeza puede estar reaccionando a determinados alimentos y aditivos alimentarios como trigo, chocolate, glutamato sódico, sulfitos (utilizados en los restaurantes y en los bares), azúcar, perritos calientes, productos lácteos, nueces, ácido cítrico, alimentos fermentados (quesos y yogur), alcohol, vinagre y/o alimentos marinados. Otras posibles causas son anemia, problemas intestinales, trastornos cerebrales, bruxismo, hipertensión, hipoglucemia, sinusitis, dosis excesivas y tóxicas de vitamina A, deficiencia de vitamina B y enfermedades de los ojos, la nariz y la garganta.

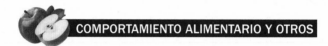

COMPORTAMIENTO ALIMENTARIO Y OTROS

— Dieta bien balanceada. Evite el chicle, el helado, las bebidas heladas, la sal y la excesiva exposición al sol.

— Haga ejercicios de respiración profunda. La falta de oxígeno produce dolor de cabeza.

— Elimine de su dieta los alimentos que contienen tiramina y el aminoácido fenilalanina. Luego vuélvalos a introducir en su dieta de uno en uno, y fíjese cuál es el que le produce dolor de cabeza. La fenilalanina se encuentra en el aspartame, en el glutamato sódico y en los nitritos (preservativos que se encentran por ejemplo en los perritos calientes). Entre los alimentos que contienen tiramina están las bebidas alcohólicas, plátano, queso, pollo, chocolate, frutas cítricas, carnes frías, arenque, cebolla, cerdo, pescado ahumado, vinagre, vino y productos con levadura recién horneados. La tiramina eleva la presión arterial y esto conduce a dolores de cabeza leves pero constantes.

— Consuma fibra todos los días.

— Para evitar el dolor de cabeza haga comidas pequeñas y consuma algún alimento entre las comidas para prevenir las oscilaciones de la glucosa. Incluya en su dieta almendras, berros, perejil, hinojo, ajo, cerezas y piña.

— Trate de dormir un número suficiente de horas todas las noches. El inositol, el y/o el calcio ayudan a dormir bien cuando se toman a la hora de acostarse.

— Consuma aceite de triptófano oliva virgen extra.
— Beba agua mineral.
— No consuma café ni té, solo de hierbas.
— Haga ejercicio físico unos 30 minutos diarios.

■ ENFERMEDAD DE ALZHEIMER

Es un tipo de demencia o deterioro de las funciones intelectuales. Sin embargo, la enfermedad de Alzheimer no afecta únicamente a la gente de edad avanzada y puede atacar a una persona de cuarenta años.

Esta enfermedad fue identificada en 1907 por el neurólogo alemán Alois Alzheimer. La memoria y el pensamiento abstracto sufren menoscabo. Entre los síntomas están la depresión, desorientación en tiempo y espacio, imposibilidad de concentrarse o comunicarse, pérdida del control de la vejiga y el intestino, pérdida de la memoria, cambio de personalidad y oscilaciones intensas del estado de ánimo. La salud acusa un deterioro progresivo hasta que la persona queda totalmente incapacitada. La muerte suele presentarse entre cinco y diez años más tarde.

Hoy en día se sabe que la enfermedad de Alzheimer –que antes era considerada un fenómeno psicológico– es una enfermedad degenerativa que se caracteriza por una serie de cambios fisiológicos en el cerebro. Las fibras nerviosas del hipocampo, el centro cerebral de la memoria, se enmarañan y la transmisión de la información hacia y desde el cerebro deja de funcionar correctamente. Es imposible formar nuevos recuerdos y los recuerdos anteriores ya no se pueden traer a la mente. Otra característica de la enfermedad es la acumulación en el cerebro de placas, compuestas principalmente de una sustancia llamada betaamiloide, que contiene proteína. Los científicos creen que las placas se acumulan en las células nerviosas y las deterioran.

A mucha gente le preocupa que sus eventuales olvidos se deban a la enfermedad de Alzheimer. A casi todos se nos olvida de vez en cuando dónde dejamos las llaves u otros objetos de uso cotidiano; sin embargo, esos olvidos no significan que tengamos una enfermedad. Un buen ejemplo de la diferencia entre el olvido y la demencia es el siguiente: olvidar donde pusimos las gafas es olvido, no recordar que utilizamos gafas puede ser señal de demencia.

Algunas enfermedades producen síntomas muy parecidos a los de la enfermedad de Alzheimer. La arteriosclerosis (endurecimiento de las arterias) puede producir demencia, pues corta gradualmente el suministro de sangre hacia el cerebro. La demencia también puede ser causada por muerte del tejido cerebral originada en derrames cerebrales repetidos y de poca gravedad, o por la presión que ejerce la acumulación de líquido en el cerebro. Otras condiciones que pueden producir síntomas parecidos a los de la demencia son la presencia de pequeños coágulos sanguíneos en los vasos que irrigan el cerebro, tumor cerebral, hipotiroidismo y sífilis avanzada. Además, la persona promedio de más de sesenta y cinco años toma entre ocho y diez medicamentos, contando los que se consiguen sin prescripción médica. Las reacciones a los medicamentos, junto con una dieta poco nutritiva, suele afectar adversamente a la gente no solo desde el punto de vista físico, sino también mental.

La causa o causas exactas del Alzheimer no se conocen, pero algunas investigaciones han descubierto varias claves interesantes, muchas de las cuales tiene que ver con deficiencias nutricionales. Por ejemplo, el organismo de quienes sufren de esta enfermedad tiene a presentar niveles bajos de vitamina B12 y cinc. Las vitaminas B son importantes para el funcionamiento cognitivo; un hecho bastante conocido es que los alimentos procesados que tanto abundan en la dieta moderna son despojados de estos nutrientes esenciales. El desarrollo de las neurofibrillas y de las placas amiloides en el cerebro, que son características del Alzheimer, se han asociado con deficiencia de cinc. La malabsorción de los nutrientes, un problema frecuente entre las personas de edad avanzada, las vuelve propensas a otras deficiencias nutricionales, y el alcohol y muchas drogas contribuyen a agotar aún más las vitaminas y los minerales del organismo.

Tanto el nivel de los carotenoides (incluyendo el betacaroteno) como el de las vitaminas antioxidantes A y E son bajos en los pacientes de la enfermedad de Alzheimer. Estos nutrientes actúan como neutralizadores de los radicales libres y, por tanto, su deficiencia aumenta el daño que sufren las células cerebrales a causa de la oxidación. Aparte de esto, se han encontrado deficiencias de boro, potasio y selenio en la gente que sufre de esta enfermedad.

Investigaciones también han mostrado que existe una relación entre el Alzheimer y concentraciones elevadas de aluminio en el cerebro. Autopsias de personas que murieron de esta enfermedad revelan cantidades excesivas de aluminio en el hipocampo y en la corteza cerebral, la capa externa de materia gris encargada de las funciones cerebrales superiores. Parece que la exposición excesiva al aluminio, en particular cuando se combina con falta de vitaminas y minerales esenciales, predispone directa o indirectamente al individuo a contraer la enfermedad de Alzheimer.

El aluminio no es el único metal que se ha asociado con el Alzheimer. En el cerebro de pacientes de esta enfermedad se han hallado concentraciones más altas de lo normal de mercurio, un metal tóxico. El mercurio que se desprende de las amalgamas dentales es el principal medio de exposición de la mayoría de la gente a este metal, y se ha encontrado una correlación directa entre la cantidad de mercurio inorgánico en el cerebro y la cantidad de amalgamas en la dentadura. El mercurio de las amalgamas dentales pasa a los tejidos del organismo, donde se acumula después de un tiempo. No se puede descartar la posibilidad de que la exposición al mercurio, especialmente al de las amalgamas dentales, sea uno de los factores que más contribuyen a la enfermedad de Alzheimer.

Muchos investigadores creen que el betaamiloide desempeña un papel clave en el deterioro total de la memoria que es característico de la enfermedad de Alzheimer. Esta sustancia no se encuentra únicamente en el cerebro; se produce en prácticamente todas las células del organismo como resultado de la degeneración del tejido. Aunque el amiloide no es altamente tóxico, es posible que precipite la demencia cuando se acumula en el cerebro en cantidades muy elevadas.

Otro posible culpable de la muerte de las células cerebrales es el sistema inmunológico. Muchas enfermedades se deben al mal funcionamiento del sistema inmunológico, que hace que el organismo ataque sus propios tejidos. Cerca de las placas y de las neurofibrillas cerebrales de personas que han muerto por la enfermedad de Alzheimer se han encontrado poderosas proteínas del sistema inmunológico, llamadas *proteínas complementarias*. Se sabe que en los animales las lesiones cerebrales alteran las «instrucciones» genéticas para dos clases de proteínas complementarias. Algunos expertos han formulado la teoría de que las proteínas complementarias normalmente ayudan a retirar las células muertas, pero que en la enfermedad de Alzheimer esas proteínas atacan a las células sanas, lo que deriva en una degeneración celular que propicia la acumulación de amiloide. Sin embargo, es posible que el ataque del sistema inmunológico a las células cerebrales no sea la causa del Alzheimer sino, más bien, un resultado de ella o, sencillamente, uno de los elementos de la enfermedad.

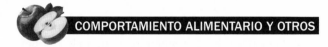

— Dieta balanceada a base de alimentos naturales.

— Tome únicamente agua mineral y aceite de oliva virgen extra (50ml al día).

— Incluya en su dieta mucha fibra. Buenas opciones son el arroz integral.

— Evite el alcohol, el humo del cigarrillo, los alimentos procesados y las toxinas ambientales, especialmente metales como el aluminio y mercurio.

— Hágase los exámenes necesarios para descartar alergias medioambientales y/o a los alimentos.

— Beba agua mineral.

— No tome café ni té, solo de hierbas.

— Tome aceite de oliva virgen extra, 50 ml diarios. Investigaciones recientes sobre el Alzheimer han demostrado su eficacia con ratones alimentados con aceite de oliva virgen extra.

■ ENFERMEDAD DE PARKINSON: PARÁLISIS AGITANTE

Enfermedad degenerativa que afecta al sistema nervioso. La causa se desconoce, pero los síntomas se presentan cuando hay deficiencia de dopamina en el cerebro. La dopamina es un neurotransmisor que conduce mensajes de una célula nerviosa a otra. En las personas sanas, la dopamina se encuentra en equilibrio con la acetilcolina, otro neurotransmisor. En las personas aquejadas por la llamada enfermedad primaria de Parkinson, las células que producen dopamina se destruyen y el cerebro no puede seguir produciendo ese químico. Existe también una forma secundaria de la enfermedad. En este tipo de Parkinson, los receptores cerebrales de la dopamina se bloquean, lo cual suprime su acción.

Entre los primeros síntomas de la enfermedad están un temblor entre leve y moderado de una o ambas manos mientras la persona está en reposo, sensación generalizada de lentitud y pesadez, rigidez muscular y tendencia a cansarse más de lo habitual. Entre los síntomas posteriores están la rigidez muscular, babeo, pérdida del apetito, temblores (incluido el roce típico de los dedos pulgar e índice), deterioro del habla y expresión facial fija. Además, la persona camina encorvada. El cuerpo y las extremidades gradualmente se vuelven rígidos. Los síntomas físicos pueden ir acompañados de depresión y/o demencia.

Su evolución dura diez años en promedio y termina produciéndole la muerte al paciente, generalmente por infección o neumonía por aspiración. La enfermedad de Parkinson afecta más a los hombres que a las mujeres, y estadísticas recientes indican que una de cada cien personas mayores de sesenta años sufre de esta enfermedad

A pesar de que no se conoce la causa de la destrucción de las células cerebrales que conduce a la enfermedad de Parkinson, se han formulado numerosas teorías. Según una hipótesis, las células que el hígado no puede filtrar, metabolizar o desintoxicar son destruidas por toxinas del organismo, porque a medida que este envejece el hígado va dejando de funcionar con la misma eficacia. Según otra teoría, la causa de la enfermedad es la exposición a toxinas medioambientales, como herbicidas y pesticidas que van a dar al agua subterránea. Un descubrimiento que ha servido para orientar la investigación actual es que un químico conocido como N-MPTP (n-methyl-1,2,3,4 tetrahydropyridine), que es un subproducto de una clase de heroína utilizada por los adictos a esta sustancia, puede destruir las células cerebrales y producir enfermedad de Parkinson.

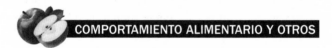

COMPORTAMIENTO ALIMENTARIO Y OTROS

— Dieta que consista en un 75% de alimentos frescos, con semillas, nueces, leche. Terapéuticamente se recomienda tomar aceite de oliva virgen extra.

— Incluya en su dieta alimentos que tengan el aminoácido fenilalanina, como almendras nueces de Brasil, pescado, calabaza, semillas de sésamo, judías, garbanzos y lentejas.

— Reduzca el consumo de proteína, especialmente si está tomando levodopa. Esto le ayudara a controlar la coordinación y los movimientos musculares. Trate de limitar su consumo de proteína a siete gramos al día, y preferiblemente durante la cena. En lugar de carne y aves de corral, consuma tofu, yogur, judías, lentejas y otras fuentes de proteína.

— Si usted tiene que tomar levodopa, consuma los siguientes alimentos con moderación: plátano, carne de ternera, pescado, hígado, patata y arroz integral. Estos alimentos contienen vitamina B6, que le resta eficacia a este medicamento. No tome vitamina B6 en suplemento, pues contrarresta los efectos terapéuticos de la levodopa (tenga cuidado con los suplementos de multivitaminas).

— Le recordamos que consuma los alimentos que contienen proteína solamente por la noche, pues algunos de los aminoácidos que contienen pueden impedir que la droga llegue al cerebro, que es donde se necesita. Igualmente le recomendamos que no consuma los alimentos proteínicos al mismo tiempo que el medicamento. Cuando haya empezado a tomar el medicamento, infórmele al médico qué cambios dietéticos piensa hacer porque puede ser necesario modificar la dosis.

— Beba agua mineral.

— No tome excitantes como café o té, solo de hierbas.

— Haga ejercicio físico con moderación.

■ EPILEPSIA

Se caracteriza por convulsiones recurrentes provocadas por alteraciones eléctricas de las células nerviosas de determinada área del cerebro. En el 75% de los casos, las convulsiones empiezan a presentarse en la infancia y se caracterizan por ausencia mental con mirada fija y vacía durante unos cuantos segundos. En el 25% restantes, las convulsiones aparecen más tarde en la vida.

La causa de la mayoría de los casos de epilepsia es desconocida. Se considera que la enfermedad es hereditaria; no obstante, en la mayoría de los casos la predisposición genética al parecer no es la única causa de la enfermedad. Es probable que otros factores, como la falta de oxígeno durante el parto o lesión en la cabeza posteriormente, también influyan.

Las convulsiones epilépticas pueden presentarse sin razón aparente, o pueden ser desencadenadas por una gran variedad de circunstancias, como la exposición a un alergeno, retirada de un medicamento o del alcohol, fiebre, luz intermitente (*flash*) hambre-hipoglucemia, infección, falta de sueño, desequilibrios metabólicos o nutricionales o trauma, especialmente en la cabeza.

La causa más común de las convulsiones es la epilepsia. Esta enfermedad ataca a una de cada cien personas.

Entre las distintas clases de convulsiones están las siguientes:

— **Ausencia** (pequeño mal). Esta clase de convulsiones se presenta con mayor frecuencia en los niños. Su peculiaridad es una mirada inexpresiva que dura alrededor de medio minuto; la persona parece estar soñando despierta. Durante este tipo de convulsiones, el individuo no tiene consciencia de lo que le rodea.

— **Atónica** (con caída). Estas convulsiones son frecuentes en la infancia. El niño pierde el conocimiento durante unos diez segundos y generalmente se cae porque pierde completamente el tono muscular.

— **Parcial compleja** (lóbulo temporal). Las características de esta clase de convulsiones son una mirada vacía e inexpresiva, actividad sin orden ni concierto y movimientos de masticación. La persona que presenta esta clase de convulsiones se ve atontada y ajena a lo que la rodea, y puede actuar de manera extraña. Posteriormente no recuerda el episodio. No es raro experimentar antes de esta clase de convulsiones una señal característica de advertencia llamada aura.

— El **aura** es, en sí misma, una convulsión parcial con la característica de que el individuo conserva la consciencia. El aura se suele experimentar como un sonido, un olor peculiar o «mariposas» en el estómago. Un hombre que sufría de epilepsia y que era sumamente aficionado a las carreras de caballos contó que inmediatamente antes de perder el conocimiento siempre escuchaba el estrépito de una multitud, seguido del nombre de uno de los caballos favoritos de la carrera.

— **Generalizada tónica-clónica** (gran mal). Las características de esta clase de convulsiones son gritos súbitos, caída, rigidez muscular y sacudida involuntaria de los músculos, respiración superficial y piel azulada. También es posible perder el control de la vejiga. El episodio suele durar entre dos y cinco minutos, y va seguido de confusión, fatiga y/o pérdida de memoria. Presenciar un episodio de estos es una experiencia aterradora, especialmente la primera vez.

— **Mioclónica**. Se caracteriza por la presencia de contracciones musculares masivas, breves e involuntarias.

— **Parcial simple** (jacksoniana). Las sacudidas o contracciones empiezan en los dedos de las manos y de los pies y van ascendiendo por todo el cuerpo. La persona permanece consciente.

— **Parcial simple** (sensorial). En este tipo de convulsión la persona puede ver, oír o percibir cosas que no existen. En algunas ocasiones es síntoma preliminar de una convulsión generalizada.

231

Los suplementos nutricionales y una correcta alimentación cetogénica es importante para las personas que sufren de epilepsia.

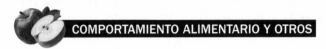

COMPORTAMIENTO ALIMENTARIO Y OTROS

— Lleve una dieta carente o muy baja de hidratos de carbono. Consuma productos lácteos como yogur.

— Incluya en su dieta huevos, leche entera, nueces crudas, semillas y aceite de oliva virgen extra (50 ml al día)

— Por su alta concentración de nutrientes, tome zumos frescos de zanahoria, verduras de color verde, guisantes y uvas.

— Haga comidas pequeñas y tome poco líquido de una sola vez.

— Debe consumir alimentos proteicos y descartar los ricos en hidratos de carbono.

— Evite las bebidas alcohólicas, los alimentos fritos, los edulcorantes artificiales como el aspartame, la cafeína, las colas, el azúcar refinado y la nicotina. No fume y evite sitios con humo.

— Para mejorar la circulación hacia el cerebro, haga ejercicio con regularidad, pero con moderación.

— En lo posible, evite el estrés y la tensión.

— No vaya a discotecas donde haya luces fluorescentes o tipo *flash*.

— Procure no conducir por la noche, las luces de otros coches pueden desencadenarle ataques.

— Manténgase alejado de los pesticidas.

— No cocine con utensilios de aluminio. Utilice ollas de vidrio o de acero inoxidable. Durante la cocción, el aluminio puede desprenderse en cantidades ínfimas y llegar a los alimentos. Esto contribuye a las convulsiones.

■ ESCLEROSIS LATERAL AMIOTRÓFICA (ELA)

La ELA es una enfermedad progresiva del sistema nervioso (neurológica) que destruye las células nerviosas y causa discapacidad.

La ELA es un tipo de enfermedad de las motoneuronas en la que las células nerviosas gradualmente se rompen y mueren.

Se desconocen las causas, pueden ser hereditarias.

Comienza con espasmos musculares y debilidad en un miembro o dificultad para hablar. Con el tiempo, la ELA afecta el control de los músculos necesarios para moverse, hablar, comer y respirar. No existe una cura para la ELA y, a la larga, la enfermedad es mortal.

Los signos y síntomas tempranos incluyen lo siguiente: dificultad para caminar o hacer actividades diarias; tropiezos y caídas; debilidad en las piernas, pies o tobillos; debilidad o torpeza en las manos; balbuceo o dificultad al tragar; calambres musculares y fasciculares en los brazos, hombros y lengua; dificultad para sostener la cabeza o mantener una postura correcta.

La ELA comienza frecuentemente en las manos, pies o miembros inferiores y, luego, se extiende a otras partes del cuerpo. Mientras avanza la enfermedad y se destruyen las células nerviosas, los músculos comienzan a debilitarse progresivamente. Esto termina afectando la capacidad para masticar, tragar, hablar y respirar.

Por lo general, la ELA no afecta el control de los intestinos o de la vejiga, y tampoco afecta los sentidos o la capacidad para pensar. Es posible que interactúes activamente con tu familia y amigos.

Es hereditaria en un 5 a un 10% de los casos, mientras que el resto no tiene causa conocida.

Entre las causas: mutación genética, desequilibrio químico, respuesta inmunitaria desorganizada y mala administración de las proteínas

Entre los factores de riesgo: herencia (del 5 al 10% de las personas con ELA la heredan (ELA hereditaria). En la mayoría de los casos de personas con ELA hereditaria, existe una posibilidad de un 50% de que sus hijos desarrollen la enfermedad. Edad. El riesgo de padecer ELA aumenta con la edad, y es más frecuente entre los 40 y los 60 años); sexo (antes de los 65 años, la cantidad de varones que desarrollan ELA es un poco mayor que la de las mujeres. Esta diferencia entre varones y mujeres desaparece después de los 70 años); genética (en algunos estudios que examinaban el genoma humano completo (estudios de asociación del genoma completo) se encontraron muchas similitudes en las variaciones genéticas de las personas con ELA hereditaria y algunas personas con ELA no hereditaria. Estas variaciones genéticas podrían hacer a las personas más propensas a la ELA).

Los factores del entorno también pueden desencadenar la ELA como fumar y la exposición a toxinas del ambiente.

Entre las complicaciones: problemas respiratorios, problemas del habla, dificultades para comer y demencia.

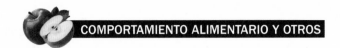

— Coma frutas y verduras, carnes de pollo y pavo, pescados, huevos, cereales integrales, arroz, legumbres, pasta y productos lácteos.

— No tome café ni bebidas excitantes.

— No utilice sal ni azúcar refinada.

— No tome alcohol.

— Tome aceite de oliva virgen extra.

— Realice ejercicio físico, se recomienda nadar.

— Beba agua mineral.

■ ESCLEROSIS MÚLTIPLE

Enfermedad progresiva y degenerativa del sistema nervioso que afecta a diversas partes, entre ellas el cerebro, el nervio óptico y la médula espinal, destruyendo la vaina de mielina que cubre los nervios y produciendo tejido cicatricial llamado placa, lo que a la larga conduce a la destrucción de los nervios. Este proceso se conoce como esclerosis.

Dependiendo de la porción o de las porciones del sistema nervioso que están afectadas, los síntomas varían entre las distintas personas. En las etapas iniciales de la enfermedad, la persona puede presentar vahídos, cambios emocionales y/o depresión, problemas oculares como visión borrosa o visión doble, sensación de hormigueo y/o adormecimiento, especialmente de las manos y los pies, pérdida del equilibrio y/o de la coordinación, rigidez muscular, náuseas y vómito, lenguaje atropellado y confuso, temblor, sensación vaga de debilidad y/o fatiga y dificultad respiratoria. Los hombres pueden presentar impotencia. A medida que la enfermedad avanza, el paciente empieza a tambalearse y a caminar con dificultad. En las etapas avanzadas de la esclerosis múltiple los movimientos se vuelven más espásticos y se puede presentar parálisis y dificultad para respirar. En esas etapas se suelen presentar problemas de vejiga e intestino, especialmente incontinencia o urgencia urinaria crónica. Además, el paciente puede experimentar fatiga extrema, uno de los síntomas más incapacitantes de la esclerosis múltiple.

La esclerosis múltiple sigue un patrón en el cual los periodos de exacerbación de los síntomas van seguidos de periodos de disminución o, incluso, de desaparición de los síntomas. El desarrollo de esta enfermedad es variable: puede ser relativamente benigno (pocos ataques de naturaleza leve a lo largo de décadas), o puede ser rápido y totalmente incapacitante. Pero por lo regular su desarrollo es lento, desaparece temporalmente y vuelve a aparecer de modo intermitente. Los ataques suelen ser más severos cada vez.

La causa de la esclerosis múltiple no se conoce, pero una creencia generalizada es que se trata de una enfermedad autoinmune en la cual los glóbulos blancos de la sangre atacan las vainas de mielina de los nervios como si se tratara de sustancias ajenas al organismo. El estrés y la malnutrición, derivada de la mala absorción de los nutrientes o de una dieta inadecuada, suelen preceder el inicio de la enfermedad. Algunos expertos piensan que un virus aun no identificado podría ser el causante de la enfermedad. Posiblemente la herencia también interviene. Según otra teoría, la enfermedad es producida por intolerancia a algunos alimentos, o por alergias alimentarias, en particular a los productos lácteos y al gluten.

El envenenamiento del cerebro con productos químicos, como pesticidas, químicos industriales y metales pesados, también podría explicar en parte el desarrollo de la esclerosis múltiple. Hay toxinas medioambientales capaces de alterar las vías metabólicas normales del organismo, lo que se traduce en deterioro de las vainas de mielina que protegen los nervios. Incluso sustancias que no son necesariamente toxicas para todo el mundo pueden afectar adversamente a las personas susceptibles. Se sabe que algunas toxinas producidas por las bacterias y los hongos del organismo provocan síntomas parecidos a los de la esclerosis múltiple.

Por último, el hecho de que esta enfermedad sea bastante común en Europa y en Estados Unidos, pero prácticamente desconocida en países como Japón, Corea y China, sugiere que la dieta podría desempeñar un papel clave en el desarrollo de la esclerosis múltiple. Y sería por el consumo de grasas saturadas, colesterol y alcohol, que está tan generalizado en los países occidentales, y redunda en la producción de una sustancia parecida a la hormona llamada prostaglandina 2 (PG2), que promueve la respuesta inflamatoria y empeora los síntomas de la esclerosis múltiple. Sin embargo, en los países asiáticos, la gente consume mucha menos grasa de la que se consume en América del Norte y en Europa. La dieta de los asiáticos es rica en alimentos de origen marino, semillas y aceites de fruta, que tienen altas concentraciones de ácidos grasos esenciales, entre ellos ácidos grasos esenciales omega-3, los cuales ejercen un efecto inhibidor de la respuesta inflamatoria.

La esclerosis múltiple se suele diagnosticar entre los veinticinco y los cuarenta años. La enfermedad afecta casi dos veces más a las mujeres que a los hombres, y solo en raras ocasiones se presenta en niños y en personas mayores de sesenta años. Sin embargo, no existe una prueba única para diagnosticar la esclerosis múltiple y el diagnostico debe hacerse descartando otras posibles causas de los síntomas.

COMPORTAMIENTO ALIMENTARIO Y OTROS

— Tome aceite de oliva virgen extra. Aliméntese solo con productos cultivados orgánicamente y que no hayan sido tratados con sustancias químicas ni aditivos, entre ellos los huevos, frutas, granos sin gluten, nueces, semillas y vegetales.

— También debe consumir «bebidas verdes» por su alto contenido en clorofila.

— Consuma muchas verduras de hoja verde oscura porque son buenas fuentes de vitamina K.

— A fin de prevenir la acumulación de sustancias tóxicas en los músculos, tome todos los días por lo menos ocho vasos de agua mineral.

— Evite los siguientes productos: alcohol, chocolate, café, productos lácteos, alimentos fritos, alimentos muy condimentados, alimentos refinados, carne, maíz, trigo, sal, especias, azúcar, tabaco y alimentos procesados, enlatados o congelados.

— Tome algún suplemento de fibra. La fibra es importante para prevenir el estreñimiento.

— Nunca consuma grasas saturadas, aceites procesados, aceites que hayan sido sometidos al calor (durante el procesamiento o la cocción), ni aceites que hayan sido almacenados sin refrigeración.

— Eliminar de la dieta los alimentos perjudiciales puede retardar el avance de la enfermedad y evitar que se produzca más daño.

— Evite el estrés y la ansiedad. Los episodios de exacerbación de la esclerosis múltiple suelen ir precedidos de un trauma o de un periodo de perturbación emocional.

— En lo posible, no se exponga al calor. No se bañe con agua caliente, no tome el sol y evite el clima cálido. No conviene que su temperatura corporal suba mucho; no deje que su cuerpo se caliente demasiado al trabajar o al hacer ejercicio, y evite fatigarse en exceso. Así mismo, debe evitar las infecciones virales. Todo eso contribuye a empeorar los síntomas o a precipitar un ataque.

— Nadar es el mejor ejercicio. Conviene practicar otros ejercicios en agua fría porque la temperatura corporal se mantiene baja y el agua soporta el peso del cuerpo. Los ejercicios de estiramiento sirven para prevenir las contracturas musculares. La terapia física suele ser necesaria.

— Cuando los síntomas se empiecen a exacerbar, repose en cama por lo menos dos días. Eso suele bastar para detener los ataques leves.

■ FIBROMIALGIA

Está caracterizada por dolor musculoesquelético generalizado acompañado por fatiga y problemas de sueño, memoria y estado de ánimo. Los investigadores creen que la fibromialgia amplifica las sensaciones de dolor al afectar el modo en que el cerebro procesa las señales de dolor.

En ocasiones, los síntomas comienzan después de traumatismos físicos, cirugías, infecciones o estrés psicológico significativo. En otros casos, los síntomas se acumulan gradualmente con el tiempo, sin que exista un suceso desencadenante.

Las mujeres son más propensas a padecer fibromialgia que los hombres. Muchas personas con fibromialgia también tienen dolores de cabeza tensionales, trastornos de la articulación temporomandibular, síndrome de intestino irritable, ansiedad y depresión.

Si bien no existe una cura para la fibromialgia, hay varios medicamentos que pueden ayudar a controlar los síntomas. El ejercicio, la relajación y las medidas para reducir el estrés también pueden ayudar.

Entre los síntomas: dolor generalizado (el dolor asociado con la fibromialgia muchas veces se describe como un dolor leve, molesto y constante, que dura al menos tres meses. Para que se considere generalizado, el dolor debe darse en ambos lados del cuerpo, y arriba y abajo de la cintura); fatiga (las personas que padecen fibromialgia con frecuencia se despiertan cansadas, aunque informan que duermen mucho. Con frecuencia, el sueño se interrumpe por el dolor, y muchos pacientes con fibromialgia tienen otros trastornos del sueño, como síndrome de las piernas inquietas y apnea del sueño); dificultades cognitivas (un síntoma comúnmente llamado «fibroniebla» dificulta la capacidad de enfoque, atención y concentración mental).

La fibromialgia suele coexistir con otras afecciones dolorosas como el síndrome de intestino irritable, la migraña y otros tipos de dolor de cabeza, la cistitis intersticial o síndrome de la vejiga dolorosa y trastornos de articulación temporomandibular.

No se conocen sus causas ero pueden ser la genética (debido a que la fibromialgia suele ser hereditaria, podría haber ciertas mutaciones genéticas que probablemente te hagan más vulnerable a padecer este trastorno); infecciones; trauma físico o emocional (a veces, la fibromialgia se puede desencadenar a raíz de un traumatismo físico, como un accidente automovilístico); y el estrés psicológico también puede desencadenar la afección.

La estimulación nerviosa repetida provoca cambios en el cerebro de las personas que padecen fibromialgia. Este cambio está relacionado con un aumento anormal en los niveles de ciertos químicos en el cerebro que transmiten señales de dolor (neurotransmisores). Además, los receptores de dolor del cerebro parecen desarrollar una especie de memoria del dolor y se hacen más sensibles, lo que significa que pueden reaccionar de manera desproporcionada ante las señales de dolor.

Entre los factores de riesgo: sexo (la fibromialgia es más común en las mujeres que en los hombres); antecedentes familiares (se puede tener más probabilidades de padecer fibromialgia si un familiar también tiene la enfermedad; otros trastornos (si se tiene artrosis, artritis reumatoide o lupus, se puede ser más propenso a presentar fibromialgia).

El dolor y la falta de sueño asociados con la fibromialgia pueden afectar la capacidad para realizar las tareas de la casa y en el trabajo. La frustración de afrontar una enfermedad que, con frecuencia, es incomprendida también puede causar depresión y ansiedad.

COMPORTAMIENTO ALIMENTARIO Y OTROS

— Beba agua mineral.
— Tome frutas y verduras, carne de pollo y pavo, arroz, pasta, legumbres, huevos, cereales integrales, yogures, leche y frutos secos.
— Consuma aceite de oliva virgen extra.
— No tome café ni sustancias estimulantes, y no tome alcohol.
— Haga ejercicio moderado, caminar o nadar tres veces a la semana.

■ INSOMNIO

Es un trastorno del sueño frecuente que puede causar dificultad para conciliar el sueño (quedarse dormido) o mantenerlo, o puede hacer que uno se despierte demasiado temprano y no pueda volver a dormirse. Es posible que sigas sintiéndote cansado cuando te despiertes. El insomnio no solo puede minar tu energía y estado de ánimo, sino que también puede afectar tu salud, desempeño laboral y calidad de vida.

Cuántas horas de sueño son suficientes es algo que varía según la persona, pero la mayoría de los adultos necesitan entre siete y ocho horas por noche.

En algún punto, muchos adultos experimentan insomnio a corto plazo (agudo), que dura unos días o algunas semanas. Por lo general, se debe a estrés o a un acontecimiento traumático. Pero algunas personas sufren insomnio a largo plazo (crónico) que dura un mes o más. El insomnio puede ser el problema principal o puede estar asociado a otras afecciones o a medicamentos.

No hay que soportar noches y noches sin dormir. A menudo, cambios simples en los hábitos pueden ser de ayuda.

Cómo síntomas se encuentran la dificultad para conciliar el sueño a la noche, despertarse durante la noche, despertarse muy temprano, no sentirse bien descansado después del sueño nocturno, cansancio o somnolencia diurnos, irritabilidad, depresión o ansiedad, dificultad para prestar atención, concentrarse en las tareas o recordar, aumento de los errores o los accidentes y preocupaciones constantes respecto del sueño.

El insomnio puede ser el problema principal o puede estar asociado con otras afecciones.

El insomnio crónico suele ser consecuencia del estrés, los acontecimientos de la vida o los hábitos que alteran el sueño. El tratamiento de la causa preexistente puede resolver el insomnio; sin embargo, a veces, este problema puede durar años.

Las causas frecuentes del insomnio crónico comprenden las siguientes: estrés, viajes u horarios de trabajo, malos hábitos de sueño y alimentación en exceso en la noche.

El insomnio crónico puede estar asociado con enfermedades o con el uso de determinados fármacos. El tratamiento de la enfermedad puede ayudar a mejorar el sueño, pero el insomnio puede persistir después de la mejoría de dicha enfermedad:

— Trastornos de salud mental. Los trastornos de ansiedad, como el trastorno por estrés postraumático, pueden alterar el sueño. Levantarse muy temprano puede ser un signo de depresión. Con frecuencia, el insomnio ocurre también junto con otros trastornos de salud mental.

— Medicamentos. Muchos fármacos recetados pueden afectar el sueño, por ejemplo, ciertos antidepresivos y medicamentos para el asma o la presión arterial. Muchos medicamentos de venta libre, como algunos analgésicos, medicamentos para la alergia y el resfriado, y los productos para adelgazar, contienen cafeína y otros estimulantes que pueden alterar el sueño.

— Afecciones. Los ejemplos de afecciones relacionadas con el insomnio incluyen el dolor crónico, el cáncer, la diabetes, las enfermedades cardíacas, el asma, la enfermedad del reflujo gastroesofágico, el hipertiroidismo, la enfermedad de Parkinson y la enfermedad de Alzheimer.

— Trastornos relacionados con el sueño. La apnea del sueño produce pausas respiratorias periódicas durante la noche, lo que interrumpe el sueño. El síndrome de las piernas inquietas produce sensaciones poco agradables en las piernas y un deseo casi irresistible de moverlas, lo que puede impedir conciliar el sueño.

— Cafeína, nicotina y alcohol. El café, el té, las bebidas cola y otras bebidas con cafeína son estimulantes. Beberlas a última hora de la tarde o de la noche puede impedirte que concilies el sueño nocturno. La nicotina de los productos de tabaco es otro estimulante que puede afectar el sueño. El alcohol puede ayudarte a conciliar el sueño, pero impide que se alcancen las fases del sueño más profundas y, a menudo, hace que te despiertes en medio de la noche.

El insomnio se vuelve más frecuente con la edad. A medida que envejeces, tal vez tengas lo siguiente:

— Cambios en los patrones de sueño. A medida que envejeces, el sueño suele volverse menos tranquilo; por lo tanto, es más probable que los ruidos y otros cambios en el entorno te despierten. Con la edad, el reloj interno con frecuencia se adelanta, de modo que te cansas más temprano por la noche y te levantas más temprano en la mañana. Sin embargo, por lo general, las personas mayores aún necesitan dormir la misma cantidad de tiempo que las más jóvenes.

— Cambios en la actividad. Es posible que estés menos activo desde el punto de vista físico o social. La falta de actividad puede interferir en el buen sueño nocturno. Además, cuanto menos activo estés, más probable es que tomes una siesta diurna, lo que puede afectar el sueño durante la noche.

— Cambios en la salud. El dolor crónico debido a afecciones como la artritis o los problemas de espalda, así como la depresión o la ansiedad pueden afectar el sueño. Los problemas que aumentan la necesidad de orinar durante la noche, como los de próstata o vejiga, pueden alterar el sueño. La apnea del sueño y el síndrome de las piernas inquietas se vuelven más frecuentes con la edad.

— Más medicamentos. Normalmente, las personas mayores toman más medicamentos recetados que las más jóvenes, lo que aumenta la probabilidad de tener insomnio asociado con los medicamentos.

El sueño es tan importante para tu salud como una dieta saludable y la actividad física regular. Cualquiera sea tu razón para no dormir, el insomnio puede afectarte tanto mental como físicamente. Las personas que padecen insomnio informan tener una calidad de vida peor en comparación con aquellas que duermen bien. Las complicaciones del insomnio pueden incluir lo siguiente: peor desempeño en el trabajo o en la escuela; disminución del tiempo de reacción al conducir y un mayor riesgo de accidente; trastornos de salud mental, como depresión, un trastorno de ansiedad o abuso de sustancias; y aumento del riesgo y la gravedad de enfermedades o afecciones a largo plazo, como presión arterial alta y enfermedades cardíacas.

Los hábitos de sueño pueden ayudar a prevenir el insomnio y promover un sueño profundo:

— Acuéstate y despiértate a la misma hora todos los días, incluyendo los fines de semana.

— Haz actividad física ya que la actividad regular promueve dormir mejor.

— Revisa tus medicamentos para ver si pueden contribuir al insomnio.

— Evita o limita la cafeína y el alcohol, y no consumas nicotina.

— Evita las comidas y bebidas abundantes antes de acostarte.

— Haz que tu dormitorio sea un lugar cómodo, y úsalo solamente para dormir o para dormir o tener relaciones sexuales.

— Crea un ritual que te relaje antes de dormir, como un baño tibio, leer o escuchar música suave.

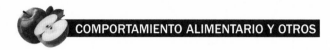

— Lleve una vida moderada con ocho horas diarias de sueño.
— Puede tomar cualquier comida o bebida, evitando los excitantes como la sal, el azúcar, el alcohol y el café.
— Evite comidas que le produzcan gases.
— Haga ejercicio todos los días, 30 minutos
— Beba agua mineral.
— Tenga en cuenta las medicaciones adictivas.
— Tome aceite de oliva virgen extra.
— Evite la tensión y la fatiga en exceso.

■ MIGRAÑA: HEMICRÁNEA

Es un tipo de dolor de cabeza de origen vascular que se relaciona con la excesiva dilatación o contracción de los vasos sanguíneos del cerebro. Hay dos clases de migrañas: común y clásica. La migraña común evoluciona lentamente y produce un dolor palpitante que puede durar entre dos y setenta y dos horas. El dolor es severo y se suele centrar en la sien o detrás de uno de los oídos. La migraña puede comenzar en la parte posterior de la cabeza y extenderse a todo un lado de la cabeza (la palabra «migraña» proviene de la palabra griega *hemikrania*, que significa «medio cráneo»). Usualmente va acompañada de náuseas, vómito, visión borrosa, sensación de hormigueo y entumecimiento de las extremidades, síntomas que pueden durar hasta dieciocho horas.

La migraña clásica es similar a la migraña común, pero va precedida de una serie de síntomas llamados *aura*, que pueden consistir en trastornos del habla, debilidad y alteración de los sentidos de la vista y/o del olfato. El aura también puede consistir en el paso por el campo visual de puntos brillantes, destellos o simples figuras geométricas. El síntoma más frecuente es la dificultad para ver con claridad. Las alteraciones visuales pueden durar solo pocos segundos, o pueden persistir durante horas y luego desaparecer.

La migraña es un problema de salud relativamente común y afecta al 10% de la población, aproximadamente. La migraña, que tiende a presentarse en algunas familias puede atacar desde una vez por semana hasta una o dos veces por año. Las fluctuaciones de la hormona estrógeno contribuyen a la alta incidencia de migraña entre las mujeres. La migraña suele atacar a las mujeres en la época de la menstruación, cuando el nivel de los estrógeno es bajo. Este problema de salud es más frecuente entre los veinte y los treinta y cinco años y tiende a declinar con la edad. Sin embargo, los niños también pueden sufrir de migraña. En los niños, el dolor tiende a no ser localizado sino difuso. La migraña puede manifestarse en los niños no como dolor de cabeza, sino como cólico, dolores abdominales periódicos, vómito, vahídos y mareo severo.

Son muchas las cosas que pueden desencadenar la migraña en las personas susceptibles, entre ellas alergias, estreñimiento, estrés, mal funcionamiento del hígado, mucho o muy poco sueño, cambios emocionales, cambios hormonales, luz brillante, luz intermitente, falta de ejercicio y cambios de la presión barométrica. Los problemas dentales también pueden influir. Los niveles bajos de azúcar sanguíneo se han asociado frecuentemente con la migraña. Estudios han revelado que, durante los ataques, los niveles del azúcar sanguíneo son bajos, y cuanto más bajo el nivel de azúcar sanguíneo, tanto más severo es el dolor de cabeza. Fumar puede producir migraña pues la nicotina y el monóxido de carbono del humo del tabaco afectan a los vasos sanguíneos: la nicotina constriñe los vasos mientras que el monóxido de carbono tiende a dilatarlos. Muchos alimentos pueden precipitar ataques de migraña. Entre los alimentos que suelen producir este mal están el chocolate, frutas cítricas, alcohol (especialmente vino tinto) y todos los alimentos curados y conservados en vinagre.

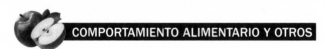

COMPORTAMIENTO ALIMENTARIO Y OTROS

— Haga una dieta baja en carbohidratos simples y alta en proteínas. Tome aceite de oliva virgen extra.

— Incluya en su dieta almendras, berros, perejil, ajo, cereza y piña fresca.

— Elimine de su dieta alimentos que contengan el aminoácido tiramina, como carnes curadas, aguacate, plátano, cerveza, calabaza, pescado enlatado, productos lácteos, berenjena, quesos curados, patata, moras, ciruela roja, tomate, vino y levadura. También debe evitar las bebidas alcohólicas, la aspirina, el chocolate, el glutamato sódico, los nitritos y los alimentos muy condimentados.

— Haga ejercicio con regularidad y con moderación.

— Evite la sal y los alimentos formadores de ácido como carne, cereal, pan y granos. Evite, así mismo, los alimentos fritos y grasos.

— Haga comidas pequeñas. Es muy importante que no omita ninguna comida.

— Tome solamente suplementos hipoalergénicos.

— Visite a su dentista cuando tenga cualquier problema odontológico que pueda incidir en las migrañas, como enfermedad de las encías, caries, infección bacteriana, o bruxismo.

— No fume y evite los ambientes con humo.

■ NEURITIS

Es la inflamación y/o el deterioro de un nervio o de un grupo de nervios. Suele formar parte del cuadro de alguna enfermedad degenerativa, como leucemia. La neuritis puede producir debilidad y atrofia musculares, al igual que pérdida de la sensibilidad y de los reflejos. Los músculos inervados por el nervio afectado suelen ser sumamente sensibles a la presión. La piel que cubre el grupo muscular afectado se ve brillante y el área afectada del cuerpo puede dejar de funcionar normalmente. No es inusual que la debilidad o la parálisis de los músculos del pie y del tobillo produzcan un trastorno llamado pie en extensión, en el cual el individuo arrastra los dedos de los pies al caminar.

Las causas de la neuritis son muy variadas y entre ellas se cuentan deficiencias nutricionales, especialmente falta de vitamina B; desequilibrios metabólicos, golpe directo o fractura de un hueso cercano al área afectada, infección del nervio comprometido, enfermedades como diabetes, gota y leucemia, ingestión de alcohol metílico y niveles tóxicos de metales, como plomo y mercurio. La neuritis se puede presentar a cualquier edad y afecta tanto a los hombres como a las mujeres, pese a que la incidencia es mayor en los hombres de treinta a cincuenta años. Esta enfermedad puede empezar de manera rápida, especialmente cuando es producida por infección severa y/o crónica o por intoxicación alcohólica, aunque esto no es lo más frecuente. Los síntomas suelen evolucionar lentamente e incluyen dolor, sensación de hormigueo y pérdida de la sensibilidad en el área del nervio afectado, inflamación y enrojecimiento y, en casos severos, convulsiones. La aparición de la enfermedad no siempre se percibe con claridad y a menudo la persona trata de compensar la debilidad muscular utilizando excesivamente músculos que no están afectados.

La neuritis óptica se presenta cuando la inflamación afecta al nervio óptico, lo que produce visión borrosa o pérdida de la vista de manera gradual o súbita. En casos severos el paciente queda ciego, aunque este suele ser un efecto temporal cuando se trata de manera inmediata.

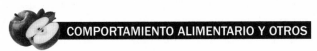 **COMPORTAMIENTO ALIMENTARIO Y OTROS**

— Haga una dieta que consista en frutas, vegetales, nueces, semillas y granos enteros. Incluya aceite de oliva virgen extra.

— Todos los días haga ejercicio suave para aliviar el trauma del nervio y oxigenar los tejidos.

— Evite los estimulantes como el café, las bebidas carbonatadas, la cafeína y el tabaco.

— Beba agua mineral.

■ PROBLEMAS DE MEMORIA

Es una facultad que todos tenemos y sobre la cual casi nunca pensamos, a menos que percibamos que la estamos perdiendo. Aunque los lapsos de memoria son una molestia, la ansiedad que produce es aún peor. La persona se empieza a preguntar si son síntomas de otro problema como, por ejemplo, la arterioesclerosis o depresión de la mediana edad.

Quizás el mayor temor que suscitan esos lapsos de memoria es que se relacionan con la enfermedad de Alzheimer, una enfermedad progresiva y debilitante que suele empezar en la mediana edad con leves problemas de memoria y de comportamiento. Aun cuando esta es una enfermedad bastante común entre las personas de edad avanzada, es importante saber que la mayoría de los lapsos de memoria no tienen ninguna relación con la enfermedad de Alzheimer.

La memoria, es decir, la capacidad de recordar, se deteriora con el paso de los años. Sin embargo, esto no es necesariamente cierto. El envejecimiento tiene muy poca relación –si es que tiene alguna– con la capacidad de recordar información. Aunque los lapsos ocasionales de la memoria son normales prácticamente a cualquier edad, con una nutrición adecuada es posible disfrutar de una buena memoria hasta una edad muy avanzada (noventa años o, incluso, más).

Una de las razones por las cuales tanta gente sufre de pérdida de memoria es que no le suministran a su cerebro los nutrientes que necesita. La sangre alimenta y nutre, literalmente, cada una de las células de nuestro organismo. El cerebro está rodeado por una capa protectora conocida como barrera hematoencefálica, que solo permite que algunas sustancias pasen del torrente sanguíneo al cerebro. Cuando la sangre se vuelve «espesa» por los depósitos de colesterol y triglicéridos, la cantidad de sangre rica en nutrientes que puede traspasar la barrera es menor. Con el tiempo, esto repercute en mala nutrición cerebral.

Además de lo anterior, el funcionamiento del cerebro depende de sustancias llamadas neurotransmisores. Los neurotransmisores son químicos cerebrales que actúan como interruptores eléctricos del cerebro. Mediante el funcionamiento del sistema nervioso, los neurotransmisores son, en última instancia, los responsables de todas las funciones del organismo. Cuando el cerebro carece de suficientes neurotransmisores o de los nutrientes necesarios para fabricarlos, empieza a desarrollar el equivalente bioquímico de un fallo eléctrico o cortocircuito.

Si su mente queda en blanco cuando está tratando de recordar un dato específico, o si empieza a conectarse a algún recuerdo irrelevante, es probable que se le haya presentado un «cortocircuito» de los que venimos hablando.

En el deterioro de la memoria intervienen muchos otros factores. Uno de los más importantes es, probablemente, la exposición a los radicales libres, que pueden ocasionarle un enorme daño a la memoria si no se controlan. En algunas personas, la pérdida de memoria se asocia con deficiencias nutricionales, especialmente falta de vitamina B y de aminoácidos. Los alcohólicos y los drogadictos suelen presentar graves problemas de memoria. Son bien conocidas las «lagunas mentales» de los alcohólicos: grandes vacíos de memoria incluso estando conscientes.

Entre los factores están las alergias, la candidiasis, el estrés, los trastornos tiroideos y la mala circulación hacia el cerebro. La hipoglucemia (bajo nivel de azúcar en la sangre) también puede relacionarse con la pérdida de memoria, porque para funcionar adecuadamente el cerebro necesita que el nivel de glucosa sanguínea se encuentre dentro de un rango específico.

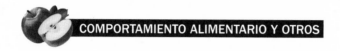

— Tome aceite de oliva virgen extra (50 ml al día). Haga una dieta rica en alimentos frescos. Consuma los siguientes alimentos con frecuencia arroz integral, huevos de granja, pescado, legumbres, nueces y granos enteros.

— Combine carbohidratos complejos con alimentos que contengan un 10% de proteína y un 10% de grasas esenciales. Todas las comidas a base de carbohidratos tienen efectos desfavorables en la memoria.

— Si ya está tomando algún suplemento multivitamínico y mineral. El polen de abeja también es provechoso.

— Beba agua mineral.

— Haga ejercicio físico con moderación.

— Concentre su atención en cosas que quiera recordar. A menudo culpamos a la memoria de nuestra dificultad para recordar cosas.

■ TRASTORNO MANIACO-DEPRESIVO O BIPOLAR

El trastorno afectivo bipolar es una variante de la depresión clásica. Empieza de manera característica como depresión, sin embargo, a medida que el trastorno evoluciona el individuo presenta alternativamente periodos de depresión y de manía. La persona que sufre de trastorno maniaco-depresivo severo puede pasar de una gran excitación emocional y de sentirse irreal (y peligrosamente) invencible, a sentirse agobiada por la desesperación y abrigar, incluso, intenciones suicidas.

Entre los síntomas del trastorno maniaco-depresivo están un cambio en los patrones de sueño, aislamiento social, pesimismo extremo, pérdida de interés en los proyectos, irritabilidad crónica, arranque de ira ante cualquier desafío, pérdida de la inhibición y cambios en el comportamiento sexual que pueden ir desde la pérdida total del impulso sexual hasta los excesos en este campo.

La evolución del trastorno maniaco-depresivo es sumamente variable. La manía y la depresión se presentan con diversos grados de severidad y la duración de los ciclos (el paso de la depresión a la manía, y de esta nuevamente a la depresión) puede ser de pocos días o de muchos meses. Incluso puede ser de varios años. La fase depresiva se caracteriza por sentimientos de desesperanza y de baja autoestima. La persona deprimida carece de motivación para hacer cosas. Incluso para levantarse de la cama. Algunas llegan a dormir durante semanas enteras, evitan las actividades y las relaciones sociales y quedan incapacitadas para trabajar. Otras al parecer siguen llevando vidas normales –van a su trabajo e interactúan con las demás personas– pero en su interior experimentan sentimientos de profunda tristeza y no logran sentir verdadero placer.

Los periodos maniacos suelen iniciarse súbitamente y sin advertencia alguna. Algunas personas experimentan *hipomanía*, un estado de euforia que los demás no toman como síntomas de enfermedad mental, sino como gran entusiasmo y energía.

Otras personas experimentan *psicosis maniaca florida*, es decir, episodios durante los cuales la persona exhibe una energía desbordante y una actividad ilimitada, aunque se distrae con facilidad. Durante esos episodios de exacerbación de los síntomas, usualmente la persona no descansa ni duerme durante veinticuatro horas o más. La actividad mental se acelera intensamente y no son infrecuentes los delirios de grandeza, de persecución o de invencibilidad. Mientras que la mayoría de las personas muestran una gran excitación emocional en ausencia de una razón clara, otras se vuelven irritables y hostiles sin razón aparente. Incluso pueden experimentar alucinaciones. A pesar de todo esto, la persona que vive un episodio de exacerbación maniaca suele creer que está funcionando con un máximo de eficiencia.

La causa de este trastorno no se comprende del todo, pero hay varias teorías acerca de su origen. Según una teoría, niveles sumamente altos de estrés podría precipitarlo. La herencia parece desempeñar un papel importante en algunos casos. Algunos investigadores piensan que experiencias tempranas, como la pérdida de uno de los padres u otros traumas de la infancia, influyen de modo importante. Otros opinan que la fase maniaca es un mecanismo psicológico inconsciente para compensar la depresión en la que, de otra manera, se sumiría el individuo. También es posible que intervengan factores biológicos. Existe evidencia de que la concentración intracelular de sodio aumenta durante los cambios anímicos que son característicos del trastorno maniaco-depresivo, y de que se normaliza cuando el individuo se recupera. También se sabe que en el organismo de las personas deprimidas se agotan los químicos cerebrales llamados monoaminas.

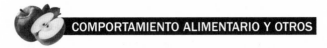

— Haga una dieta que conste de vegetales, frutas, nueces, semillas, judías y legumbres. Los granos enteros y los productos a base de granos enteros son recomendables, excepto los que contienen gluten, que solo se deben consumir con moderación. Consuma pavo y pescado de carne blanca dos veces a la semana.

— Elimine de su dieta el azúcar y los derivados del azúcar (lea cuidadosamente las etiquetas de los productos). También debe evitar el alcohol, los productos lácteos, la cafeína, las bebidas carbonatadas y todos los alimentos que tengan colorantes, saborizantes, preservativos y otro tipo de aditivos.

— Tenga en cuenta que las alergias a los alimentos pueden agravar los altibajos anímicos. Haga una dieta de eliminación para detectar qué alimentos podrían estar causando el problema y luego elimínelos de su dieta.

— Tome dosis altas de vitaminas del complejo B, aproximadamente 100 miligramos de cada una tres veces al día. Las vitaminas del complejo B son muy importantes para combatir todos los trastornos afectivos.

— Las personas que sufren del trastorno maniaco-depresivo no absorben fácilmente las vitaminas del complejo B.

— Beba agua mineral.

— Consuma aceite de oliva virgen extra.

— Haga ejercicio físico moderado.

▓ VÉRTIGO

Es una sensación de desvanecimiento, debilidad, mareo y aturdimiento que se debe a una alteración del sentido del equilibrio. La palabra vértigo procede del latín *verteré*, que significa «dar vueltas». Esta sensación se debe casi siempre a problemas del oído interno. La persona que sufre de vértigo siente que se está hundiendo o que se está cayendo. Así mismo, siente que la habitación y los objetos dan vueltas y, en algunos casos, también siente que ella da vueltas. El vértigo va acompañado con frecuencia de náuseas y de pérdida de la audición.

Se presenta cuando el sistema nervioso central recibe mensajes contradictorios del oído interno, los ojos, los músculos y los receptores cutáneos sobre la sensación de presión. Esto puede tener varias causas, entre ellas un tumor cerebral, presión arterial alta o baja, alergias, lesión en la cabeza y abastecimiento insuficiente o interrumpido de oxígeno al cerebro, etc.

Otras causas de vértigo son la anemia, infección viral, fiebre, uso de algunos medicamentos, deficiencias nutricionales, enfermedad neurológica, estrés psicológico, cambios de presión atmosférica, bloqueo del canal auditivo o de la trompa de Eustaquio, infección del oído medio o exceso de cerumen en el oído. La mala circulación cerebral también puede provocar vahídos y problemas de equilibrio.

La causa de la mala circulación cerebral puede ser el estrechamiento de los vasos sanguíneos que irrigan el cerebro (arteriosclerosis), la compresión de uno o más vasos sanguíneos del cuello (osteoartritis cervical) y una enfermedad como la diabetes o la anemia.

Las personas de edad avanzada son más propensas a experimentar vértigo debido a los efectos del envejecimiento en el organismo. El cuerpo mantiene el sentido del equilibrio gracias a un mecanismo complejo en el que intervienen tanto el oído interno como la información visual.

El canal del oído interno posee unas estructuras llamadas *otolitos*, que son minúsculos cristales de carbonato de calcio que presionan contra las células filiares que recubren las membranas internas. La fuerza de la gravedad actúa sobre los otolitos y los hace cambiar de posición en respuesta a los movimientos de la cabeza. Esto hace que se doblen los filamentos de las células filiares, lo que, a su vez, da lugar a la transmisión de señales hacia el cerebro. El cerebro utiliza, entonces, esas señales para calcular la posición de la cabeza.

A medida que envejecemos, partículas pequeñísimas de desechos se acumulan en el oído interno y presionan contra las células filiares, lo que hace que el cerebro reciba señales falsas. Esto puede afectar al sentido del equilibrio y producir vértigo. Además, la transmisión de los impulsos nerviosos desde los ojos hasta el cerebro y la médula espinal se vuelve más lenta con la edad. Esto puede provocar vahídos y pérdida del equilibrio al hacer cualquier movimiento brusco.

Vahído no es sinónimo de vértigo. Todo el mundo experimenta de vez en cuando aturdimiento, desvanecimiento o inestabilidad. Las personas cuya presión arterial es baja pueden experimentar estas sensaciones al levantarse rápidamente después de estar acostadas o sentadas. En algunos casos, los vahídos son una señal de advertencia de que hay peligro de ataque cardíaco, ictus, conmoción o daño cerebrales.

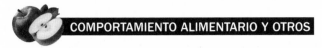

— Evite hacer movimientos rápidos y exagerados. No cambie bruscamente de posición.

— Reduzca su ingesta total de sodio a menos de dos gramos diarios. Consumir mucho sodio puede alterar el funcionamiento del oído interno.

— Evite el alcohol, la cafeína, la nicotina y todos los alimentos fritos.

— Para controlar los vahídos, siéntese en un asiento con los pies apoyados en el suelo y mire un objeto fijo durante unos cuantos minutos.

— Si experimenta vértigo de manera recurrente, consulte con el médico. Podría ser síntoma de alguna enfermedad que requiere tratamiento.

— Consuma aceite de oliva virgen extra.

— Tome frutas y verduras, pescados, carne de pollo y pavo, huevos, pasta, arroz, legumbres y cereales integrales.

— Beba agua mineral.

— Haga ejercicio cuando no se encuentre con esa sensación de mareo.

CAPÍTULO 9

SISTEMA ÓRGANOS DE LOS SENTIDOS

■ CÁNCER DE GARGANTA

Se refiere a tumores cancerosos que se forman en la garganta (faringe), la laringe o las amígdalas.

La garganta es un tubo muscular que comienza detrás de la nariz y termina en el cuello. El cáncer de garganta generalmente se origina en las células planas que revisten el interior de la garganta.

La laringe se encuentra justo debajo de la garganta y también está expuesta al cáncer de garganta. Está formada por cartílagos y contiene las cuerdas vocales, que vibran para producir sonidos cuando hablas.

El cáncer de garganta también puede afectar el trozo de cartílago (epiglotis) que actúa como tapa de la tráquea. El cáncer de amígdalas, otra forma de cáncer de garganta, afecta a las amígdalas, que están ubicadas en la parte posterior de la garganta.

Los signos y síntomas pueden comprender los siguientes: tos; cambios en la voz, como ronquera y dificultad para hablar con claridad; dificultad para tragar; dolor de oído; un bulto o llaga que no se cura; dolor de garganta; y adelgazamiento.

Se produce cuando las células de la garganta presentan mutaciones genéticas. Estas mutaciones provocan que las células crezcan sin control y continúen viviendo cuando las células sanas normalmente morirían. La acumulación de células puede formar un tumor en la garganta.

No está claro qué causa las mutaciones que provocan cáncer de garganta. Sin embargo, los médicos identificaron algunos factores que pueden aumentar el riesgo.

Tipos de cáncer:
— Cáncer de garganta es un término general que se aplica al cáncer que se presenta en la garganta (cáncer faríngeo) o en la laringe (cáncer laríngeo). La garganta y la laringe están estrechamente conectadas; la

laringe se encuentra justo debajo de la garganta. Si bien la mayoría de los tipos de cáncer de garganta se relacionan con los mismos tipos de células, se utilizan términos específicos para diferenciar la parte de la garganta en donde se originan.

— Cáncer nasofaríngeo, orofaríngeo, hipofaríngeo (cáncer laringofaríngeo), de glotis, de supraglotis y de subglotis.

Entre los factores de riesgo están: el consumo de tabaco, incluso fumar y masticar tabaco; consumo excesivo de alcohol; un virus de transmisión sexual denominado «virus del papiloma humano»; dieta sin frutas ni vegetales; y enfermedad por reflujo gastroesofágico.

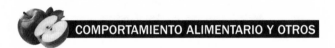

COMPORTAMIENTO ALIMENTARIO Y OTROS

Dieta rica en verduras y frutas todos los días. Pescados, pasta, arroz, legumbres, huevos y cereales integrales, pollo, pavo y conejo.

— Tome aceite de oliva virgen extra (50 ml diarios).

— Agua mineral e infusiones, no tomar café ni bebidas carbonatadas.

— Haga una dieta saludable más 30 minutos de ejercicio diarios.

— Dejar de fumar o no comenzar a hacerlo.

— Si bebe alcohol, hágalo con moderación.

— Protéjase del virus del papiloma humano. Se cree que algunos tipos de cáncer de garganta se deben al virus del papiloma humano (VPH), una infección de transmisión sexual. Puedes reducir el riesgo de contraer VPH al limitar la cantidad de parejas sexuales y utilizar un preservativo cada vez que tengas relaciones sexuales. También puedes vacunarte contra el VPH. Esta vacuna está disponible para niños, niñas, y mujeres jóvenes.

■ CATARATAS

Cuando el cristalino del ojo engorda y pierde transparencia, le es imposible enfocar o recibir la luz de manera correcta. Este es el problema ocular que se conoce como cataratas. Algunas causas de las cataratas son el envejecimiento, diabetes, envenenamiento con metales pesados, exposición a la radiación, lesión ocular y uso de algunos medicamentos, como esteroides.

El síntoma principal de que se están desarrollando cataratas es la pérdida gradual e indolora de la visión. Las cataratas son la principal causa de ceguera en todo el mundo. De vez en cuando, las cataratas se hinchan y producen glaucoma secundario.

Las cataratas más comunes son las seniles, que afectan a la gente mayor de sesenta y cinco años. Este tipo de catarata suele deberse al daño que ocasionan los radicales libres. La exposición a los rayos ultravioleta y a los rayos X lleva a la formación de fragmentos químicos reactivos en el ojo. Estos radicales libres atacan las proteínas, las enzimas y las membranas de las células del cristalino.

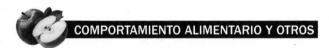

COMPORTAMIENTO ALIMENTARIO Y OTROS

— Tome agua mineral. Esto es absolutamente necesario para prevenir las cataratas.

— Evite los productos lácteos, las grasas saturadas y todas las grasas o los aceites que hayan sido sometidos al calor durante la cocción o el procesamiento. Estos alimentos propician la formación de radicales libres, que pueden hacerle daño al cristalino. Utilice solamente aceite de oliva virgen extra.

— Si usted tiene cataratas, evite los antihistamínicos.

— Tome abundantes frutas y verduras, carne de pollo y pavo, pescados, frutos secos, pasta, arroz, legumbres, huevos y cereales integrales.

— No tome café, puede tomar infusiones.

— No tome sal ni grasas ni azúcar refinado.

— Haga ejercicio con moderación.

■ ENFERMEDAD DE MENIÊRE: VÉRTIGO

Es una enfermedad que se caracteriza por trastornos del oído interno. Pitidos en los oídos, pérdida variable del oído, pérdida del equilibrio, vértigo, náuseas y vómito. Esta enfermedad puede afectar a los dos oídos o solamente a uno. La causa o causas exactas de la enfermedad no se conocen, pero muchos expertos creen que se debe a un trastorno metabólico causado por mal metabolismo de los carbohidratos, como el que se relaciona con la hipoglucemia. También pueden intervenir factores como alteración del flujo sanguíneo hacia el cerebro por mala circulación y obstrucción de las arterias, alergias, estrés, exposición a ruidos fuertes y excesivo consumo de sal.

Cuando aumenta la retención de fluido en los canales semicirculares del oído interno se produce presión. Esa presión afecta al equilibrio y al sentido del oído, lo cual ocasiona vahídos, náuseas e, incluso, vómito. También se relacionan con la enfermedad de Menière la retención de fluido durante el periodo premenstrual, las alergias, los espasmos de los vasos sanguíneos que irrigan el oído interno, fumar, algunos medicamentos y traumas.

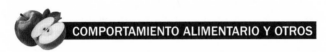 **COMPORTAMIENTO ALIMENTARIO Y OTROS**

— Haga una dieta hipoglucémica.

— No consuma grasas, alimentos fritos, sal, azúcar (en ninguna forma) ni ningún producto que contenga cafeína.

— Hágase una prueba de alergias alimentarias para descartar problemas.

— Consuma aceite de oliva virgen extra.

— Puede tomar frutas y verduras, carne de pollo y pavo, pescados, pasta, arroces, legumbres, huevos y cereales integrales.

— Bebe agua mineral.

— No tome alcohol.

CAPÍTULO 10

SISTEMA PIEL Y FANERAS

■ ALOPECIA: CUANDO EL PELO SE CAE

Es la calvicie o caída del cabello. *Alopecia total* significa caída de todo el cabello de la cabeza. *Alopecia universal* significa caída de todo el cabello corporal incluyendo pestañas y cejas. Cuando el cabello se cae a parches se denomina *alopecia areata*. Entre los factores que intervienen en la caída del cabello está la herencia, las hormonas y el envejecimiento. Se cree que el sistema inmunológico toma equivocadamente los folículos pilosos por tejido extraño y, por consiguiente, los ataca. También intervienen componentes genéticos.

Un tipo de pérdida de cabello, que es menos dramático pero más común, es la alopecia *androgénica* o calvicie masculina. Este tipo de alopecia es frecuente en los hombres y, como su nombre indica, en este trastorno hay una predisposición genética o hereditaria e intervienen los andrógenos u hormonas sexuales masculinas. Los folículos pilosos de los individuos susceptibles a esta clase de alopecia podrían estar programados para retardar o suspender la producción de cabello.

Las mujeres presentan la misma clase de pérdida de cabello, aunque no suele ser tan extensa y solo se presenta después de la menopausia. Al ir envejeciendo y, en particular, después de la menopausia, el cabello de todas las mujeres se vuelve más delgado. No obstante, en algunas este proceso se inicia en la pubertad. Además, la mayoría de las mujeres pierden algo de cabello dos o tres meses después de dar a luz, porque los cambios hormonales impiden que se produzca la caída normal del cabello durante el embarazo.

Hay otros factores que propician la caída del cabello. Entre ellos están la mala circulación, enfermedad aguda, cirugía, exposición a la radiación, enfermedades cutáneas, pérdida súbita de peso, fiebre alta, deficiencia de hierro, diabetes, enfermedades tiroideas, drogas para quimioterapia, estrés, dieta inadecuada y deficiencias vitamínicas.

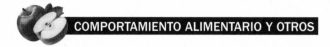

— Consuma abundantes alimentos ricos en biotina y/o tome suplementos de biotina. La biotina es necesaria para la salud del cabello y de la piel, y a algunos hombres les ayuda a evitar la caída del cabello. Buenas fuentes de biotina son la malta, el arroz integral, avena, guisantes, lentejas, soja, semillas de girasol y nueces.

— Consuma aceite de oliva virgen extra.

— No consuma alimentos que contengan huevo crudo porque corre el riesgo de adquirir alguna infección por *salmonella* Además, el huevo crudo contiene *avidita*, una proteína que se liga a la biotina e impide que se absorba. En cambio, si puede consumir huevos cocidos.

— Dese masajes en el cuero cabelludo todos los días.

— Evite los productos para el cabello que no sean naturales, pues los químicos de los productos sintéticos a menudo ocasionan reacciones alérgicas. No utilice siempre el mismo producto, cambie frecuentemente y compre solo fórmulas naturales con pH balanceado.

— No maltrate su cabello. No se lo seque con toalla, y no utilice cepillo o peines de cerdas muy finos. Evite el secador eléctrico y los aparatos que calientan el cabello; deje que se le seque de manera natural. Péinese cuando el cabello esté seco, pues cuando está húmedo tiende a quebrarse.

■ CÁNCER DE PIEL: TRES TIPOS

Los dos tipos de cáncer de piel más comunes son *carcinoma basocelular* y *carcinoma escamocelular*. Ambos tienen altas probabilidades de curarse si se tratan precozmente. En tercer lugar, está el *melanoma maligno*, una enfermedad más grave que las anteriores.

El *carcinoma basocelular* es el más frecuente de los tres tipos principales de cáncer de piel. Suele desarrollarse después de los cuarenta años y es más prevalente en los hombres rubios y de tez blanca. A diferencia de muchos otros crecimientos malignos, este solo se propaga después de haber existido durante largo tiempo. El daño celular da por resultado un crecimiento parecido a una úlcera que se desarrolla lentamente a medida que va destruyendo tejido. La primera señal suele ser una protuberancia grande de color perlado, generalmente en la nariz o en el oído. Alrededor de seis semanas después de aparecer, esa protuberancia se ulcera y presenta un centro húmedo en carne viva y un borde duro que a veces sangra. Continuamente se forman costras sobre la úlcera que luego se caen, pero la úlcera nunca sana realmente. A veces los *carcinomas basocelulares* aparecen en la espalda o en el pecho, y se ven como lesiones planas que crecen lentamente.

En el carcinoma escamocelular las células profundas de la piel sufren daño y esto conduce al desarrollo de un tumor o protuberancia debajo de la piel, a menudo en los oídos, las manos, la cara o el labio inferior. La protuberancia puede parecer una verruga o una pequeña mancha ulcerada que nunca sana. Este tipo de cáncer es más frecuente en hombres de tez blanca y de más de sesenta años. Los hombres que han trabajado durante mucho tiempo al aire libre y los que viven en climas cálidos son los más propensos a este tipo de cáncer. A menos que las lesiones salgan en los oídos o en el labio interno, el carcinoma escamocelular tiende a ser menos invasivo cuando aparece en una piel deteriorada por el sol que cuando aparece en una piel que no está acostumbrada al sol.

El carcinoma basocelular y el carcinoma escamocelular son más frecuentes que el melanoma maligno, aunque este es bastante más grave. En esta clase de cáncer se forma un tumor a partir de las células productoras de pigmento de las capas más profundas de la piel. Se calcula que hasta la mitad de todos los casos de melanoma se originan en lunares. Los miembros de algunas familias parecen tener un riesgo más alto – posiblemente de naturaleza genética– de desarrollar melanomas. Esas personas a menudo presentan lunares extraños, llamados *nevus displásticos*, que tienen una forma y un color distinto. Los nevus displásticos pueden ser precursores del cáncer de piel.

El melanoma puede ser peligroso para la vida cuando no se trata desde el principio, pues se puede extender por el torrente sanguíneo y los vasos linfáticos hacia los órganos internos. Sin embargo, cuando se trata oportunamente, hay una probabilidad alta de que el paciente se sane.

Hay cuatro clases de melanomas y cada una tiene características ligeramente distintas:

— **Melanoma maligno extensivo superficial**. Es el melanoma más común. Se presenta sobre todo en mujeres de origen caucásico. Este cáncer de piel suele empezar como un lunar plano en la parte inferior de las piernas o en la parte superior de la espalda, al cual se le añade una superficie elevada e irregular. A medida que crece, sus bordes se vuelven asimétricos y dentados.

— **Melanoma lentiginoso acral.** Es bastante frecuente entre personas de ascendencia africana y asiática. Las lesiones tienen áreas planas de color café oscuro y porciones elevadas de color marrón oscuro o negro-azuloso. Aparecen con más frecuencia en las palmas de las manos, las plantas de los pies, la raíz de las uñas de manos y pies, y en las membranas mucosas.

— **Melanoma del lentigo maligno.** Es más común en las mujeres que en los hombres. Las lesiones se suelen presentar en la cara, el cuello, los oídos y otras áreas que se han expuesto mucho al sol y durante periodos largos. Esta clase de melanoma raras veces se presenta antes de los cincuenta años y suele ser posterior a una etapa precancerosa llamada lentigo maligno, que puede durar varios años.

— **Melanoma modular.** Es una enfermedad que ataca el tejido subcutáneo, sin propagarse antes por la superficie de la piel. Es más común en los hombres que en las mujeres. Las lesiones parecen vesículas de sangre y su color va desde el blanco perlado hasta el negro-azulado. Este tipo de melanoma tiende a hacer metástasis (es decir, a reproducirse en otras partes del cuerpo) más pronto que los otros melanomas.

La exposición excesiva los rayos ultravioleta (UV) del sol es el factor de riesgo más importante en el carcinoma escamocelular y el melanoma. Esos rayos alteran el material genético de las células de la piel y dañan el tejido. Además, son nocivos para el mecanismo normal de reparación de la piel. Por lo general, después de la exposición a los rayos ultravioleta ese mecanismo hace que las células dañadas no solo dejen inmediatamente de reproducirse, sino que mueran, se desprendan y sean reemplazadas por células cutáneas nuevas y sanas. Esta es la razón por la cual la piel se descama después de tomar el sol. Pero cuando ese sistema de reparación no funciona bien, las células dañadas siguen reproduciéndose y la piel se vuelve propensa a deteriorarse cada vez más con la exposición a los rayos UV. La exposición al sol no solo es la causa principal de las arrugas; es, además, responsable del 90% de la mayoría de los canceres de piel. Las personas que en su infancia sufrieron quemaduras severas o formaron ampollas por el sol tienen el doble de probabilidades de contraer esta enfermedad más tarde en la vida. Las personas que presentan el mayor riesgo de contraer cáncer de piel son las que tienen cabello rubio o rojizo, ojos azules o verdes, tez blanca y que se queman o se cubren de pecas fácilmente cuando toman el sol. Esto se debe a que su piel tiene menos pigmento protector.

Aparte de las tres clases principales de cáncer de piel, hay otros canceres que afectan a la piel con menos frecuencia. La micosis fungoides es técnicamente un linfoma (cáncer linfático), pero afecta principalmente a la piel. Al principio se presenta como un sarpullido que rasca y puede durar varios años. Con el tiempo, las lesiones se extienden, se vuelven más firmes y se ulceran. Si no se tratan, eventualmente la enfermedad puede invadir los nódulos linfáticos y otros órganos internos. La micosis fungoides es un cáncer raro, de evolución lenta y diagnóstico difícil, especialmente en sus primeras etapas. Una biopsia de piel ayuda a hacer un diagnóstico correcto.

Un tipo de cáncer que se ha vuelto cada vez más común es el sarcoma de Kaposi. Esta clase de cáncer produce lesiones elevadas de color rosado, rojo, café o purpúreo. Aunque pueden aparecer en cualquier parte del cuerpo, son frecuentes en las piernas, los dedos de los pies, la mitad superior del dorso y las membranas mucosas. El sarcoma de Kaposi es una enfermedad muy poco común y de desarrollo lento, que se presenta fundamentalmente en hombres mayores de ascendencia mediterránea.

El cáncer de piel es curable cuando se trata precozmente. Más del 90% de todos los casos de cáncer de piel están completamente curados.

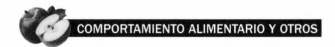

COMPORTAMIENTO ALIMENTARIO Y OTROS

— Dieta baja en grasa y alta en antioxidantes; por ejemplo, alimentos ricos en betacaroteno, como zanahoria y espinaca; vegetales crucíferos, como brócoli, coles de Bruselas, nabo y frutas cítricas.

— Esté alerta a las señales de peligro de cáncer de piel: una úlcera abierta que sangra, forma costra y no sana adecuadamente; una mancha rojiza e irritada, usualmente en el pecho, en un hombro, en un brazo o en una pierna, puede arder o doler, o, por el contrario, no causar ninguna molestia; un crecimiento con el borde elevado y una hendidura en el centro, l irse agrandando va desarrollando pequeños vasos sanguíneos en la superficie; una lesión parecida a una costra brillante, de color blanco, amarillento.

— Manténgase alejado de las camas de bronceado.

— Tenga cuidado con los lunares que aparecen después de los cuarenta años. Así mismo, cuídese de cualquier lunar de apariencia inusual o forma irregular, que presente cambios de tamaño o color; que sea blanco perlado, translúcido, negro o de varios colores; que tenga crestas en el borde, que se extienda, sangre o rasque, o que permanentemente se irrite con la ropa. Esté alerta a cualquier secreción producida por un lunar.

— Visite a su médico si se encuentra un crecimiento con alguna de esas características. Detectar el problema a tiempo es la clave para que el tratamiento del cáncer de piel tenga éxito.

— Incluya en su dieta abundantes alimentos ricos en vitamina E. Una dieta rica en esta vitamina puede proteger su piel del daño ocasionado por los rayos UV. Buenas fuentes de vitamina E son los espárragos, los vegetales de hojas verdes, las nueces crudas y los aceites de oliva virgen extra.

— Para proteger la piel contra el cáncer tome algunas medidas cuando esté expuesto al sol. Los rayos ultravioleta del sol son más fuertes entre las diez de la mañana y las dos de la tarde. En lo posible, no tome el sol durante esas horas. Cuando este al aire libre utilice prendas de color claro y de material compacto que no dejen pasar el sol, además de sombrero y gafas de sol que bloqueen los rayos ultravioleta. Utilice siempre filtro antisolar. Elija un producto con un factor de protección solar de 50 o más, que especifique claramente que es de amplio espectro. Se debe utilizar incluso los días nublados; aproximadamente el 85% de los rayos UV del sol atraviesan las nubes. Aplíqueselo en toda la piel que esté expuesta al sol y repita la aplicación cada tres o cuatro horas mientras esté al aire libre. Además, protéjase los labios con un bálsamo de labios que tenga un factor de protección de 15 o más.

— Si en su familia ha habido casos de melanoma, en lo posible evite el sol y utilice un bloqueador solar todos los días. Manténgase alerta a cualquier lunar o lesión en la piel y hágaselos revisar periódicamente por un médico.

▪ CASPA O SEBORREA

Es un problema muy común del cuero cabelludo que se presenta cuando las células muertas se desprenden y producen molestas escamas blancas. La causa más frecuente de la caspa es la seborrea, una enfermedad inflamatoria de la piel que produce descamación y que es resultado de alteraciones de las glándulas sebáceas (productoras de grasa). Factores como estrés, enfermedad, desequilibrio hormonal, consumo inadecuado de carbohidratos y consumo de azúcar pueden precipitar la aparición de la caspa. Otros factores que se han asociado con este trastorno son deficiencias de nutrientes, como vitaminas del complejo B, ácidos grasos esenciales y selenio. Existe igualmente la caspa crónica que puede tener relación con la calvicie y la caída general del cabello.

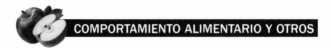 **COMPORTAMIENTO ALIMENTARIO Y OTROS**

— Dieta consistente en el 50% de alimentos frescos. Consuma productos como yogur.

— Evite los alimentos fritos, los productos lácteos, el azúcar, la harina, el chocolate, las nueces y los mariscos.

— Consuma aceite de oliva virgen extra.

— Si el médico le receta antibióticos, tome cantidades adicionales de vitaminas del complejo B. Tome, además, algún suplemento de acidophilus para reemplazar las bacterias «amigas» que son destruidas por los antibióticos.

— No se rasque el cuero cabelludo. Lávese el cabello con frecuencia y utilice un champú que no sea graso. No use jabones fuertes ni se aplique cremas o ungüentos grasos.

— Evite el uso diario de champús con selenio, aunque ayuden a controlar la caspa.

■ ERUPCIONES DE LA PIEL

Es el órgano más grande del cuerpo. Consta de tres capas: la epidermis (capa externa), la dermis (capa intermedia) y la capa subcutánea (capa interna). Al igual que los riñones y el intestino, la piel también sirve para excretar toxinas y otras sustancias del organismo. En consecuencia, en la piel no solo se pueden desarrollar protuberancias y vesículas, sino que se pueden presentar cambios anormales de coloración, agrietamiento, sequedad, descamación, prurito o escozor, enrojecimiento, asperezas, engrosamiento y una multitud de problemas adicionales.

La piel reacciona por muchos motivos. Entre los más comunes están: las alergias al moho, a los alimentos, a los productos químicos, a los cosméticos y a otras sustancias; las picaduras de insecto; la «hiedra venenosa» o las «ortigas», el sol y el viento, los medicamentos, el alcohol, los detergentes; y la fricción, bien de dos partes del cuerpo al rozar o bien por el contacto con un agente externo, como un zapato apretado o por ropa muy ajustada.

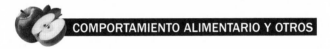

COMPORTAMIENTO ALIMENTARIO Y OTROS

— Aliviar de forma rápida la picazón mediante un paño limpio mojado en agua fría.

— Libere la zona afectada, dejando que corra aire.

— Una vez identificada la causa consulte a su médico o farmacéutico para alguna crema calmante.

— Vigile las alergias, se pueden confundir con erupciones de la piel. Igualmente hay que tener en cuenta las alergias alimentarias.

— Consuma aceite de oliva virgen extra.

— Lleve una alimentación basada en frutas y verduras, carne de pollo y pavo y pescados blancos. Huir de los mariscos y pescados azules.

— Tenga cuidado con la leche.

— Beba agua mineral.

— Haga ejercicio físico, 30 minutos todos los días.

■ HERPES ZOSTER: O ZONA

Causa una infección por el virus zoster-de la familia del herpes que también produce varicela. El síntoma característico es una erupción de vesículas sumamente dolorosas.

El herpes Zóster o Zona puede aparecer en cualquier parte del cuerpo. Cuando se presenta en la frente cerca de los ojos, o en la punta de la nariz, los ojos corren peligro de afectarse y la córnea puede resultar lesionada.

Si el virus penetra en la vaina de un nervio, entonces la posibilidad de dolores intensos obliga a recurrir a calmantes fuertes, incluso morfina, aunque siempre bajo prescripción y vigilancia médica.

Tomar los suplementos apropiados en el momento en que empiezan a aparecer las vesículas puede hacer que estas se sequen rápidamente y que el dolor ceda.

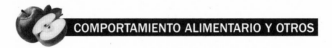

COMPORTAMIENTO ALIMENTARIO Y OTROS

— Cuando aparece en la frente cerca de los ojos, o en la punta de la nariz, se debe consultar con un oftalmólogo.

— Aplíquese crema de óxido de cinc en las vesículas y en el área afectada. Cuando las vesículas se hayan curado, aplíquese gel de aloe vera y vitamina E.

— Consuma aceite de oliva virgen extra.

— Tome frutas y verduras, pescados a la plancha o hervidos, carne de pollo y pavo, arroces, pasta, legumbres, huevos y cereales integrales.

— Beba agua mineral.

— Haga ejercicio, 30 minutos al día.

◼ LAS MUCHAS FORMAS DE DERMATITIS

Es una inflamación de la piel que cursa con descamación, engrosamiento, cambios de color y comezón. Hay diversos tipos:

— Primero que se deban a alergias. Este tipo de trastorno se conoce como *dermatitis alérgica* o *dermatitis por contacto*. Puede presentarse como resultado del contacto con perfumes, cosméticos, caucho, ungüentos y cremas, metales o aleaciones utilizadas en joyería (como oro y plata) o en cremalleras y botones con níquel. Algunas personas que sufren de dermatitis también son sensibles a la luz del sol. No importa cuál sea el agente irritante, si la piel permanece en contacto con él, lo más probable es que la dermatitis se extienda y se agrave. El estrés, especialmente la tensión crónica, puede producir dermatitis o exacerbarla.

— La *atópica* es una clase de dermatitis hereditaria que suele manifestarse desde la infancia. Aparece de manera característica en el rostro, el lado interno de los codos y la parte posterior de las rodillas. Es frecuente que otros miembros de la familia hayan tenido alergias o asma.

— *La dermatitis numular* (en forma de moneda) es una enfermedad crónica que se caracteriza por lesiones redondas en las extremidades.

Parece que es causada por alergia al níquel y se suele asociar con la sequedad de la piel.

— La *herpetiforme* se relaciona con afecciones intestinales e inmunológicas y es un tipo de dermatitis que causa una intensa picazón. Consumir productos lácteos y/o gluten puede desencadenar este tipo de dermatitis.

— *Eccema* es un término que se suele utilizar de manera intercambiable con dermatitis, aunque algunos expertos definen el eccema como una clase específica de dermatitis que se caracteriza por la presencia de vesículas que exudan fluido y forman costra.

— La seborrea es una forma de dermatitis que afecta más que todo al cuero cabelludo y/o a la cara.

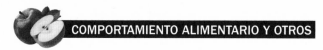

COMPORTAMIENTO ALIMENTARIO Y OTROS

— Añada en su dieta arroz integral y mijo.

— Evite los productos lácteos, el azúcar, la harina blanca, las grasas y los alimentos fritos y procesados.

— Elimine de su dieta durante seis semanas los alimentos que contienen gluten. Luego vuélvalos a introducir en su dieta de uno en uno y observe si la situación cambia. Eliminar el gluten suele ser una medida eficaz para controlar la dermatitis.

— No consuma alimentos que contengan huevo crudo, pues tiene avidina, una proteína que se liga a la biotina e impide que esta se absorba. La biotina es necesaria cuando hay problemas de piel y de cuero cabelludo.

— Mantenga limpio el colon. Utilice todos los días algún suplemento de fibra, como linaza y cáscara de psyllium.

— La fibra en suplemento no se debe tomar junto con otros suplementos y medicamentos, sino por separado.

— Consuma aceite de oliva virgen extra.

— Beba agua mineral.

— No tome café ni té, excepto los de hierbas.

— Utilice sustitutivos del azúcar y no tome sal.

— Haga ejercicio, 30 minutos diarios.

■ PSORIASIS

Se manifiesta en forma de parches de escamas plateadas o áreas rojas en las piernas, las rodillas, los brazos, los codos, el cuero cabelludo, los oídos y la espalda. Las uñas de las manos y de los pies pueden perder el brillo y desarrollar crestas y hoyuelos. Este trastorno cutáneo, que suele tener bases genéticas, se asocia con la rápida duplicación de las células de las capas externas de la piel. Estos crecimientos de la epidermis nunca maduran. Mientras que las células cutáneas normales maduran y pasan de las capas basales (inferiores) de la piel a la epidermis en un lapso aproximado de veintiocho días, en la psoriasis este proceso demora aproximadamente ocho días y conduce al desarrollo de parches escamosos que se extienden y cubren áreas cada vez más grandes. La psoriasis no es contagiosa.

Este trastorno de la piel usualmente sigue un patrón en el cual alternan los periodos de exacerbación de los síntomas con los periodos de remisión, y suele comenzar entre los quince y veinticinco años de edad. Entre otros factores, los ataques pueden ser precipitados por tensión nerviosa, estrés, enfermedades, lesiones, cirugías, cortes, infecciones virales o bacterianas, quemaduras de sol, uso excesivo de drogas o de alcohol, uso de medicamentos antiinflamatorios no esteroideos, litio y betabloqueantes (una clase de medicamentos que los médicos recetan para las enfermedades cardiacas y la hipertensión arterial). Algunas personas presentan un tipo de artritis similar a la artritis reumatoide que es difícil de tratar.

La causa de la psoriasis no se conoce, pero puede ser producto de la utilización inadecuada de las grasas por parte del organismo. Este trastorno no es común en países donde la dieta es baja en grasa. Estudios recientes apuntan al posible compromiso del sistema inmunológico. La gente que tiene VIH o SIDA suelen sufrir de psoriasis.

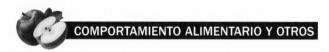

COMPORTAMIENTO ALIMENTARIO Y OTROS

— Dieta consistente en un 50% de alimentos frescos y que incluya abundantes frutas, granos y vegetales. Agréguele también pescado a su dieta.

— Incluya abundante fibra en su dieta. La fibra es fundamental para mantener sano el colon. Muchos alimentos que tienen fibra, como pectina de manzana, se ligan a las toxinas del intestino y promueven su expulsión en la materia fecal. Mantener limpio el colon reviste la mayor importancia.

— La carne roja y los productos lácteos se deben evitar.

— Aplíquese varias veces al día agua de mar en el área afectada, utilizando una bolita de algodón.

— Utilice aceite de oliva virgen extra.

— No consuma frutas cítricas, alimentos fritos ni procesados, grasas saturadas (se encuentran en la carne y en los productos lácteos), azúcar ni harina blanca.

— Beba agua mineral.

— No tome sal ni azúcar refinada.

— Haga ejercicio con moderación.

■ ÚLCERAS EN LAS PIERNAS

Es una llaga abierta que se desarrolla en zonas deterioradas de la piel. Cuando la mala circulación de las piernas restringe el flujo sanguíneo, el tejido cutáneo empieza a erosionarse, lo que propicia el desarrollo de úlceras abiertas. La piel afectada suele curarse muy lentamente. Las personas que tienen mala circulación, tromboflebitis y/o venas varicosas son más propensas a presentar úlceras en las piernas.

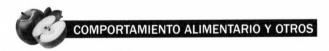
COMPORTAMIENTO ALIMENTARIO Y OTROS

— Trate de hacer una dieta a base de alimentos frescos y vegetales cocidos ligeramente al vapor para agilizar el proceso de curación.

— Coma vegetales de hoja verde oscura para obtener vitamina K.

— ncluya en su dieta mucho ajo y cebolla frescos. Estos alimentos favorecen la circulación y la curación. Además, contienen el microelemento germanio, que estimula el sistema inmunológico y mejora la oxigenación de los tejidos.

— Para acelerar la curación, aplíquese aceite de oliva virgen extra en la úlcera y cúbrasela suavemente con una venda de gasa estéril. Cámbiese la venda todos los días mientras la úlcera sana.

— Mantenga la úlcera limpia y libre de gérmenes para evitar que se infecte.

— Si tiene este problema, visite a su médico. Algunas veces es necesario tomar antibióticos para que las úlceras se curen.

— Si el médico le receta antibióticos, no deje de tomar acidophilus en líquido o en tableta. También puede obtener acidophilus en el yogur y, en general, en los productos lácteos.

— Haga ejercicio todos los días para mejorar su circulación sanguínea.

■ ÚLCERAS POR DECÚBITO

La presión en la zona de huesos del cuerpo obstruye la circulación. Esto produce la muerte de las células del tejido superficial y lleva a la formación de úlceras por decúbito. Estas úlceras se desarrollan comúnmente en los talones, los glúteos, las caderas, el sacro y los omóplatos. Como sugiere su nombre, tienden a aparecer cuando el paciente guarda cama durante periodos largos. Sin embargo, la gente que utiliza silla de ruedas también puede presentar este tipo de úlceras. Por lo general, las personas que las tienen también suelen presentar graves deficiencias de muchos nutrientes, en especial de cinc y de vitaminas A, E, B2 (riboflavina) y C, además de que el pH de su organismo suele ser alto.

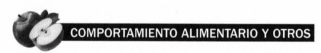

COMPORTAMIENTO ALIMENTARIO Y OTROS

— Haga una dieta bien balanceada, que conste de frutas y verduras frescas en un 70%.

— Tome muchísimos líquidos, aunque no sienta sed. Beba agua mineral, tés de hierbas y zumos sin azúcar. Los líquidos son fundamentales para la limpieza del colon y el correcto funcionamiento de la vejiga.

— Elimine de su dieta las grasas animales, los alimentos fritos, los alimentos procesados, el azúcar y la comida basura.

— Para obtener fibra, consuma cereales, La fibra absorbe las toxinas y previene el estreñimiento.

— La fibra no se debe tomar junto con otros suplementos y medicamentos; siempre se debe tomar por separado.

— Asegúrese de que el intestino le funcione diariamente. Los días que no le funcione utilice un enema.

— Para evitar que las bacterias de las úlceras se multipliquen, préstele particular atención al pH de su organismo y manténgalo en 5.5 o menos.

— Pruebe a aplicarse en las áreas afectadas aceite de oliva virgen extra. Este es un buen remedio para la piel, y no solo ayuda a curar las úlceras, sino que previene la formación de nuevas lesiones.

— Tome medidas para evitar la aparición de úlceras por decúbito.

— No permita que una persona que está inmovilizada permanezca en la misma posición durante largos periodos; cámbiela de posición cada dos horas.

— Mantenga seca la piel y séquese concienzudamente después de bañarse.

— Todos los días revise los puntos donde se produce presión para ver si están empezando a aparecer úlceras.

— Si el paciente se puede sentar, anímelo a que lo haga tres o cuatro veces al día, o utilice almohadas para sostenerlo.

— Utilizando una esponja y un jabón de hierbas o de vitamina E, lávele todos los días las úlceras al paciente con agua tibia. No utilice jabones ásperos.

— Para favorecer la circulación, masajee suavemente, pero con firmeza, los puntos de presión y otras áreas afectadas.

— Para estimular la circulación y evitar que los vasos sanguíneos se bloqueen, friccione a menudo al paciente con alcohol.

— Es importante que a la habitación del paciente postrado en cama entre la mayor cantidad de luz y aire fresco que pueda tolerar.

— El paciente debe utilizar prendas muy sueltas y de materiales completamente naturales. El algodón es una magnífica opción pues permite que el aire penetre en la piel.

— Se le debe prestar atención a la confección de las prendas, pues dobladillos, pliegues y otros detalles pueden ejercer presión en las áreas sensibles.

— Mantenga la cama del paciente limpia, seca y bien arreglada. Acostarse sobre sábanas arrugadas favorece el desarrollo de úlceras por decúbito.

■ VERRUGAS

Son pequeños crecimientos en la piel producidos por el virus del papiloma humano (VPH). Se conocen, por lo menos, cien clases de VPH. Las verrugas pueden aparecer solas o en grupos, y aunque la mayoría son benignas, algunos tipos de verrugas se han relacionado con una probabilidad mayor de cáncer. Esta sección trata sobre tres clases de verrugas: comunes, plantares y genitales.

Las verrugas comunes pueden aparecer en cualquier parte del cuerpo, pero son más frecuentes en las manos, los dedos, los codos, los antebrazos, las rodillas, la cara y la piel que rodea las uñas. Suelen aparecer en la piel que continuamente está expuesta a fricción, el trauma o a la abrasión. También pueden presentarse en la laringe y producir ronquera. Las verrugas comunes pueden ser aplanadas o elevadas, y secas o húmedas. Su superficie, rugosa y con hoyuelos, puede ser del mismo color de la piel circundante o un poco más oscura. Las verrugas pueden ser tan pequeñas como la cabeza de un alfiler, o pueden tener el tamaño de una judía pequeña. El virus que produce las verrugas comunes, que es altamente contagioso, se adquiere a través de fisuras en la piel. Se puede contraer caminando sin zapatos en sitios públicos, como vestuarios, o utilizando el peine de otra persona. Molestar las verrugas comunes, recortarlas, morderlas o tocarlas favorece su propagación. Las verrugas de la cara se pueden propagar a consecuencia del afeitado. Las verrugas comunes no suelen producir dolor ni picazón.

Las verrugas plantares se presentan en las plantas de los pies y en la superficie inferior de los dedos de los pies. Son protuberancias blancas que parecen callos, excepto por el hecho de que duelen al tacto y sangran con facilidad al recortar su superficie. Además, su centro es duro. Las verrugas plantares no tienden a propagarse a otras partes del cuerpo.

Las verrugas genitales son masas blandas y húmedas que se encuentran en la vagina, el ano, el pene, la ingle y/o el escroto, o en las áreas circundantes. En los hombres se pueden presentar también en la uretra. Su color suele ser rosado o rojo y tienen aspecto de coliflor. Las verrugas genitales a menudo se presentan en grupo, aunque también pueden aparecer de manera individual. Se transmiten por vía sexual y son altamente contagiosas. Como suelen aparecer tres meses (o más) después de que el individuo se ha infectado con el VPH que las produce, el virus se propaga antes de que la persona siquiera se dé cuenta de que tiene el problema. Dos cepas que producen verrugas genitales se han asociado con cáncer del cuello uterino, y cinco cepas se observan prácticamente en todos los cánceres superficiales del cuello uterino, la vagina, la vulva, el ano, el pene y el área perianal.

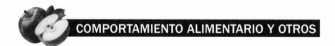

COMPORTAMIENTO ALIMENTARIO Y OTROS

— Aumente su ingesta de aminoácidos ricos en azufre consumiendo más espárragos, frutas cítricas, huevos, ajo y cebolla.

— Si sospecha que tiene verrugas genitales, consulte con el médico sin demora. Esto es particularmente importante para las mujeres, porque se ha encontrado una relación entre las verrugas genitales y el cáncer cervical. Es aconsejable hacerse inmediatamente una prueba de Papanicolaou.

— Mantenga secas las verrugas genitales. Después del baño, utilice un secador de cabello (en una temperatura baja) para secarse el área afectada. No se restriegue las verrugas porque se pueden irritar. Utilice solamente ropa interior de algodón. No tenga relaciones sexuales mientras las verrugas no estén completamente curadas.

— No se recorte ni se queme usted mismo las verrugas.

— Tome frutas y verduras, pescados, carne de pollo y pavo, legumbres, pasta, arroz y cereales integrales.

— Consuma aceite de oliva virgen extra, leche, yogures y quesos.

— Beba agua mineral.

— Evite la sal y el azúcar refinado.

— No tome café ni té, solo de hierbas.

— Haga ejercicio.

■ VITILIGO O LEUCODERMIA

Es una enfermedad cutánea que se caracteriza por la presencia de parches hipopigmentados y rodeados por un borde oscuro. Los parches pueden ser muchos o pocos, y pueden ser pequeñísimos o cubrir áreas extensas del cuerpo. Suelen aparecer en ambos lados del cuerpo y de forma bastante simétrica. No duelen ni producen escozor. La aparición de estos parches se debe a que, por alguna razón, el organismo carece de las células que normalmente producen el pigmento cutáneo melanina. Cuando el área afectada se encuentra en el cuero cabelludo, el cabello que sale de ese área también es blanco.

La causa del vitíligo no se conoce, pero parece que tiene un componente genético, pues hay familias donde se observa con más frecuencia. Al parecer, el vitíligo también se relaciona con problemas autoinmunes. Alguna alteración tiroidea también podría intervenir en esta enfermedad. El vitíligo también se puede desarrollar tras un trauma físico de la piel. Los parches que carecen de pigmentación producen malestar, fundamentalmente por motivos estéticos, y son muy vulnerables a las quemaduras del sol.

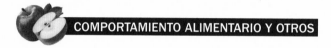

COMPORTAMIENTO ALIMENTARIO Y OTROS

— Beba agua mineral.

— Tome frutas y verduras, carne de pollo y pavo, pescados, arroz, legumbres, pasta, huevos, cereales integrales, leche, quesos y yogures.

— No tome azúcar refinado ni sal.

— Haga ejercicio moderado.

— Apliquese siempre sobre las áreas hipopigmentadas un filtro antisolar con un factor de protección solar de 50 o más. Las áreas que carecen de pigmentación normal no cuentan con protección natural contra los rayos ultravioleta del sol.

— Consuma aceite de oliva virgen extra.

CAPÍTULO 11

SISTEMA REPRODUCTOR

■ CÁNCER DE MAMA

Es la primera causa de muerte por cáncer entre las mujeres en el mundo occidental. Una de cada nueve mujeres sufrirá de este tipo de cáncer antes de llegar a los ochenta y cinco años.

Las mamas o senos son unas glándulas que contienen conductos para la leche, lóbulos, tejido graso y una red de vasos linfáticos. Los tumores cancerosos pueden aparecer prácticamente en cualquier parte de la mama y las mujeres se los suelen detectar cuando advierten una protuberancia. En general, las protuberancias de naturaleza cancerosa son firmes, no desaparecen y usualmente no duelen (en algunos casos sí duelen). A pesar de que la mayoría de las protuberancias o nódulos de los senos no son cancerosos (muchos son quistes o fibromas), la única manera de saberlo es mediante un examen médico. Las protuberancias que dan la sensación de estar creciendo, y las que no se mueven a pesar de la manipulación, pueden ser cancerosas o, sencillamente, pueden ser cambios fibroquísticos normales durante el ciclo menstrual. La biopsia es necesaria para saber de qué se trata. El cáncer de mama también puede producir una secreción amarillenta, sanguinolenta o translúcida en el pezón.

La gente tiende a pensar que el cáncer de mama es una entidad única. Sin embargo, hay distintas clases, entre las cuales están las siguientes: *adenocarcinoma quístico, sarcoma maligno tipo filodes, carcinoma medular y carcinoma tubular*. Al igual que otros cánceres poco comunes de mama, estos tienden a ser menos agresivos que los que se presentan con más frecuencia.

— **Carcinoma intraductal infiltrante**. Este cáncer se presenta en el recubrimiento de los conductos de la leche e invade el tejido circundante la mama. Alrededor del 80% de todos los casos de cáncer de mama son carcinomas intraductales infiltrantes.

— **Carcinoma inflamatorio**. En esta clase de cáncer aparece un tumor en el recubrimiento de los conductos de la leche y, a medida que se desarrolla, obstruye los vasos linfáticos y sanguíneos. La piel se engruesa y se enrojece, la mama se vuelve sumamente sensible y se ve como si estuviera infectado. Este tipo de cáncer se propaga muy rápido debido a la abundante irrigación linfática y sanguínea asociada con la reacción inflamatoria.

— **Carcinoma intraductal** *in situ.* Este es un cáncer localizado, en el cual las células cancerosas crecen dentro de conductos. Este tipo de cáncer no siempre invade otros tejidos. *Carcinoma lobular.* Este tipo de cáncer, que es menos común y aparece en los lóbulos, representa aproximadamente el 9% de todos los casos de cáncer de mama. El carcinoma lobular se presenta ocasionalmente en las dos mamas al mismo tiempo.

— **Enfermedad de Paget del pezón.** Este cáncer es el resultado de la migración hacia el pezón de células de un tumor canceroso subyacente. Los síntomas son escozor, enrojecimiento y dolor en el pezón. La enfermedad de Paget siempre indica la presencia de un carcinoma intraductal primario en algún lugar del tejido de la mama.

La causa del cáncer de mama no es una sola, ni es fácil de determinar. Sin embargo, en muchos casos la responsabilidad recae probablemente en la hormona femenina estrógeno. El estrógeno promueve el crecimiento celular del tejido de las mamas y de los órganos reproductivos, y el cáncer es, precisamente, el resultado del crecimiento celular descontrolado. Más aún, entre los factores de riesgo de cáncer de mama que se conocen están: la primera menstruación antes de los nueve años, inicio de la menopausia después de los cincuenta y cinco años, haber dado a luz por primera vez después de los cuarenta y no tener hijos o tener pocos. Un común denominador de todos estos factores de riesgo es una mayor exposición de las mamas al estrógeno durante periodos más largos. La obesidad también aumenta el riesgo de que la mujer desarrolle cáncer de mama, y las mujeres obesas tienden a presentar niveles más elevados de estrógeno en su organismo que las mujeres delgadas. Así mismo, las dietas altas en grasa se han relacionado con un riesgo mayor de cáncer de mama, y cuando la dieta de la mujer es alta en grasa y baja en fibra, su organismo produce más estrógeno.

Además de lo anterior, es probable que algunos factores del medio ambiente (como exposición a la radiación y a los pesticidas y el uso de implantes mamarios) intervengan en el desarrollo del cáncer de mama.

La herencia también desempeña un papel importante en esta enfermedad: hay algunos tipos de cáncer de mama que evidentemente son más frecuentes en algunas familias.

A pesar de que el cáncer de mama se puede desarrollar a cualquier edad, la enfermedad es más frecuente en las mujeres que han pasado los cuarenta años y, especialmente, en las mujeres posmenopáusicas.

Los hombres también pueden contraer cáncer de mama, pero esos casos representan menos del 1% de la totalidad. Sin embargo, aunque se presenta mucho menos frecuentemente, el cáncer de mama en los hombres se suele diagnosticar en etapas más avanzadas y, por tanto, más graves. Esto se debe a que tanto para el paciente como para el médico es muy difícil imaginar que esta enfermedad pueda aquejar a un hombre.

Es muy importante detectar el cáncer de mama en su etapa inicial, cuando hay más probabilidades de poderlo curar: hacer cambios saludables en la dieta y el estilo de vida, examinarse las mamas con regularidad y hacerse mamografías periódicamente, son medidas que pueden aumentar las probabilidades de evitar el cáncer de mama.

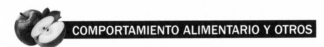

COMPORTAMIENTO ALIMENTARIO Y OTROS

— Dieta basada en frutas y verduras frescas, granos, legumbres, nueces crudas menos cacahuete y semillas, además de productos como yogur desnatado. De gran importancia son los vegetales crucíferos, como brócoli, coles de Bruselas, coliflor y los vegetales de color amarillo o anaranjado, como zanahoria, calabaza y batata. Consuma los vegetales crudos o cocidos ligeramente al vapor. En cuanto a los granos, consuma arroz integral sin descascarillar, maíz y trigo. Consuma solamente granos enteros. En lo posible, aliméntese solo con productos cultivados orgánicamente. Tome aceite de oliva virgen extra.

— Los pesticidas y otros químicos se han relacionado con el cáncer de mama (podrían imitar el efecto del estrógeno en el organismo).

— Incluya en su dieta manzanas, cerezas, uvas, ciruelas y todas las lechugas, siempre y cuando sean frescas.

— Coma cebolla y ajo, o tome suplementos de ajo.

— Beba únicamente agua mineral. Tome también zumos frescos de vegetales y frutas preparados en casa. En las mañanas, tome zumos de frutas, en las tardes, de vegetales.

— No consuma carne ni otros productos de origen animal. A muchos animales les aceleran el crecimiento a base de hormonas. La carne también contiene grasa saturada. Evite todos los productos lácteos, excepto yogur desnatado sin endulzar.

— No consuma alcohol, cafeína, alimentos procesados o refinados, grasas saturadas, sal, ni harina blanca.

— Todos los días tome algún suplemento de fibra.

— No tome suplementos que contengan hierro porque los tumores pueden aprovecharlo para crecer más.

— Si usted no está dando de mamar y experimenta picazón, enrojecimiento y dolor en los pezones, hágase examinar por un médico. Podrían ser síntomas de la enfermedad de Paget.

— Haga ejercicio físico regularmente, 30 minutos diarios.

■ CLAMIDIASIS

La infección por *clamidia* transmitida sexualmente es la enfermedad de transmisión sexual más frecuente. Se calcula que el número de casos de infección por *clamidia* es el doble que el de la gonorrea.

Entre los síntomas de la infección por *clamidia* están la inflamación genital, secreción vaginal o uretral, dificultad para orinar, coito doloroso y escozor en el área inflamada. Tanto los hombres como las mujeres pueden presentar estos síntomas. Sin embargo, el 10% de los hombres y el 70% de las mujeres que tienen *clamidia* no experimentan ningún síntoma. Esto no es bueno, porque cuando la infección por *clamidia* no se trata produce esterilidad en aproximadamente el 30% de las mujeres. Además, se puede presentar enfermedad pélvica inflamatoria y el sistema reproductivo puede sufrir un daño irreparable, lo que podría exigir una histerectomía.

En los hombres, la *clamidia* puede ocasionar prostatitis e inflamación de las vesículas seminales. Entre los síntomas de la prostatitis están dolor al orinar y secreción uretral mucosa y de consistencia acuosa.

El diagnóstico de la infección por *clamidia* se basa en análisis bacteriológicos de la orina o de las secreciones vaginal o uretral.

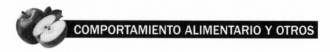

COMPORTAMIENTO ALIMENTARIO Y OTROS

— La dieta debe constar básicamente de verduras y frutas frescas, además de nueces crudas, pavo, pescado blanco y granos enteros.

— Evite los alimentos muy procesados y fritos, así como también el pollo.

— Beba únicamente agua mineral, zumos sin azúcar y tés de hierbas.

— Tome acidophilus para restablecer las bacterias «amigables» destruidas por los antibióticos.

— Si tiene síntomas de infección por *clamidia*, no demore en consultar con un médico. Las complicaciones aumentan a medida que pasa el tiempo.

■ ENFERMEDAD FIBROQUÍSTICA DE LAS MAMAS

Se calcula que más del 50% de las mujeres adultas tienen enfermedad fibroquística de las mamas. Esta dolencia afecta especialmente a las mujeres en edad de concebir. Se caracteriza por la presencia de nódulos redondeados en la mama que se mueven libremente y que pueden ser duros o blandos. Entre los síntomas están dolor al tacto y protuberancias en las mamas. La molestia suele ser más pronunciada antes de la menstruación.

Por lo general, el sistema linfático recoge y extrae el fluido de las mamas. Sin embargo, cuando hay más fluido del que el sistema linfático puede manejar, pequeños espacios del tejido de las mamas se llenan de fluido y se van cubriendo de tejido fibroso que los engruesa y cicatriza. Esto forma los quistes. A menudo, los quistes se inflaman antes y durante la menstruación y la presión resultante produce dolor.

Los quistes pueden generar nuevos quistes. Cuando un nódulo presiona una glándula productora de leche, estimula a la hormona pituitaria prolactina. Esto da por resultado secreción de leche. Las glándulas productoras de leche se pueden multiplicar y llevar leche al tejido fibroso, lo que contribuye a la formación de más quistes.

Los quistes de la mama pueden cambiar de tamaño, pero son benignos. Un quiste es una masa blanda que se mueve con libertad y que se siente al tacto como el globo del ojo detrás del párpado. En cambio, los crecimientos cancerosos no suelen moverse libremente y, por lo regular, no son blandos ni desaparecen.

La mayoría de los quistes son inocuos. De hecho, la estructura normal de las mamas incluye nódulos. Sin embargo, esto no significa que se deba hacer caso omiso de todas las protuberancias de las mamas. Todas las mujeres deben familiarizarse con la sensación táctil de sus mamas y con los cambios cíclicos que experimentan para que puedan detectar fácilmente las nuevas protuberancias. Lo ideal es que las mujeres se revisen las mamas una vez por semana y que consulten con su médico de inmediato cuando se encuentren nuevos nódulos entre un ciclo menstrual y otro.

Usualmente los médicos recomiendan una mamografía para descartar el cáncer.

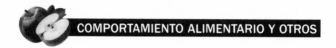 **COMPORTAMIENTO ALIMENTARIO Y OTROS**

— Haga una dieta baja en grasa y alta en fibra. Consuma más productor frescos, incluyendo semillas, nueces y granos. Asegúrese de que las nueces no hayan sido sometidas a calor. Incluya en su dieta diaria tres o más porciones de verduras frescas y yogur. Los granos enteros y las judías también deben constituir una parte importante de su dieta. Consuma aceite de oliva virgen extra.

— Incorpore en su dieta alimentos ricos en germanio, como ajo, setas y cebolla. El germanio mejora la oxigenación de los tejidos a nivel celular.

— No consuma café, té (excepto de hierbas), colas ni chocolate. Estas bebidas contienen cafeína, que se ha relacionado con la enfermedad fibroquística. Evite también el alcohol, los productos de origen animal (especialmente carnes y grasas), los alimentos fritos, la sal, el azúcar, el tabaco y todos los productos que contienen harina blanca.

— Beba agua mineral.

— Haga ejercicio físico, 30 minutos diarios.

■ FIBROMAS UTERINOS

Son crecimientos benignos que se desarrollan tanto en la pared muscular interior del útero como en el exterior de este órgano. Los fibromas no solo afectan al útero sino, en algunos casos, también al cuello del útero. El término «fibroide» es engañoso porque las células tumorales no son fibrosas. Son células musculares anormales.

Se calcula que entre el 20 y el 30% de todas las mujeres desarrollan tumores fibroides. Por razones que todavía no se comprenden, esos tumores tienden a formarse a finales de la tercera década de la vida o comienzos de la cuarta, y usualmente se encogen después de la menopausia. Aunque esto lleva a pensar que el estrógeno interviene en este proceso, se debe tener en cuenta que todas las mujeres producen estrógeno, pero no todas desarrollan tumores fibroides. Al parecer, los tumores fibroides se relacionan con la genética pues hay familias en las cuales son más frecuentes.

La mayoría de las mujeres que tienen tumores fibroides solo se enteran de su presencia mediante exámenes ginecológicos de rutina. Aproximadamente en la mitad de los casos los tumores fibroides no producen síntomas de ninguna clase. No obstante, en otros casos esos crecimientos ocasionan periodos menstruales anormalmente abundantes y frecuentes, o incluso producen infertilidad. Otros indicios de la presencia de tumores fibroides son anemia, sangrado entre periodos menstruales, fatiga y debilidad por la pérdida de sangre, aumento del flujo vaginal y contacto sexual doloroso o posterior sangrado. Dependiendo de su localización, los fibromas pueden producir dolor, ejercer presión sobre el intestino o la vejiga, o incluso obstruir la uretra, lo que produce obstrucción de los riñones.

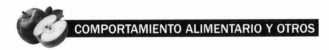

COMPORTAMIENTO ALIMENTARIO Y OTROS

— Si usted experimenta síntomas desagradables como los que se acaban de mencionar, o si el sangrado menstrual es tan abundante que debe cambiarse de compresa o de tampón más de una vez por hora, consulte con su médico.

— Si se descubre que usted tiene fibromas en el útero, evite los anticonceptivos que tienen una alta concentración de estrógenos. Las píldoras anticonceptivas ricas en estrógenos estimulan el desarrollo de tumores fibroides.

— Consuma aceite de oliva virgen extra.

— Tome frutas y verduras, pescados, carne de pavo y pollo, legumbres, pasta, arroz, huevos (tres veces a la semana) y cereales integrales.

— No tome café ni té, solo de hierbas.

— No tome sal ni azúcar refinada.

— Beba agua mineral.

— Haga ejercicio físico.

■ IMPOTENCIA

Un hombre es impotente cuando no logra una erección suficiente para mantener una relación sexual normal. La erección del pene es el resultado de una compleja combinación de estímulos cerebrales, actividad vascular, actividad nerviosa y actividad hormonal. Cualquier cosa que interfiera alguno de estos factores puede producir impotencia. Entre los factores que pueden conducir a la impotencia están las enfermedades vasculares periféricas, algunos medicamentos, el alcohol, el tabaquismo y antecedentes de enfermedad de transmisión sexual y enfermedad crónica, como diabetes o presión arterial alta. Otros factores que pueden causar impotencia son alteraciones hormonales, como un nivel bajo de testosterona o una producción alta de prolactina, así como también una producción alta o baja de hormona tiroidea. La diabetes, que a menudo conduce a la aterosclerosis y a problemas circulatorios, es quizás la causa física más frecuente de impotencia.

La impotencia puede ser crónica o recurrente, puede ser un incidente aislado y puede afectar a hombres menores de cuarenta años.

Anteriormente se suponía que el origen de la impotencia era fundamentalmente psicológico, pero hoy en día muchos terapeutas y médicos creen que hasta en el 85% de todos los casos existen razones de orden físico. La aterosclerosis, es decir, el endurecimiento de las arterias representa un riesgo no solo para el corazón sino también para el pene. La mayoría de las personas saben que fumar y consumir alimentos grasos lleva a la producción de placas que taponan las arterias y bloquean el flujo de sangre hacia el corazón. Esas placas también pueden afectar a la capacidad de lograr la erección al bloquear las arterias que irrigan los órganos genitales.

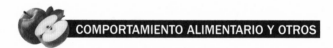

COMPORTAMIENTO ALIMENTARIO Y OTROS

— Dieta sana y bien balanceada. Incluya en ella polen de abeja o jalea real, frutas, verduras, carne de pollo y pavo, pescados, arroz, pasta, legumbres, huevos y cereales integrales.

— Evite el alcohol, en especial antes de la relación sexual.

— No consuma grasas de origen animal, azúcar, alimentos fritos ni comida basura.

— No fume y evite los ambientes con humo de tabaco.

— Evite el estrés.

— Consulte con un urólogo para que determine si la causa de su impotencia es alguna enfermedad que requiera tratamiento.

— Piense si en su problema podrían incidir factores psicológicos como ira contenida o temor a la intimidad.

— Si sospecha que la impotencia tiene relación con algún medicamento que está tomando, hable con su médico. Con seguridad hay alternativas satisfactorias que no afectan a este aspecto de su vida. Algunos tranquilizantes y medicamentos para la presión arterial a menudo producen dificultades eréctiles.

— Tenga en cuenta que el funcionamiento sexual cambia con la edad. A medida que envejecemos necesitamos más estimulación y lograr la erección suele tomar más tiempo.

— Los tratamientos con sildenafilo es una opción muy importante a tener en cuenta. Siga las indicaciones de su médico para este tratamiento.

■ INFERTILIDAD

Definida como la imposibilidad de concebir tras un año o más de actividad sexual regular durante la época de la ovulación. También se refiere a la imposibilidad de llevar el embarazo a feliz término. La ovulación, la fertilización y la movilización del óvulo fertilizado por la trompa de Falopio hasta el útero son procesos sumamente complejos. Para que la mujer quede embarazada es necesario que muchos eventos ocurran de manera perfectamente sincronizada.

En el hombre, la infertilidad suele deberse a un bajo recuento de espermatozoides o a una anomalía anatómica. Diversos factores pueden derivar en un bajo recuento espermático, entre ellos exposición a toxinas, a radiación o a calor excesivo; lesión en los testículos, trastornos endocrinos, consumo de alcohol, enfermedad aguda reciente o fiebre prolongada y paperas. La anomalía anatómica que conduce con más frecuencia a la infertilidad en el hombre es el varicocele, es decir, la dilatación varicosa del cordón espermático.

Las causas más frecuentes de infertilidad femenina son defecto o fallo ovulatorio, obstrucción de las trompas de Falopio, endometriosis y fibromas uterinos. Algunas mujeres desarrollan anticuerpos contra el esperma de su compañero, lo que las vuelve alérgicas a su esperma. Factores psicológicos, como estrés o temor a ser padres, también pueden contribuir a la infertilidad.

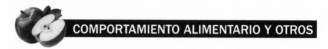 **COMPORTAMIENTO ALIMENTARIO Y OTROS**

— Evite la sauna y los baños calientes pues pueden inducir cambios en la ovulación y disminuir el recuento espermático.

— Evite totalmente el alcohol, ya que en el hombre reduce el recuento de los espermatozoides y en la mujer puede dificultar la implantación del óvulo fertilizado.

— No tome medicamentos distintos a los que le haya recetado su médico.

— No fume y evite los ambientes con humo de tabaco.

— Es importante hacer una dieta balanceada. No consuma grasas de origen animal, alimentos fritos, azúcar ni comida basura, polen de abeja o jalea real.

— A pesar de que la infertilidad genera estrés, haga lo que esté a su alcance para reducir el estrés de su vida. Aprenda técnicas de manejo del estrés para afrontar las situaciones difíciles que son inevitables.

— Haga ejercicio físico moderado.